U0140615

浙派中醫
TRADITIONAL CHINESE MEDICINE OF ZHEJIANG SCHOOL

浙派中医丛书
品牌系列

桐君中医药文化

郑　洪　徐晓聪　编著

全国百佳图书出版单位
中国中医药出版社
·北 京·

图书在版编目（CIP）数据

桐君中医药文化 / 郑洪，徐晓聪编著 . -- 北京：
中国中医药出版社，2024.3
（《浙派中医丛书》品牌系列）
ISBN 978-7-5132-8605-3

Ⅰ . ①桐… Ⅱ . ①郑… ②徐… Ⅲ . ①中国医药学—
文化研究—浙江 Ⅳ . ① R2-05

中国国家版本馆 CIP 数据核字 (2023) 第 242226 号

中国中医药出版社出版

北京经济技术开发区科创十三街 31 号院二区 8 号楼
邮政编码　100176
传真　010-64405721
河北省武强县画业有限责任公司印刷
各地新华书店经销

开本 710×1000　1/16　印张 19　字数 282 千字
2024 年 3 月第 1 版　2024 年 3 月第 1 次印刷
书号　ISBN 978 - 7 - 5132 - 8605 - 3

定价　158.00 元
网址　www.cptcm.com

服 务 热 线　**010-64405510**
购 书 热 线　**010-89535836**
维 权 打 假　**010-64405753**

微信服务号　**zgzyycbs**
微商城网址　**https://kdt.im/LIdUGr**
官 方 微 博　**http://e.weibo.com/cptcm**
天猫旗舰店网址　**https://zgzyycbs.tmall.com**

如有印装质量问题请与本社出版部联系（010-64405510）
版权专有　侵权必究

黄帝有臣分，号曰桐君；尊为药祖分，泽庇苍生

《浙派中医丛书》组织机构

指导委员会

主任委员 王仁元　曹启峰　谢国建　朱　炜　肖鲁伟
　　　　　范永升　柴可群

副主任委员 蔡利辉　曾晓飞　胡智明　黄飞华　王晓鸣

委　　员 陈良敏　郑名友　程　林　赵桂芝　姜　洋

专　家　组

组　长 盛增秀　朱建平

副组长 肖鲁伟　范永升　连建伟　王晓鸣　刘时觉

成　员（以姓氏笔画为序）
　　　　　王　英　朱德明　竹剑平　江凌圳　沈钦荣
　　　　　陈永灿　郑　洪　胡　滨

项目办公室

办公室 浙江省中医药研究院中医文献信息研究所

主　任 江凌圳

副主任 庄爱文　李晓寅

《浙派中医丛书》编委会

总 主 编 盛增秀 朱建平 柴可群 江凌圳

副总主编 王 英 竹剑平 黄飞华 陈永灿

编 委（以姓氏笔画为序）

丁立维 王 英 朱杭溢 朱建平

朱德明 竹剑平 庄爱文 刘 珊

刘时觉 江凌圳 安 欢 孙舒雯

李荣群 李晓寅 吴小明 吴苏柳

何嘉琳 余 凯 沈钦荣 宋捷民

宋琳奕 张水利 陈 峰 陈 博

陈永灿 林士毅 金 瑛 周 坚

郑 洪 郑红斌 胡 滨 俞建卫

俞承烈 施仁潮 柴可群 钱 菁

徐光星 高晶晶 黄飞华 黄风景

盛增秀 章 勤 程志源 傅 睿

瞿 诚 瞿闻雷

学术秘书 庄爱文 李晓寅 余 凯 丁立维

总 序

浙江位居我国东南沿海，地灵人杰，人文荟萃，文化底蕴十分深厚，素有"文化之邦"的美誉。就拿中医中药来说，在其发展的历史长河中，历代名家辈出，著述琳琅满目，取得了极其辉煌的成就。

由于浙江省地域不同，中医传承脉络有异，从而形成了一批各具特色的医学流派，使中医学术呈现出百花齐放、百家争鸣的繁荣景象。其中丹溪学派、温补学派、钱塘医派、永嘉医派、绍派伤寒等最负盛名，影响遍及海内外。临床各科更是异彩纷呈，涌现出诸多颇具名望的专科流派，如宁波宋氏妇科和董氏儿科、湖州凌氏针灸、武康姚氏世医、桐乡陈木扇女科、萧山竹林寺女科、绍兴三六九伤科，等等，至今仍为当地百姓的健康保驾护航，厥功甚伟。

值得一提的是，古往今来，浙江省中医药界还出现了为数众多的知名品牌，如著名道地药材"浙八味"，名老药店"胡庆余堂"等，更是名驰遐迩，誉享全国。由是观之，这些宝贵的学术流派和中医药财富，很值得传承与弘扬。

有鉴于此，浙江省中医药学会为发扬光大浙江省中医药学术流派精华，凝练浙江中医药学术流派的区域特点和学术内涵，由对浙江中医药学术流派有深入研究的浙江中医药大学原校长范永升教授亲自领衔，凝心聚力，集思广益，最终打出了"浙派中医"这面能代表浙江省中医药特色、优势和成就的大旗。此举得到了浙江省委省政府、浙江省卫生健康委员会和浙江省中医药管理局的热情鼓励和大力支持。

《中共浙江省委 浙江省人民政府 关于促进中医药传承创新发展的实施意见》提出要"打造'浙派中医'文化品牌，实施'浙派中医'传承创新工程，深入开展中医药文化推进行动计划。加强中医药传统文献研究，编撰'浙派中医'系列丛书"。浙江省中医药学会先后在省内各地多次举办有关"浙派中医"的巡讲和培训等学术活动，气氛热烈，形势喜人。

浙江省中医药研究院中医文献信息研究所为贯彻习近平总书记关于中医药工作的重要论述精神和《中共浙江省委 浙江省人民政府 关于促进中医药传承创新发展的实施意见》，结合该所的专业特长，组织省内有关单位和人员，主动申报并承担了浙江省中医药科技计划"《浙派中医》系列研究丛书编撰工程"，省中医药管理局将其列入中医药现代化专项。在课题实施过程中，项目组人员不辞辛劳，在广搜文献、深入调研的基础上，按《浙派中医丛书》编写计划，分原著系列、专题系列、品牌系列三大板块，殚心竭力地进行编撰出版，我感到非常欣慰。

我生在浙江，长在浙江，在浙江从事中医药事业已经五十余年，虽然年近九秩，但是继承发扬中医药的初心不改。我十分感谢为编写《浙派中医丛书》付出辛勤劳作的同志们。专著的陆续出版，必将为我省医学史的研究增添浓重一笔；必将会对我省乃至全国中医药学术流派的传承和创新起到促进作用。我更期望我省中医人努力奋斗，砥砺前行，将"浙派中医"的整理研究工作做得更好，把这张"金名片"擦得更亮，为建设浙江中医药强省作出更大的贡献。

葛琳仪

写于辛丑年孟春

注：葛琳仪，国医大师、浙江中医学院原院长

前　言

　　"浙派中医"是浙江省中医学术流派的概称，是浙江省中医药学术的一张熠熠生辉的"金名片"。近年来，在上级主管部门的支持下，浙江省中医界正在开展规模宏大的浙派中医的传承和弘扬工作。根据浙江省卫生健康委员会、浙江省文化和旅游厅、浙江省中医药管理局印发的《浙江省中医药文化推进行动计划》（2019—2025 年）的通知精神，特别是主要任务中打造"浙派中医"文化品牌——编撰中医药文化丛书，梳理浙江中医药发展源流与脉络，整理医学文献古籍，出版浙江中医药文化、"浙派中医"历代文献精华、名医学术精华、流派世家研究精华、"浙产名药"博览等丛书，全面展现浙江中医药学术与文化成就。根据这一任务，2019 年浙江省中医药研究院中医文献信息研究所策划了《浙派中医丛书》（原著、专题、品牌系列）编撰工程，总体计划出书 60 种，得到浙江省中医药现代化专项的支持，立项（项目编号 2020ZX002）启动。

　　《浙派中医丛书》原著系列指对"浙派中医"历代文献精华，特别是重要的代表性古籍，按照中华中医药学会 2012 年版《中医古籍整理规范》进行整理研究，包括作者和成书考证、版本调研、原文标点、注释、校勘、学术思想研究等，形成传世、通行点校本，陆续出版，尤其是对从未整理过的善本、孤本进行影印出版，以期进一步整理研究；专题系列指对"浙派中医"的学派、医派、中医专科流派等进行系统介绍，深入挖掘其临床经验和学术思想，切实地做好文献为临床服务；品牌系列指将名医杨继洲、朱丹溪，名店胡庆余堂，名药"浙八味"等在浙江地域甚至国内外享有较高知名度的人、物进行整理研究，编纂成书，突出文化内涵和打造文化品牌。

《浙派中医丛书》从 2020 年启动以来，得到了浙江省人民政府、浙江省卫生健康委员会、浙江省中医药管理局的大力支持，得到了浙江省内和国内对浙派中医有长期研究的文献整理研究人员的积极参与，涉及单位逾十家，作者上百位，大家有一个共同的心愿，就是要把"浙派中医"这张"金名片"擦得更亮，进一步提高浙江中医药大省在海内外的知名度和影响力。

2020 年至今，我们经历了新冠肺炎疫情，版本调研多次受阻，线下会议多次受影响，专家意见反复碰撞，尽管任务艰巨，但我们始终满怀信心，在反复沟通中摸索，在不断摸索中积累，继原著系列第一辑刊印出版后，原著系列第二辑、专题系列、品牌系列也陆续交稿，使《浙派中医丛书》三个系列均有代表著作问世。

还需要说明的是，本丛书专题系列由于各学术流派内容和特色有所不同，品牌系列亦存在类似情况，本着实事求是的原则，各书的体例不强求统一，酌情而定。

科学有险阻，苦战能过关。只要我们艰苦奋斗，协作攻关，《浙派中医丛书》的编撰工程，一定能胜利完成，殷切期望读者多提宝贵意见和建议，使我们将这项功在当代，利在千秋的大事做得更强更好。

《浙派中医丛书》编委会
2022 年 4 月

编写说明

　　浙江省桐庐县据说是因早期历史人物"桐君"而得名，该县内还有旅游胜地桐君山、文物保护单位桐君塔等，可见"桐君"在浙江地方文化中占有一席之地。同时，桐君的事迹主要与医药相关，他曾著有《桐君采药录》，是浙派中医本草学派的开山鼻祖。为了深入弘扬浙派中医，研究桐君很有必要。然而由于桐君著作早已佚失，仅存少量佚文，有关历史记载也不详细，在这种情况下很难进行深入的学术考察。因而本书以"桐君中医药文化"为名，着重从文化品牌角度进行研究和阐发。

　　"文化"是一个内涵丰富的概念，其定义没有统一的标准，广义的文化指人类活动及其形成的一切成果。同时，人们又常常在"文化"前加上定语来修饰，形成用"××文化"等作为不同社会群体类型的区别称谓。例如"中医药文化"就是专指与中医药相关的文化现象、文化活动和文化成果等。有学者将其定义为："中医药文化是中医药学内在的价值观念、思维方式和外在的行为规范、器物形象的总和。"

　　在本书中，"桐君中医药文化"是指以上古时期医药人物桐君为中心的知识传承、信仰纪念、遗址保护和产业开发等各种活动的总称。其内涵有以下三方面：

　　首先，桐君是一位有学术贡献的医药人物。他的著作《桐君采药录》原书虽已不存，但其中一些知识通过各种形式得以留存，对后世中医药学术产生一定影响。该书即便是托名，也能说明桐君在医药史上的地位。况且其中的知识对了解早期医药史有重要价值，值得在学术上进一步整理挖掘。

其次，桐君作为早期有代表性的著名医药人物，其生平虽难于考证，但留下不少传说故事，影响深远。其中最具影响的莫过于他来到浙江桐庐隐居并指桐为姓的传说，据载桐庐县、桐君山均因此而得名。这些传说深深影响着当地文化，成为民俗信仰之一，当地广泛开展纪念。由此还衍化出许多与桐君有关的文化遗迹，历代不断加以保护，现代已发展成为颇具规模的文化旅游产业。

再次，基于对桐君的纪念，近现代先后出现一些以"桐君"为字号的医馆药堂。例如重庆的桐君阁药厂和浙江的桐君堂药业有限公司等，均具有相当的规模。它们将对桐君的敬仰转化为对传统制药理念和技艺的坚守，在更广的维度上弘扬着"桐君"这一中医药文化品牌。

2021 年，浙江桐庐县申报的"桐君传统中药文化"被评为国家级非物质文化遗产，这是桐君中医药文化在当代传承的重要成果。为了更好地弘扬"桐君中医药文化"品牌，我们编写了本书。在写作过程中，注重系统吸收前人相关成果，同时就桐君的生平、著述和影响等力求进行更为深入的发掘与研究，旨在全方位地呈现桐君中医药文化在学术、文化和产业等方面的价值和影响。其中或有不够完善之处，诚望读者批评指正。

编者

2023 年 1 月

目 录

第一章　桐君由来

桐君在上古文献中曾有记载，传说他是黄帝身边的臣子之一，编有医药著作。同时，浙江桐庐县传说因桐君而得名，县内还有桐君山、桐君祠和桐君塔等纪念性地名和建筑。桐君因而成为浙江早期文化史上最有影响的人物之一。本章试在文献和传说的基础上，梳理"桐君"文化形象的由来及其演变。

第一节　文献中的桐君

桐君被认为是黄帝时代的人物，又是浙江桐庐早期的隐者。然而由于上古时期文献缺乏，后世说法又颇为零散，且有不一致之处，因此对于桐君究竟是什么身份，其生平与经历如何，一直存在疑问。在本节中，首先梳理文献记载中的"桐君"。

古代文献中提到的"桐君"，其实有三种出处：其一是传说中黄帝时期的医者"桐君"；其二即隐居于桐君山的"桐君"；其三是道教仙人"桐君"。

一、医药文献中的"桐君"

按历代医药文献记载，上古时期的黄帝身边有一位臣子叫桐君。常与雷公并称。

宋代张杲著《医说》称："桐君者，皇（黄）帝时臣也。"宋代周守忠的《历代名医蒙求》也说："桐公者，黄帝臣也。"这里"桐公"是指"桐君”。两本书都说到其出处是《本草经序论》。

所谓的《本草经序论》，应该是指南朝梁时陶弘景的《本草经集注》中的“序录”。但在今所见的宋代唐慎微《证类本草》中所保存的此篇“序录”，并无桐君为“黄帝臣”的直接表述，只是说“至乎桐、雷，乃著在篇简”，将桐君与雷公并称，而雷公被公认为黄帝时的臣子，其名字曾见于《素问》，这是古人认为桐君也是黄帝臣子的佐证。后世沿用此说，如明代徐春甫《古今医统大全》卷 1 说：“少师桐君……为黄帝臣。”（注：此处所说的“少师桐君”，以“少师”为桐君封号，以后不少著作亦从此说。但存在争议。明代祭祀中，少师、桐君是两个人，参见第 173 页的图 6–1。）李时珍《本草纲目》卷 1 说：“桐君，黄帝时臣也。”类似的说法历代相沿。兹将主要文献列举如下。

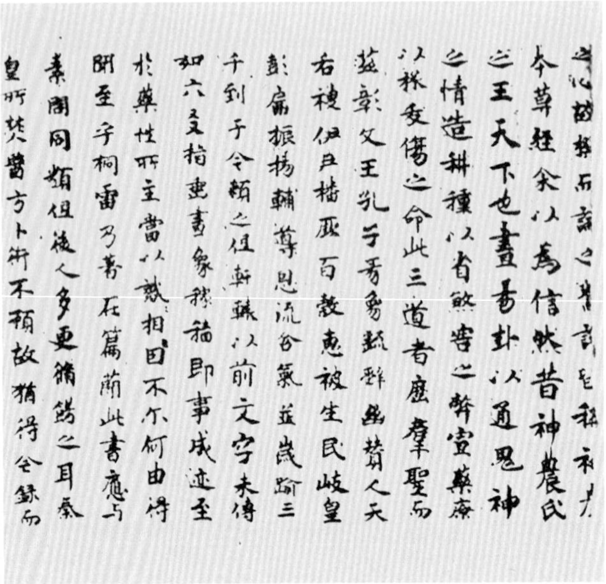
心故撰而論之舊說皆稱神农
本草經余以為信然昔神農氏
之王天下也畫八卦以通鬼神
之情造耕種以省殺害之弊宣藥療
疾以拯夭傷之命此三道者歷群聖而
滋彰文王孔子彖象繇辭幽贊人天
后稷伊尹播厥百穀惠被生民岐皇
彭扁振揚輔導恩流含氣並歲踰三
千民到于今賴之但軒轅以前文字未傳
如六爻指垂畫象稼穡即事成跡至
於藥性所主當以識識相因不爾何由得
聞至乎桐雷乃著在篇簡此書應與
素問同類但後人多更修飭之耳秦
皇所焚醫方卜術不預故猶得全錄而

图 1–1　敦煌卷子《本草经集注》书影

/ 引自学苑出版社 2013 年郭秀梅《本草集注序录》

南朝宋时谢灵运《山居赋》：

《本草》所载，山泽不一。雷桐是别，和缓是悉。

自注：雷公、桐君，古之采药。

南朝梁时陶弘景《本草经集注·序录》：

昔神农氏之王天下也，画易卦以通鬼神之情；造耕种，以省煞害之弊；宣药疗疾，以拯夭伤之命。此三道者，历群圣而滋彰。……但轩辕以前，文字未传，如六爻指垂，画象稼穑，即事成迹。至于药性所主，当以识识相因，不尔何由得闻？至乎桐、雷，乃著在篇简。……有《桐君采药录》，说其华叶形色；《药对》四卷，论其佐使相须。

俞跗者黃帝臣也善醫術所治病不以湯液醪醴鑱石蹻引湯熨撥見病之應因五臟之輸乃割皮解肌決脉結筋搦髓揲荒爪幕湔浣腸胃漱滌五臟鍊精盪形以去百病焉 史記

桐君

桐君者皇帝時臣也撰藥對四卷及採藥録說其花葉形色論其君臣佐使相須至今傳焉 出本草經序論

雷公

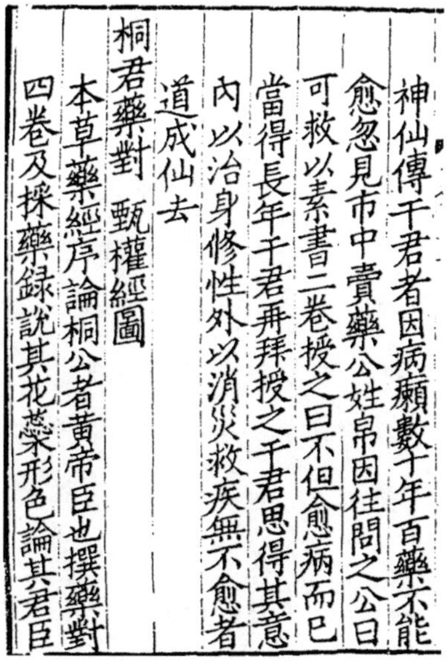

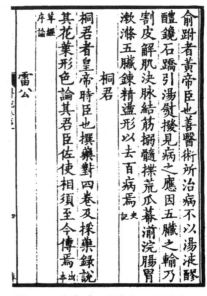

图 1-2 宋本《医说》桐君小传书影 / 引自上海科技出版社 1984 年影印本

南朝梁时陶弘景《药总诀序》：

上古神农作为《本草》……其后雷公、桐君更增演《本草》。二家《药对》，广其主治，繁其类族。

南朝梁时陶弘景《辅行诀脏腑用药法要》：

陶隐居云：依《神农本经》及《桐君采药录》，上中下三品之药，凡三百六十五味，以应周天之度，四时八节之气。

神仙傳干君者因病癩數十年百藥不能愈忽見市中賣藥公姓帛因往問之公曰可救以素書二卷授之曰不但愈病而已當得長年干君再拜授之干君思得其意內以治身修性外以消災救疾無不愈者道成仙去

桐君藥對 甄權經圖

本草藥經序論桐公者黃帝臣也撰藥對四卷及採藥録說其花蕊形色論其君臣

图 1-3 南宋周守忠《历代名医蒙求》书影 / 引自 1955 年人民卫生出版社影印本

南宋张杲《医说》：

桐君者，皇（黄）帝时臣也。

南宋周守忠《历代名医蒙求》：

桐公者，黄帝臣也。

南宋罗泌《路史》卷 14：

（黄帝）命巫彭、桐君处方

蛊饵，湔澣刺治，而人得以尽年。

明代徐春甫《古今医统大全》卷1：

> 少师桐君：按《本草》序，为黄帝臣，撰《药性》四卷及《采药录》，纪其花叶形色，论其君臣佐使、相须相反，及立方处治寒热之宜，至今传之不泯。

明代李时珍《本草纲目》卷1：

> 桐君，黄帝时臣也。

明代杨慎《廿一史弹词注》卷1《总说·西江月》：

> 神农氏，火纪官，教民耒耜。……作方书，尝百草，救济生灵。（帝遍味草木，察其寒温平热之性，辨其君臣佐使之义，尝一日而遇七十毒，神而化之，作方书以疗民疾。咨于岐伯，作《内经》。命俞跗、岐伯、雷公察明堂，究息脉，巫彭、桐君处方饵。由是民无夭折，而医道立焉。）

明代张自烈《正字通》"桐"字条：

> 隋《经籍志》有《桐君药录》，曰黄帝时医师。

明代夏树芳辑、陈继儒校《奇姓通》卷1：

> 桐君，《圣济总录》：桐君，黄帝时医师。《隋书·经籍志》有《桐君药录》三卷。

《明世宗肃皇帝实录》卷269：

> 丙申，诏修太医院三皇庙，仍厘正祀典。正位以伏羲、神农、黄帝，配位以勾芒、祝融、风后、力牧，其从祀僦贷季、天师岐伯、伯高、鬼臾区、俞跗、少俞、少师、桐君、太乙雷公、马师皇十人外，复增伊尹、秦越人、淳于意、张机、华佗、王叔和、皇甫谧、葛洪、巢元方、孙思邈、韦慈藏、王冰、钱乙、朱肱、刘完素、张元素、李杲、朱彦修十八人，从祀两庑，牲用太牢，器用笾豆，簠簋以仲春、仲冬上甲日，遣大臣行礼。着为令。

明代陈士元《荒史》卷3《疏仡本纪》：

> （黄帝）于是亲事法宫，观八极而建五常，咨于岐、雷而《内经》

作，谨候其时，著之玉版，藏于灵兰之室，演仓谷（出《灵枢经》），推贼曹（出《黄帝元辰经》），命俞跗、岐伯、雷公察明堂，究息脉，命巫彭、桐君处方盉饵，湔澣刺治，而人得以尽年。

明代陈士元《荒史》卷5《帝臣列传》中"黄帝臣65人"：

其主医药之臣，则有岐伯、雷公、俞跗、巫彭、桐君凡五人。岐伯、雷公察五气，立五运，洞性命，纪阴阳，穷上下，究寿夭，乃作《内经》，著之玉版，藏于灵兰之室。岐、雷与俞跗又能察明堂，审脉息，演仓谷而握灵枢，推贼曹而慎针灸。巫彭、桐君能处方盉饵，湔澣刺治，而人得以尽年。

清代浦起龙《史通通释》卷10《内篇·辨职》的"桐雷"条下说：

旧注：《荒史》：黄帝主医药之臣，有岐伯、雷公、俞跗、巫彭、桐君凡五人。岐伯、雷公作《内经》，桐君能处方盉。按二字连称，《于志宁传》亦有之，见杂述篇注。

清代萧奭《永宪录》：

《物原》云：神农咨于岐伯，作《内经》，命俞跗、岐伯、雷公究息脉，辨药性，制针灸，巫彭、桐君制药丸，至伊尹乃创煎药，秦和（即越人）为医方。

清代王宏翰《古今医史》：

黄帝有熊氏　黄帝，公孙姓。初，神农氏母弟世嗣少典为诸侯，帝榆罔之代，少典国君之妃曰附宝者生帝于轩辕之丘，因名轩辕。国于有熊，故曰有熊氏。长于姬水，故又以姬为姓。以土德王天下，故称黄帝。帝生而神灵，弱而能言，幼而徇齐，长而敦敏，成而聪明。帝受河图，见日月星辰之象，知天体之运行，占斗纲所建，始作甲子。帝以人之生也，负阴而抱阳，食味而被色，寒暑易之于外，喜怒攻之于内，天昏凶札，君民代有，乃察五气，五运立，洞性命，纪阴阳，咨岐伯，而作《内经》。复命俞跗、岐伯、雷公察明堂，究息脉，桐君处方饵，而人得以享天年。其《内经》八十一卷，学者宗之，照如日星焉。

少师桐君　桐君为黄帝臣，少师官名。善识草木性味，定上中下

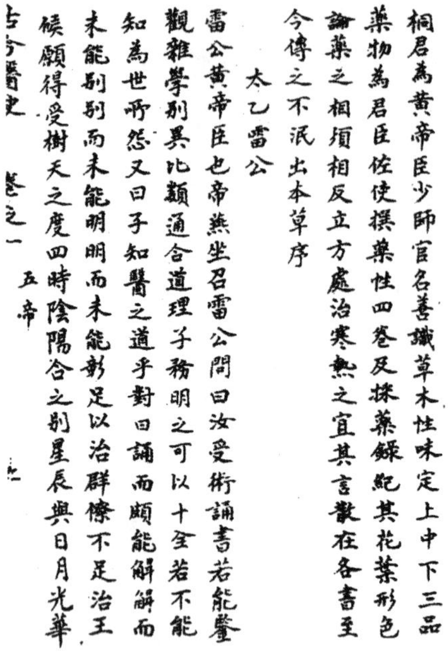

桐君為黃帝臣少師官名善識草木性味定上中下三品
藥物為君臣佐使撰藥性四卷及採蕪録紀其花葉形色
論藥之相須相反立方處治寒熱之宜其言散在各書至
今傳之不泯出本草序
太乙雷公
雷公黃帝臣也帝燕坐召雷公問曰汝受術誦書若能鑒
觀雜學別其比類通合道理子務明之可以十全若不能
知為世所怨又曰子知醫之道乎對曰誦而頗能解解而
未能別别而未能明明而未能彰彰足以治群僚不足治王
候願得受樹天之度四時陰陽合之别星辰與日月光華
古今醫史 卷之一 五帝

图1-4 清抄本《古今医史》中的桐君小传书影/湖南科学技术出版社《中医古籍珍本集成》2014年影印本

三品药物，为君臣佐使，撰《药性》四卷及《采药录》，纪其花叶形色，论药之相须相反，立方处治寒热之宜，其言散在各书，至今传之不泯。出《本草序》。

清代吴继志《质问本草》中周天章所作的《题捡（检）挍（校）药品跋语》：

古称炎帝辨百谷，尝百草，方察生民之症；轩辕咨岐伯，命桐君，始开医药之原；遂有《神农本草》三编，《艺文》一录，永传后世。迨梁、唐、宋、明而后，又渐补增药品，古今共合有一千八百九十二种，详矣尽矣！第人非神圣，孰能析草木之毒良？智靡天聪，讵易分臄条之气味？依古以来，名医八百有余家，凡属殊方异域，僻谷深山，土苴形状，物产气色，其间甘苦酸咸辛，燠寒温燥湿，俱各周知其种类，详悉其药性，而所疗医者何病，所主治者何络，厘毫不差，故能著书立说，以传后世焉。

以上文献都提及桐君在黄帝时期对医药的贡献。

二、历代方志中的隐者桐君

在与现浙江桐庐有关的方志文献中，无不记载着桐君在当地的故事。宋代的《太平寰宇记》卷15载："桐溪有大椅桐树，垂条偃盖，荫数亩，远望似庐，遂谓之桐庐县也。"指出桐庐的得名与一株大桐树有关。在南宋楼钥《攻媿集》的《桐庐县桐君祠记》一文中，不但提到这棵桐树，还记载了"桐君"的故事。文中说："兹邑以一桐之大，垂邑如庐。古有隐者采药求道于此，或问其姓，则指桐以示之人，因称为桐君。故桐江、桐溪、桐岘皆以此得名。既以为县，又因以名郡焉。”同时又指出：“桐君不知为何人。身既隐，而姓氏竟不传。”①

明代嘉靖年间编修的《浙江通志》卷 67 中，也记载了这一故事：

> 桐君，不知何许人，亦莫识其姓名。相传尝采药求道，止于桐庐县东山隈桐树下，其桐枝柯偃盖，荫蔽数亩，远望如庐舍。或有问其姓者，则指桐以示之，因名其人为桐君，县为桐庐，江为桐江，溪为桐溪，岭为桐岘，而山亦以桐君名焉。

浙江通志卷六十七
雜志第十一之六 仙釋
桐君不知何許人亦莫識其姓名相傳嘗採藥求道止於桐廬縣東山隈桐樹下其桐枝柯偃蓋蔭蔽數畝遠望如廬舍或有問其姓者則指桐以示之因名其人爲桐君縣爲桐廬江爲桐江溪爲桐溪嶺爲桐峴而山亦以桐君名焉或云黃帝時嘗與巫彭同處方餌有藥錄一卷行於世
仙姑相傳爲軒轅黃帝少女於浦江仙華山脩真上昇故山與廟並以仙姑名有廟舊在山巔禱祈輙應

图 1-5　明嘉靖《浙江通志》中《桐君传》书影 / 引自台湾成文出版社有限公司 1983 年影印本

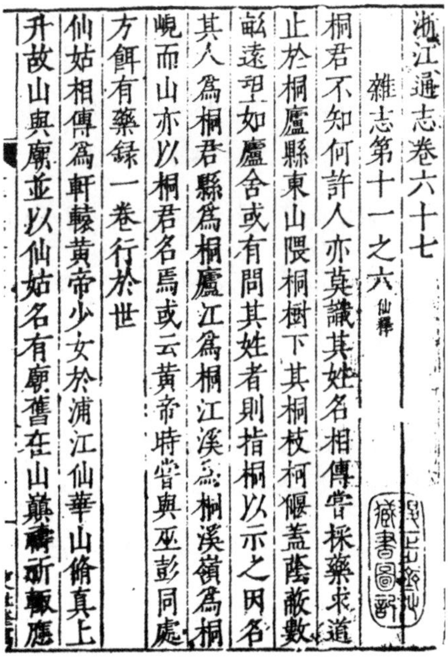

根据以上记载，古代桐庐有一株形态独特的大桐树，是该地得名的根本原因。包括那位不知名的隐者，也是指此桐为姓的。不过，如果只有此桐树，恐怕还不能引起人们的注意。关键是有了隐者“桐君”的故事之后，“桐庐”以及一系列带有“桐”字的山水名称才得以被广泛接受。由此可见，“桐君”对桐庐的历史文化影响深远。

但方志中对于桐君的事迹，均语焉不详。北宋元丰年间，县令许由仪开始正式将当地的桐君传说与黄帝时的桐君结合起来，立祠纪念。明以来的地方志书中均立有桐君小传，内容大同小异，详略不等。主要文献列举如下：

明代董斯张《广博物志》卷 42：

① 曾枣庄，刘琳．全宋文：第 265 册 [M]. 上海：上海辞书出版社．合肥：安徽教育出版社，2006：11–12.

桐君采药于桐庐县山，结庐于桐下，人问其姓名，自号桐君。

明代嘉靖《浙江通志》卷67：

桐君，不知何许人，亦莫识其姓名。相传尝采药求道，止于桐庐县东山隈桐树下，其桐枝柯偃盖，荫蔽数亩，远望如庐舍。或有问其姓者，则指桐以示之，因名其人为桐君，县为桐庐，江为桐江，溪为桐溪，岭为桐岘，而山亦以桐君名焉。或云黄帝时尝与巫彭同处方饵，有《药录》一卷行于世。

明代万历《续修严州府志》卷18：

桐君，不知何许人，亦莫详其姓字。尝采药求道，止于桐庐县东山隈桐树下，其桐枝柯偃盖，荫蔽数亩，远望如庐舍。或有问其姓者，则指桐以示之，因名其人为桐君，县为桐庐，江为桐江，溪为桐溪，岭为桐岭，而山亦以桐君名焉。或曰黄帝时尝与巫咸同处方饵，未知是否。有《药录》一卷行于世。宋元丰中，县令许由仪访药饵，已失其传，惟山隈有双小桐在，于是立祠山顶，绘像以祀之。

明代徐象梅《两浙名贤录》外录卷之1《玄玄·上古〔凡一人〕》：

桐君，不知何许人，尝采药求道，止于桐庐县东山隈桐树下。其桐枝柯偃盖，荫映数亩，远望如庐舍。或有问其姓氏者，则指桐以示之，因名其人为桐君，县为桐庐，江为桐江，溪为桐溪，岭为桐岭，而山亦以桐君名焉。或曰黄帝时尝与巫咸同处方饵，有《药录》一卷。

清《浙江通志》卷201：

桐君 《名胜志》：上古有桐君者，止于今县东二里山隈桐树下，枝柯偃盖，荫蔽数亩，远望如庐舍。或有问其姓者，则指桐以示之，因名其人为桐君，其山亦曰桐君山。或曰黄帝时尝与巫彭同处方饵，有《药录》一卷行世，久而无传。

清乾隆《桐庐县志》卷12"仙释"类：

桐君，不知何许人，亦莫详其姓氏。尝采药于县东山隈桐树下，其桐枝柯偃盖，荫蔽数亩，远望如庐舍。或有问其姓者，则指桐以示之，因名其人为桐君，而山于以名焉。或曰黄帝时尝与巫咸同处方饵，未知是否。有《药录》一卷行于世。宋元丰中，县令许由仪访药饵，已失其传，惟山隈有双小桐在，于是立祠山顶，绘像以祀之。

清光绪《严州府志》卷22《仙释·上古》：

> 桐君，不知何许人，亦莫详其姓字。因采药求道，止于桐庐县东山隈桐树下，其桐枝柯偃盖，荫蔽数亩，远望如庐舍。或有问其姓者，则指桐以示之，因名桐君，县为桐庐，江为桐江，溪为桐溪，岭为桐岭，而山亦以桐君名焉。或曰黄帝时尝与巫咸同处方饵，未知是否。著有《药录》一卷行于世，久失其传。宋元丰中，县令许由仪访其书不可得，惟山隈有双小桐在，于是立祠山顶，塑像祀之。

方志所载详略不等，内容基本一致，足见隐者桐君与桐庐的故事已流传一千多年。

三、道教传说中的仙人桐君

古代文献中还有第三个桐君。东晋王嘉《拾遗记》卷7载："道家云：昔仙人桐君采石，入穴数里，得丹石鸡，春碎为药，服之者，令人有声气，后天而死。"这一条将桐君称为仙人，并有服石药之事，可能是道教兴起后的说法。对于这个桐君仙人，后世讨论较少，只是反映出桐君和道教炼丹有一定关系。同时，据载《神仙传》中也提到桐君成仙之事。如南宋郑樵《通志略》载：

> 《神仙传》：桐君为庐，著《药录》，白日升仙。

今本葛洪《神仙传》未见此条。但郑樵所引显然也不是无中生有，说明的确有此类说法。受此影响，浙江方志中的桐君传往往列于"仙释"类中。

此外，桐庐也是道教炼养之士出没的地方。如《晋书·许迈传》载："许迈，字叔玄……初采药于桐庐县之桓山，饵术涉三年，时欲断谷。以此山近人，不得专一，四面藩之，好道之徒欲相见者，登楼与语，以此为乐。常服气，一气千余息。"所说的"桓山"今不详，或为桐庐县内某处小山。

上古
桐君不知何許人亦莫詳其姓字嘗採藥求道止
於桐廬縣東山隈桐樹下其桐枝柯偃蓋蔭蔽
數畝遠望如廬舍或有問其姓者則指桐以示
之因名其人為桐君縣為桐廬江為桐江溪為
桐溪鄉為桐鄉而山亦以桐君名焉或曰黃帝
時嘗與巫咸同處方餌未知是否有藥錄一卷
行于世宋元豐中縣令許由儀訪藥餌已失其
傳惟山隈有雙小桐在於是立祠山頂繪像以
祀之

图 1-6　明万历《续修严州府志》书影 / 引自书目文献出版社《日本藏中国罕见地方志丛刊》1991 年影印本

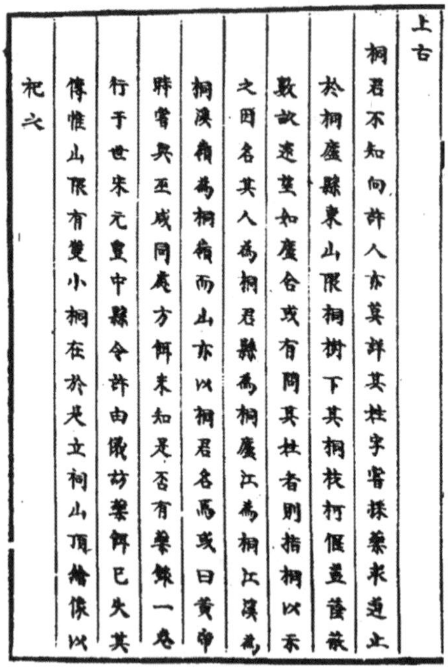

四、多元形象的合一

有关桐君的文献记载，最多见于医药类著作和方志类著作。将这两类进行对比，可以看到一个特点，即医药类文献一般只提桐君对医药的贡献，鲜有提及桐君是何地人或去过何地。而方志类，特别是与现浙江桐庐相关的方志，其中关于桐君的文献一般都会介绍他前来采药，并指桐为姓的故事。随着传说文化的演变，这几种桐君记载逐渐合而为一了。

根据记载，在北宋时期人们就开始将黄帝时的“桐君”与桐庐隐者“桐君”视为一人。明万历《续修严州府志》卷 5 载：“桐君祠，在桐君山顶。宋元丰中，县令许由仪尝访桐君《药录》，已失传。”显然许由仪认为桐庐的桐君正是黄帝时的桐君，故寻访其著作，并立祠纪念。但也有人持审慎态度，如南宋楼钥《桐庐县桐君祠记》并没有记载此说，而是说桐君“不知为何人”。不少地方志文献也是以备存的方式来记载的，如前面提到嘉靖《浙江通志》卷 67 提到桐君时说：“或云黄帝时尝与巫彭同处方饵，有《药录》一卷行于世。”万历《续修严州府志》卷 18 也说：“或曰黄帝时尝与巫咸同处方饵，未知是否。”

将两位“桐君”视为同一人的说法，得到时人认同，例如北宋杨翱《题方干旧隐》诗中说：“门横严子濑，壁纪桐君篆。”方干（836—888）为唐时人，后隐居会稽镜湖。杨翱在诗中将方干与严子陵、桐君相联系，视为同一类隐者，而“桐君篆”显然是指传说中的《桐君采药录》。还有北

宋词人毛滂《桐君山（邑人呼为小金山桐君所庐也）》诗中说："众医不识人间病，遗箓谁知药石功。"后一句同样是指著有《桐君采药录》的桐君。说明他们都认为隐居桐庐的桐君即黄帝时期的桐君。逐渐地人们又将道教仙人桐君也视为同一人。如北宋胡宿《过桐庐》诗中说"灵源忽若乘槎到，仙洞还同采药迷"，显然又将桐君视为采药仙人。当然，也只有作为仙人，才能解释"桐君"在不同时空出现的故事。

类似的诗文在后世屡见不鲜，说明桐君形象已由多元归于统一，成为桐庐的地方象征。

第二节　地方文化视野下的桐君

医药文献中的黄帝臣子桐君，只是提到其学术贡献，没有其他信息。随着历史中记载的多个桐君形象合一，"桐君"故事开始有了一个"根"，即桐庐。虽然有些说法只是传说，但传说也有其文化意义。日本学者柳田国男在《传说论》中指出，传说的"两极"，分别是历史和文学[①]。桐君传说故事，或许有文学铺陈的成分，但也可能隐含着某些历史事实。目前桐君已成为桐庐地方文化的重要组成成分，桐君中医药文化也以桐庐为根基，因此，有必要结合桐庐地方文化来讨论桐君的文化形象。

一、认识桐庐

浙江省桐庐县，现为浙江省杭州市下辖县。其地理位置在钱塘江中游，经纬度在北纬 $29° 35′ \sim 30° 05′$ 和东经 $119° 10′ \sim 119° 58′$ 之间，总面积1825平方公里。其气候属亚热带季风气候，四季分明，降水充沛。境内以丘陵山地为主，山地丘陵占86.3%，平原、水域占13.7%。富春江由南而北纵贯县境东部，有分水江自西北向东南汇入富春江。

---

① （日）柳田国南.传说论 [M].北京：中国民间文艺出版社，1985：31.

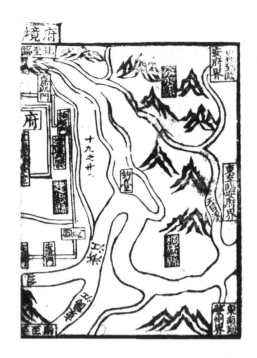

图1-7　宋淳熙《严州图经》中的桐庐县图/引自日本静嘉堂文库藏宋本

桐庐县始建于三国吴黄武四年（225）。治所在今桐庐县西二十五里。隋开皇九年（589），曾废桐庐入钱塘县，仁寿二年（602）又复置桐庐县。唐武德四年（621），桐庐西北七乡析出建置为分水县，同时在桐庐置严州。三年后废严州及分水县。唐如意元年（692）复置分水，县名改为武盛，但神龙元年（705）武盛县又恢复分水县之名。唐宝应元年（762）还曾一度从分水县析出昭德县，至大历六年（771）废昭德县，仍属于分水县。此后桐庐县设置变化不大。中华人民共和国成立后，1958年11月废分水县，与新登县一起并入桐庐。1960年8月又将富阳并入桐庐，隶属于杭州市。1961年12月重新设置富阳县，将原新登县辖地及原分水县部分地区划归富阳。桐庐县政区此后基本不变。

历史上桐君在桐庐采药炼丹的传说，为其秀丽山川平添几分仙气、一缕药香。地灵人杰相得益彰。传说中他旧居的地方，被命名为桐君山，位于桐庐县分水江与桐江交汇处，与桐庐县城隔水相望。古称小金山，又叫浮玉山。桐君山高60米，原与凤凰山相连，20世纪30年代因开公路截断，桐君山于是孤立于江边。

二、桐之为姓

我国姓氏中有"桐"姓，古代文献常举桐君为例。那么桐君是否姓桐呢？

据文献记载，桐君在桐庐居住时，对问其姓名者“指桐以示之”。这有两种可能：一种是不愿表露姓名，故随便一指身边的桐树，让人们以此相称；另一种可能，则是本来就姓桐，故指桐树以说明。

历史上桐君的真实姓名如何，我们不得而知。不过随着桐君形象在地方文化中的合一，似乎证明后一种可能较合理。明代嘉靖年间编修的《浙江通志》卷 67 中，对“桐君”的来历还就记载了这样一段话：“或云黄帝时尝与巫彭同处方饵，有《药录》一卷行于世。”这说明方志认可他是黄帝时代的人，当时就叫“桐君”。同时，历代文献并没有提到桐君来桐君山时的年龄，也没有记载他后来是否有离开桐庐。按传统想象，桐君应该是一个老者，后来终老于桐君山中。这种想象是有一定道理的。首先文献没有提到他离开；其次如果他只是偶然来采药，不久又离开，或许不会在当地民众心目中留下如此深的印象。

若如此，“桐君”应该就是他本来的名字，而不是到桐庐之后才取的名。因为桐君在黄帝身边参与医药工作，整理本草，应当是来到桐君山之前的事。所以桐君当时是指桐树以示姓，而不是指桐树为姓。这是两种桐君形象合一的必然推论。

远古以前的人们如何取姓名，今人不得而知。今天在文献中能够看到的姓名，都是夏商周三代以后才有的。东汉应劭撰有《风俗通》中有“姓氏篇”，原书已佚，现存辑本。应劭指出姓源于号、谥、爵、国、官、字、居、事、职等九种。南宋郑樵在《通志略·氏族略》序中说：“三代之前，姓氏一分为二，男子称氏，妇人称姓。氏所以别

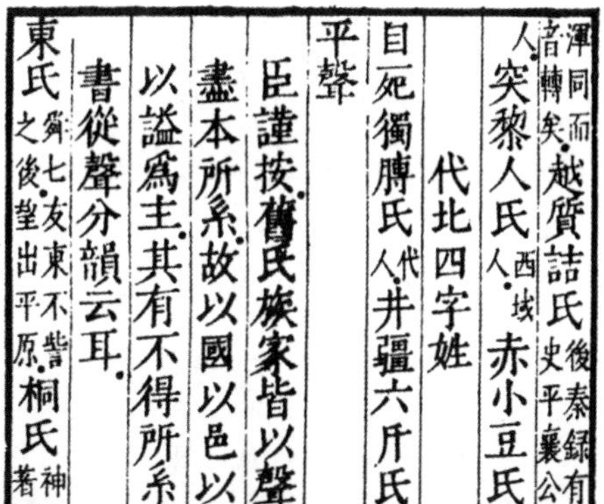
渾同而音轉矣越質詰氏後秦録有北梁州刺史平襄公越質詰歸阿逸多氏西域人突黎人氏西域人赤小豆氏改爲豆氏

代北四字姓

目宛獨膊氏代人井疆六斤氏代人

平聲

臣謹按舊氏族家皆以聲類或以字別今之所修盡本所系故以國以邑以地以人以官以爵以姓以謚爲主其有不得所系者則莫爲之主遂從舊書從聲分韻云耳

東氏舜七友東不訾之後望出平原桐氏神仙傳桐君爲廬著藥錄白日升仙宮氏虞大

图 1-8 《通志略》书影 / 引自上海商务印书馆 1934 年据清武英殿本《通志略》影印本

贵贱，贵者有氏，贱者有名无氏……姓所以别婚姻，故有同姓、异姓、庶姓之别。"[1] 关于姓氏的来源他归纳了三十二类，包括"以国为氏""以乡为氏""以地为氏"等。但是也有"不得所系者"，只能按声调排列。其中桐氏即属此类，书中对"桐氏"列举的代表就是桐君。

也有人认为古代"桐"姓来源于桐国。《古今姓氏书辨证》卷1说：

> 桐氏，《神仙传》有桐君白日升天。谨按：桐氏出自春秋桐国之后。鲁定公二年楚灭桐，子孙以国为氏，其地汉桐乡，今舒州桐城是也。

其所列举的人物也是桐君。另据研究，桐在商代是一个城邑。《中国历史地名大辞典》说："桐，商邑，在今河南虞城县东北。"[2] 商代的开国之君商汤修有宫室以祭祖，取名叫桐宫。商汤死后葬在桐宫附近，叫作桐陵。后来的商王太甲因行为失检，曾被主持朝政的伊尹放逐到桐宫，据说他闭门思过三年之后，幡然悔过，伊尹于是还政太甲。《史记·殷本纪》载："帝太甲居桐宫三年，悔过自责，反善，于是伊尹乃迎帝太甲而授之政。"[3] 故"桐宫"也被传为佳话典故。

但是晋代时，有盗墓贼发现了一批竹书，后来被整理为《古本竹书纪年》，里面的记载完全颠覆了这个故事："伊尹即位，放大甲七年，大甲潜出自桐，杀伊尹。"[4] 即说太甲是被伊尹篡位，软禁在桐宫，后来逃出后杀死伊尹而重掌王权。此后，桐宫不再使用。商代一支偃姓部族迁徙到这里定居，就叫作桐国。周武王伐商时，将桐国的商遗民尽行驱赶，偃姓部族迁徙到今安徽桐城县北一带，"子孙以国为氏"，即以桐为姓。

以上事情都发生在黄帝时代以后。由于这个姓氏稀少，一般涉及姓氏的书在提到"桐"姓时都会提到桐君，如清代陈廷炜所著的《姓氏考略》就肯定地说，桐姓均为"黄帝时桐君之后"。所以今人认为桐姓有两个起源分支：一支以桐国为姓；一支为桐君后人。但正如前面所说，黄帝时代的人如何取名，我们不得而知。对于桐君家族及其后人是否以桐为姓，也

---

① 郑樵. 通志略 [M]// 国学经典丛刊：第2辑：第3册. 天津：天津古籍出版社，2017：1536.
② 史为乐. 中国历史地名大辞典 [M]. 北京：中国社会科学出版社，2006：2085.
③ 司马迁. 史记：上 [M]. 长沙：岳麓书社，2016：15.
④ 张玉春. 竹书纪年译注 [M]. 哈尔滨：黑龙江人民出版社，2003：20.

无法判断。故以桐国国名为姓氏的说法更为常见。

三、桐的文化

在桐君的地方传说中，他的生活与一棵大桐树有密切关系。桐，在古代文化中确实有着丰富的文化意蕴。

在文献中，桐君所居住的“桐庐”，不是真正的茅庐，而是形容桐荫茂密，枝叶婆娑，足以遮风挡雨，所以形象地称之为“庐”。文献中所说的“犄桐”“隈桐”，都是指此株桐树的特点。“犄”，原指动物的角，此指桐树枝桠横生之态；“隈”音微 wēi，指山水弯曲深处，也有“弯曲”义，它们都是形容这棵桐树的树枝弯弯曲曲向四周伸展，从而形成“荫蔽数亩”的效果。当然这里“数亩”应该是夸张的说法，不过桐树确实是枝叶繁茂、容易生长的树种。宋代陈翥（安徽铜陵人）著《桐谱》，书中记载有白花桐、紫花桐、油桐、刺桐、梧桐、贞桐、赪桐七种桐树，并指出“凡桐之茂大，尤速于余木”[①]。其中，油桐以原产我国的三年桐和五年桐较为常见，为大戟科油桐属，是落叶性乔木，树型修长，可高达十公尺，树冠成水平展开，层层枝叶浓密，不难形成“远望如庐舍”的效果。

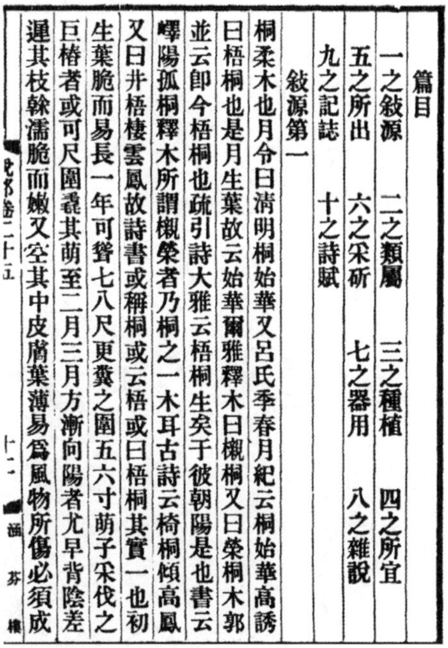
篇目
一之敘源　二之類屬　三之種植　四之所宜
五之所出　六之采斫　七之器用　八之雜説
九之記誌　十之詩賦
敘源第一
桐柔木也月令曰清明桐始華又呂氏季春月紀云桐始華高誘曰梧桐也是月生葉故云始華爾雅釋木曰櫬梧又曰榮桐木郭並云即今梧桐也疏引詩大雅云梧桐生矣于彼朝陽是也書云嶧陽孤桐釋木所謂櫬梧者乃桐之一木耳古詩云椅桐傾高鳳又曰井梧棲雲鳳故詩書或稱桐或云梧或曰梧桐其實一也初生葉脆而易長一年可聳七八尺更糞之圍五六寸萌子采伐之巨椿者或可尺圍蠲其萌至二月三月方漸向陽者尤早背陰差遲其枝榦濡脆而嫩又空其中皮腐葉薄易爲風物所傷必須成

图 1–9　宋代陈翥《桐谱》书影 / 引自上海古籍出版社《说郛》1986 年影印本

桐树果实可榨取桐油，是重要的手工业材料。在近代，浙江是桐油的重要产区，据 1936 年报道：“桐油在最近一年来海关统计上的已跃为出口商

① 陈翥 . 桐谱 [M]. 济南：山东画报出版社，2004：4.

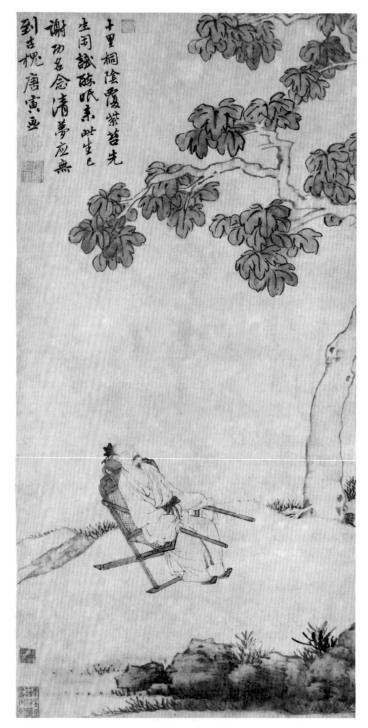

图 1-10　明代唐寅《桐荫清梦图》/ 引自中央编译出版社 2020 年《明四家画集（下）》

品第一位。吾国产桐之区，除川、湘、鄂外，浙省亦为主要产区之一。"[1]浙江的昌化、分水和于潜产桐较多，桐庐县虽产桐不多，但是"三县桐油外运必经之地，故世人往往误认为县产桐最丰"[2]，这或许与该县以桐为名有关。

另一方面，"桐"在古代认识中还有独特之处。陈翥《桐谱》还说，古代文献中所记载的桐、梧、梧桐其实都是同一类，"桐独受阴阳之淳气，故开春冬之两花，而异于群木也"[3]。据载桐树第一次开花在长叶之前的春夏间，第二次是在冬季叶落之后，一温一寒，所以古人认为它禀受特别的阴阳之气。一般油桐主要在春夏开花，冬季开花可能只是特殊气候下的情况。但这也可见古人观察的细致。同时，桐由于喜欢阳光，古人还赋予了它独特的意义。如传说神鸟凤凰喜欢栖于梧桐树上，对此陈翥解释说："或者谓凤凰非梧桐不栖，且众木森森，胡有不可止者，岂独梧桐乎？答曰：夫凤凰，仁瑞之禽也，不止强恶之木。梧桐叶软之木也，皮理细腻而脆，枝干扶疏而软，故凤凰非梧桐而不栖也。又生于朝阳而多茂盛，是以凤喜集之。"

桐木还有一个特殊之处，陈翥说："夫桐之为木，其异于群类卓矣！生则肌骨脆而嫩，死则材体坚而韧；燥之所加而不坼裂，湿之所渍而不腐败。虽松柏有凌霄冒雪之姿，苟就以燥湿，则与朽木无异耳。"他认为桐木材料坚韧，更优于松柏。所以古人常用桐来制琴，后世也有把琴称为"桐君"的。

由此可见，"桐"在中国文化中有着独特、高洁的内涵。桐君当年居于桐下也许只是偶然之举，但他的事迹以及后世形象，与桐的这些文化内涵也是非常吻合的。

另外，桐也用于医药。在睡虎地出土秦简中有这样的记载："一室人皆养（痒）体，疠鬼居之。燔生桐其室中，则已矣。"陈翥《桐谱》则说："其叶味苦寒无毒，主恶蚀疮；荫皮主五痔，杀三虫，疗贲豚气病……然

① 浙桐产量 [J]. 农林新报，1936，13（1）：47.
② 浙江昌化分水桐庐各县桐油调查 [J]. 国际贸易导报，1934，6（10）：137–147.
③ 陈翥 . 桐谱 [M]. 济南：山东画报出版社，2004：1–2.

其皮叶亦有效于人也。"这些又与桐君作为医药远祖的形象相契合。

四、南来臆想

医药中的桐君与地方文化中的桐君形象相合，还带来一个疑问：身为黄帝臣子，桐君为何南来桐君山？

《史记·五帝本纪》载："黄帝北逐荤粥，合符于釜山，而邑于涿鹿之阿。"对于古涿鹿在哪里，历来有多种说法，但都肯定在北方黄河流域。桐君作为黄帝臣子，自然侍从其左右，主要生活的北方。对于其南来，我们可以想象两种可能的原因：其一是因为整理本草的需要，继续收集和研究药物；其二，或许负有寻药炼丹的使命。

第一种可能性不需要过多讨论。而第二种"可能性"虽然有着神仙色彩，但正好可以与桐君炼丹的传说，以及其道教仙人的形象结合起来，三种文化形象就更统一了。

道教是汉末才形成的，但早在战国以前就有方士炼丹的传说。在黄帝的传说中，也有关于炼丹的事迹。《史记·封禅书》中记载了关于黄帝升仙的说法，如说"黄帝仙登于天"，又载："公孙卿曰：黄帝采首山铜铸鼎于荆山。鼎既成，有龙垂胡髯，下迎黄帝。黄帝上骑，群臣后宫从上者七十余人。龙乃上去，余小臣不得上，乃悉持龙髯，龙髯拔堕，堕黄帝之弓。百姓仰望黄帝，既上天，乃抱其弓与胡髯号，故后世因名其处曰鼎湖，其弓曰乌号。"黄帝铸鼎之事，常常被后世演绎为炼丹升仙之举。《史记》所说的荆山，一般认为是河南灵宝的荆山，当地有黄帝岭，建有黄帝陵。不过也有说是陕西富平的荆山。还有说是陕西嵯峨山，唐代曾设立鼎州。关于鼎湖，陕西蓝田有汉代鼎湖宫遗址，浙江缙云仙都、广东肇庆均有鼎湖，也均传说是黄帝成仙的地方。这些反映了黄帝信仰的广泛性。

值得一提的是，浙江缙云的得名，据说就是源自黄帝时代。《左传·昭公十七年》载："昔者黄帝氏以云纪，故为云师而云名。"晋代杜预注解说："缙云氏盖其一官也。"即黄帝时有"缙云氏"的官名。宋代张君房《云笈七签》卷100说："黄帝往，炼石于缙云堂，于地烧丹，时有非红非紫之云见，是曰缙云，因名缙云山。"据载缙云在汉代就有祭祀黄帝的传统，2011 年该地公祭黄帝典礼已被列入国家非物质文化遗产名录。该地鼎湖峰上有鼎湖，因传说黄帝在此炼丹，又称丹峰。

桐君的事迹，某种程度上也可以说与此相关。桐庐所在的富春江，其下游为钱塘江，统称为钱塘水系。缙云仙都所在的好溪属于瓯江水系。缙云同时是钱塘江水系婺江支流以及瓯江水系的发源地之一。从富春江顺水系逆流而上，可以转陆路到达缙云。后世内地货运有的就是从富春江支流到达永康后由陆路中转缙云，再经瓯江至温州出海的。我们可以设想，桐君之所以南来，可能与黄帝在浙南炼丹的传说有关。他或许承担着为黄帝采药炼丹的使命，因种种缘故未再返回，据说就在山中得道。葛洪《神仙传》中有"桐君结庐，著《药录》，白日飞升"的说法，清代姜筠崖《历代名医传》说桐君"为炉煮药，白日飞升"。清代王端履《重论文斋笔录》卷 9 还记载了桐庐江中一个"丹灶红蟾石记"的传说：

> 圆石径寸，余两面深绿，似桐庐江水，正面一詹（蟾）诸伏其上，长寸而纯赤，猩血鸡冠，莫名赫赭。盖仙人以万斛朱沙（砂），十年伏火，九转成此渥丹耳。行则霭霭，目尤晱晱，余光穿背而散为霞，赤城绛霄未足方其绮丽。段柯古云：灶无故自湿润者，赤虾蟆名钩注居之，此桐君药炉中物也，因名丹灶红蟾石，而系以歌曰：谁烧万斛金丹沙，灶烟绿锁红虾蟆。眼光透出绿烟外，满天化作桐江霞。

由于岁月久远，其历史真实性已不可考，数千年之下我们只能凭这些传说和想象来认识桐君。而后世的桐君文化，正是建立在这些故事之上。一代代人们建构着自己心目中的桐君形象，借此寄托对高尚品格的向往和对健康长寿的追求。

第二章　桐君著述

在当代，桐君被称为"药祖"，这主要是因为他对古代药学的贡献。在药学史上，"桐君"是有重要影响的早期人物。虽然如前所说，我们并不能明确考证出桐君具体是哪一个时代的人物，但他作为一个医药文化符号，如同"神农""扁鹊"一样，已成为上古医药的象征者之一。而且文献中还有关于"桐君"药学著作的流传记载，这对了解中药知识早期形成情况也提供了参考。

第一节　桐君著书的可能性

古代文献记载，桐君和雷公在黄帝时期整理本草知识，桐君还著有《桐君采药录》（或称《桐君药录》），故成为药学的始祖之一。这种可能性是否存在，本节先做讨论。

一、上古时代的文字

《中医文献杂志》2005 年第 3 期上发表了著名中医医史文献专家马继兴撰写的《〈桐君采药录〉考察》一文。他认为：

> 《桐君采药录》的著者桐君，时值上古，尚无文字记载，因而属于托名之书，但其撰写时代的下限必不晚于秦汉时期，而应早在此以前。

马老认为《桐君采药录》为托名之作，因为桐君时尚无文字。但有必要指出的是，传说中的桐君时代，亦即黄帝时代是否有文字，是值得讨论的。

中国早期的文字，到目前为止，只有商代甲骨文得以被系统认识，学术界关于文字源头的研究也仅能上溯至甲骨文。这也是西方史学界一直不承认商代以前的中国史的原因之一。但古人并不是这么认为的。古代一直有黄帝时期仓颉造字的说法。如前所述，陶弘景就说，黄帝之前没有文字，中药知识只能口口相传，"至乎桐、雷，乃著在篇简"，亦即认为到了桐君之时，已经有文字了。应该说这种可能性是存在的。因为商代的甲骨文不会突然就形成，前面必定还有漫长的发展过程，即使比甲骨文简陋，也有其记载系统。只是更古老文字的载体未能如甲骨片一样完整保存下来，故无法被证实。

目前在不少史前遗址中，都发现了一些类似文字的符号。距今 8000 年前的浙江萧山跨湖桥遗址曾出土了有少数类似于文字的划痕，今人无法识别。同时出土有多个刻有数字卦的用具。这些数字卦肯定反映着当时人的思想，如陶弘景所说"即事成迹"，但到底指何事、有何内涵，我们目前无法得知。距今约 7500 年的河南舞阳贾湖遗址出土的龟甲上有 9 个符号，有学者认为其中有的近似于后来的殷代甲骨文。[1] 距今约 7000 年左右的安徽蚌埠双墩遗址出土了 600 余片有刻划符号的陶片，据研究认为它们具有明显的记事表意功能。[2] 距今 5000 至 6000 年左右的半坡仰韶文化发现有各类符号，郭沫若认为是"中国原始文字的孑遗"[3]。距今 5000 多年的浙江良渚文化同样有不少类似文字的符号，李学勤释读了良渚玉器上的炅、鸟、山、燕等原始文字[4]。还有许多发现都说明上古时代存在文字，只是我们还无法系统认识。当然，当时的文字或许比较简单，难以表达复杂的思想，但用于一些基本知识的记录是有可能的。

① 饶宗颐. 符号、初文与字母 [M]. 香港：商务印书馆，1998：24-25.
② 安徽省文物研究所，蚌埠市博物馆. 蚌埠双墩——新石器时代遗址发掘报告 [M]. 北京：科学出版社，2008.
③ 郭沫若. 古代文字之辩证的发展 [J]. 考古学报，1972（1）.
④ 李学勤. 走出疑古时代 [M]. 沈阳：辽宁大学出版社，1994：100-106.

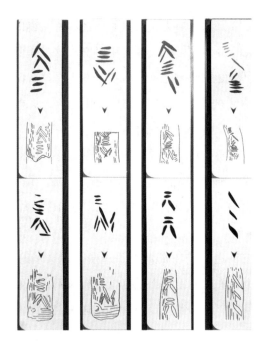

图 2-1　浙江萧山跨湖桥遗址出土的"数字卦"符号 / 作者摄于萧山跨湖桥遗址博物馆

二、黄帝时代的文明和医药知识

传说中，黄帝生活时代约为公元前 3500 年左右，距今 5000 多年。这个时代被认为是中华文化开创的时代。所谓"开创"并不一定是从无到有，而是指对既往经验和知识的集大成整理并定型。

我国考古发现，更早的时期人类文明已经普遍存在，如距今约 8000 年的浙江萧山跨湖桥遗址、距今约 7000 多年的裴李岗遗址和河姆渡遗址等。被认为是黄帝文化源头的仰韶文化遗址，跨度为公元前 5000 年至公元前 3000 年。也就是说，到黄帝时代，中国的古文明就已经有了数千年的积累。因此，现在学术界对中国历史的表述是：上万年文化，5000 年文明。尽管早期文化是比较落后或简陋的，但日积月累，不断丰富，为黄帝时代集大成式地发展奠定了基础。

既然黄帝时代已经具备较高水平的文明，当时自然少不了医药知识。在我国各地的上古时期遗址中，考古出土过不少在今天看来有药用价值的动植物遗存，只是很难判断当时是否作为医药用途。如浙江跨湖桥遗址出土的陶釜，内有煮过的一捆植物，有的学者认为这是最早的煎药罐。但由于植物均已碳化，我们无法得知煮的是什么。

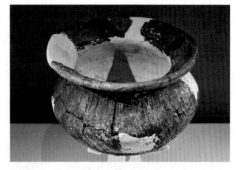

图 2-2　浙江萧山跨湖桥遗址出土的"草药罐" / 作者摄于萧山跨湖桥遗址博物馆

不过在古人的观念中，认为当时是存在医药知识的。南朝梁时的陶弘景在《本草经集注·序录》中曾这样描述黄帝之前的医药学发展：

> 昔神农氏之王天下也，画易卦以通鬼神之情；造耕种，以省煞害之弊；宣药疗疾，以拯夭伤之命。此三道者，历群圣而滋彰。……但轩辕以前，文字未传，如六爻指垂，画象稼穑，即事成迹。至于药性所主，当以识识相因，不尔何由得闻？至乎桐、雷，乃著在篇简。此书应与《素问》同类，但后人多更修饰之耳。

按照司马迁《史记·五帝本纪》所载，黄帝是代神农氏而为王的："轩辕之时，神农氏世衰……诸侯咸尊轩辕为天子，代神农氏，是为黄帝。"人们大多都知道"神农尝百草"的故事，也就是说早于黄帝的神农时代已经有医药。神农据说生活在距今大约五六千年前的黄河流域，号烈山氏，是上古时期姜姓部落的首领。《史记·补三皇本纪》载："神农氏作蜡祭，以赭鞭鞭草木，尝百草，始有医药。"《淮南子·修务训》也有神农"尝百草

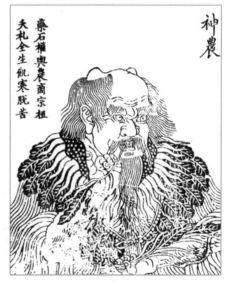

图 2-3　明代神农像 / 引自天津人民美术出版社 2003 年《明刻历代帝贤像》

之滋味，识水泉之甘苦……当此之时，一日而遇七十毒，由是医方兴焉”的说法。陶弘景则指出，神农时代没有文字，当时虽有画卦象记事的做法，但“尝百草”得到的药性知识是难以用简单的卦画来表达的，因此主要通过“识识相因”，亦即口口相传的形式流传下来。目前的考古所见在一定程度上印证了陶弘景的说法。

到了黄帝时代，文字“创造”出来了（或许是指对各个部落文字符号进行了一次规范整理），人类文明的传承有了更好的载体。据陶弘景说，当时桐君、雷公受命将中药知识编成著作，这就是《神农本草经》的来由。所以该书虽然因纪念神农而得名，实际上桐君、雷公有重要的贡献。另外，据说桐君和雷公还增添了不少神农时期所无的新内容。如《本草分经》梅雨田序说：“在神农初，药分三品，共三百六十种，迨雷公、桐君，增其族类，广其主治，而书益著。”

三、早期的知识和“书籍”

由于古代以黄帝时代为文字出现的起点，因此虽然将《神农本草经》托名于神农，但也认为不是神农所著。不过古人相信其中保留着远古时代口口相传的知识。清代孙星衍在《神农本草经》辑本的序言中认为：

> 神农之世，书契未作，说者以此疑《经》，如皇甫谧言，则知四卷成于黄帝。陶弘景云：轩辕以前，文字未传，药性所主，尝以识识相因，至于桐雷，乃著在于编简，此书当于《素问》同类。

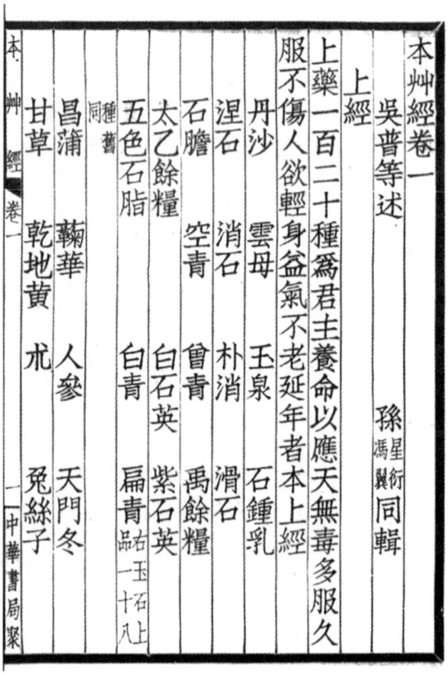
本艸經卷一
吳普等述　孫星衍 馮翼 同輯
上經
上藥一百二十種爲君主養命以應天無毒多服久服不傷人欲輕身益氣不老延年者本上經
丹沙　雲母　玉泉　石鍾乳
涅石　消石　朴消　滑石
石膽　空青　曾青　禹餘糧
太乙餘糧　白石英　紫石英
五色石脂　白青　扁青　右玉石上品一十八種舊同
昌蒲　蘜華　人參　天門冬
甘草　乾地黃　朮　兔絲子
本艸經　卷一　一　中華書局聚

图 2–4　清代孙星衍与孙冯翼合辑《神农本草经》书影 / 引自上海中华书局 1936 年聚珍仿宋铅印本

其言良是。且《艺文志》农、兵、五行、杂占、经方、神仙诸家，俱有神农书，大抵述作有本，其传非妄，是以《博物志》云：太古书今见存，有《神农经》《春秋》传注。贾逵以三坟为三皇之书，神农预其列。《史记》言，秦始皇不去医药卜筮之书，则此经幸与《周易》并存。

现在我们看到的《神农本草经》以及《桐君采药录》佚文并不简陋或原始，这是因为已经被后人修饰过了。正如陶弘景所说，《神农本草经》由桐君、雷公整理成篇，"此书应与《素问》同类，但后人多更修饰之耳"，即现存文本已不同于黄帝时代的原貌。因此说现存文本属于托名，也是合理的。目前所存留的上古经典如《素问》《神农本草经》，其现存文本都是在汉代以来整理文献过程中定型的，所以文中用语、称谓等有时带有秦汉（个别还有晋唐）时期特点。

在这里，还应讨论早期"书籍"的概念。在后人润饰之前，《神农本草经》也好，《黄帝内经》也好，是否存在一本明确的"书"呢？其实未必。有学者指出，上古时期，"书籍"不像今人所理解的那样会完完整整地写成一册，"早期书籍的判断标准有两条：一是以传播知识为目的，二是以思想著述为内容。任何文献只要满足其中一条标准便可称之为书籍"[①]。从这个角度，可以说上古时代确实有记载知识的"书籍"，只不过其记载形式可能一直在传写中变异、增补。语言形式往往有时代性，但不等于所记载的知识就一定产生于形式定型的时期。因为语言文字只是知识的载体而已。所以，学术界大多数人都承认《素问》成书的确在秦汉时期，但也普遍认为其中一些思想和知识应该在先秦时期已经形成，还有一些学者坚持认为可溯源到黄帝时代。

药学方面也一样，在《神农本草经》最终在汉代整理成型之前，一定已有药学知识流传。在目前所知的比《神农本草经》年代更早的文献资料中，无论是传世书籍《山海经》，还是考古出土的西汉简牍《万物》，都有不少药名和功效的记载。东汉时期对已经流传的药学知识做进一步的整理，遂得以定型。而其中所记载的知识，不排除有些确实是上古存留下来

---

① 马媛媛.从出土文献看中国早期书籍文明——书籍判断标准探论[J].图书馆理论与实践，2017（7）：58-61.

的，或者就是神农、桐君、雷公所传而未可知。毕竟后人不会无缘无故地托名于他们，可能有着一定的传承。从这个角度而言，说神农、桐君、雷公著书，也是有一定道理的。

第二节　桐君的医药成就

传说中的黄帝时代人才济济，科技文化充分发展。据称黄帝研造了军用指南车，发明采铜冶金术，命嫘祖、嫫母育蚕制丝，同风后研制兵法，命史官仓颉造字，命伶伦造律吕，命荣猿铸十二钟，命大容作咸池之乐，命隶首兴算数，命羲和、常仪、奥区观研天象，命容成定历法，命大桡探五行、做甲子，等等。在医药方面也有众多出色人才，包括桐君。桐君在医药上有何擅长之处呢？

一、上古医者

传说中，黄帝时代的医药人才，除桐君、雷公之外，还有岐伯、俞跗、巫彭、僦贷季、马师皇、伯高、少俞等多人。关于他们的分工，明代丁瓒为《素问钞补正》作序时这样说：

> 医之盛，惟轩岐之世。当是时，以五毒、五药、五气、五味祛百病者，则巫彭氏；撰《药时（对）》及《采药录》者，则有桐君氏，因花叶形色定君臣；为炮炙法者，则有雷公氏；割皮解肌，决目结筋，揣髓爪膜，炼荡精神者，则有俞跗氏，又有伯高氏、少俞氏。贤哲并出，皆辅佐黄帝，详论脉经，究极义理。

在这里，他认为本草知识主要是由桐君整理的，而雷公精于炮炙，故后世有《雷公炮炙论》托名于他。清代张澍在为《世本》作注时也有类似说法：

> 按当时俞跗察明堂，识表里阴阳之病机；雷公究息脉，详炮炙之

药性；桐君定本草，采金石草木之药材；俶贷季理色脉而通神明；寒衰（即马师皇）知牛马形气生死之诊；岐伯推《太素》之八十一问难作《内经》，而脏腑别，经络彰，王冰得《内经》之旨；巫彭则处方盉饵，并渐瀹刺治也。

不过在其他文献中，认为他们之中有不同等级。晋代学者皇甫谧在《帝王世纪》说：

> 岐伯，黄帝臣也。帝使岐伯尝味草木，典主医药，《经方》《本草》《素问》之书咸出焉。

岐伯被认为是医药方面的总主持。清代本草著作《法古录》有山阴鲁永斌序说：

> 古者民有疾病，未知药名，炎帝神农氏始味草木之滋，察其寒温平热之性，辨其君臣佐使之义，作方书以疗民疾，而医道立矣。嗣即黄帝继之，咨

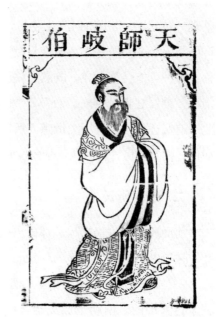

图2-5　清代玉轴堂《珍珠囊药性赋》中的天师岐伯像 / 广东中医药博物馆供图

于岐伯，论《内经》，处方饵，而雷公、桐君之属佐之。

他认为桐君、雷公是岐伯的助手。这可能是因为岐伯在《黄帝内经》中是与黄帝对答最多的人物。总之，正如清代王宏翰《四诊脉鉴大全》所说：

> 神农辨药性，制本草。黄帝究百病，详运气，咨岐伯而《灵》《素》出，桐君撰药性，伊尹制汤液，祛疾疗人，皆古神圣也。

桐君被公认为是上古圣人之一。

在这里，有一个问题有必要向读者交待：我们应如何理解上古圣人创制医药的说法。本节提到了许多上古医药人物，尤其是与本书主题相关的

神农、桐君、雷公等，然而前面又说他们是传说中的人物。究竟他们是否存在呢？药学知识是否由他们创造呢？

其实，有关神农尝百草，以及桐君、雷公整理成书等，确实是无法证实的说法。对于这种包含民族早期记忆的传说，不必抱着非是则否的对立态度。这些传说反映了有一定"真实"性的知识形成过程，即"实践—整理—传承"，合乎知识演化逻辑。至于神农、桐君和雷公，他们各自或许确是一个真实的伟人，或许只是一个家族的称谓，又或许是许多人的合称，种种可能性都存在。既然无法证实或证伪，本书从文化的角度，尊重传说，继续述说"神农尝百草""桐雷著篇简"的故事，并纪念他们，以此来追忆远古，延续历史情感。所以，在后面的行文中仍时不时会说神农如何、桐君如何，都是从这个角度来书写的。

二、桐君所长

前面所引的古代文献，都指出桐君是本草知识的主要整理者。不过有些文献指出桐君所擅长者并不止此。综合起来，桐君所长有如下三方面。

一是识药辨药。桐君著有《桐君药录》或《桐君采药录》，内容就是关于这方面的。南朝宋谢灵运《山居赋》中说："《本草》所载，山泽不一。雷桐是别，和缓是悉。"自注："雷公、桐君，古之采药。"南朝梁陶弘景《本草经集注·序录》中说"又有《桐君采药录》，说其华叶形色。"目前所见的《采药录》佚文许多都是关于药物形态的，而且这部分是《神农本草经》所没有的独有内容。清道光九年（1883）荣誉在为《重刻古今药石》作序时说：

> 昔轩辕氏之治天下也，以人生食味被色，六气外侵而七情内扰，四时皆有疢疾，摄养或乖，则不幸终身沉痼。于是使岐伯尝味草木，制汤药砭石之法，以除百病。时则有桐君《药录》、雷公《药对》，凡四海九州、山川原隰、动植变化之物，苟可以供疗治者，莫不登诸简编，以备采择，其品类亦云详已。

序中赞扬桐君、雷公载药详尽完备。序作者其实并不能亲睹二氏著作，但此说反映了传统认识。

二是记载药性和用药法则。《北齐书》"方伎列传"总论中说："神农、桐君论本草药性，黄帝、岐伯说病候治方。"唐代《外台秘要》卷37引《延年秘录论》说："神农、桐君，深达药性，所以相反畏恶，备于本草。"其中都提到了"药性"。药性包括几方面，一是"四气""五味"，二是"相反畏恶"，即是药物搭配的宜忌，又称"七情"。现存的《桐君采药录》条文中都有关于药性的记载。清代《古今图书集成·医部全录》中的《医术名流列传》中"桐君"条说："少师桐君……识草、木、金、石性味，定三品药物，以为君、臣、佐、使。"（原文称引自《古今医统》，即明代徐春甫《古今医统大全》，但此数句不同于该书。）里面提到"君臣佐使"原则，也是中药组方的基本法则。晚清时，著名经学家俞樾著《废医论》，其"药虚篇第五"说："夫陶隐居之时，《本草》一书，已无定本。自是以后，代有增修，各执所见。草木无言，桐雷不作，吾安知所谓热者果热乎？寒者果寒乎？"俞樾此文对传统药学理论抱有疑虑态度，但也反映出传统观点，即桐君、雷公定药性。

三是临床治疗。南宋罗泌《路史》卷14说："（黄帝）命巫彭、桐君处方盅饵，渐瀄刺治，而人得以尽年。"处方指汤药；盅（吊diào）是煮熬的意思；饵指药饵，有时是药物的代称，而如果与方或药相并称的话，则偏指以养生食疗为主要功效的品种，例如后世道教所说的"服饵"。所以，"处方盅饵"可以说包括了养生和治病。渐（尖jiān）是洗的意思，这里指温浴以发汗。刺

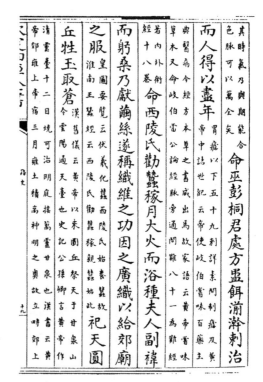

图2-6 《路史》书影/引自上海古籍出版社《文渊阁四库全书》1987年影印本

治指针刺治疗。这里未区分巫彭与桐君的职责，可以理解为共同参与。可见桐君也是精于临床治疗的医者。在东晋的《小品方》中就引用有桐君的药方。

后世经常沿用这一说法。如明正德六年（1511）岳正为《奇效良方》作序说："如古巫彭、桐君之处方饵，俞跗、岐伯、雷公之察明堂、究息脉，佐神农、黄帝于古盛时焉。"明代《古今事物考》卷2说："黄帝命岐伯、雷公究息脉，巫彭、桐君处方饵，而人得以尽年。"日本天保八年（1837）《质问本草》中陈文锦的序也这样认为："古传炎帝方创医林，尝草木之繇条，而分其物性，品水泉之甘苦，而酌其土宜，世鲜沉疴，民无夭札。迄沿黄帝更号轩辕，咨岐伯而著《内经》，命巫彭而垂方饵，桐君赞治，俞跗识微，《本草》三编，《艺文》一录，上中下各殊其等，气色声并抉其幽。"这里说桐君"赞治"，即协助岐伯、巫彭著书和诊治。

由此，"桐君"在后世也常作为名医、医术的代称。例如唐代白居易初编、宋代孔传续编的《白孔六帖》一书，收载各类典故成语，卷32中有"门擅桐君之术"之语，其中"桐君之术"显然指医术。北宋钱若水等修撰的《太宗皇帝实录》，卷4中记载宋太宗诏书中有"卢扁之方、雷桐之术，仁之以十全之效，言之于七日之前"的说法，"雷桐之术"将雷公、桐君并称，也是指医术。许多文人也常用这一典故，如清代文学家徐子苓《敦艮吉斋诗存》卷2中有诗说"辛甘虽异品，国手需雷桐"；清代《虞东先生文录》卷6记载陈立夫的生平时说："君既不得志于时，乃稍治桐、雷书，有神悟，夙解制方，以数十品为人治危疾、痼疾，投剂辄已。"这里"桐雷书"也是作为医书代称。

三、著作辨析

据载桐君的著作有《桐君采药录》，有一种说法认为他还著有《药对》。《桐君采药录》在汉唐时期曾存世，后佚，曾被一些文献征引。不过关于桐君的著作还有不同说法，需要讨论辨析。

南朝梁陶弘景《本草经集注·序录》中提到桐君时说：

> 有《桐君采药录》，说其华叶形色；《药对》四卷，论其佐使相须。

这是关于桐君著作的明确记载。由于文中所说的《药对》四卷紧跟在《桐君采药录》后面，且未提到作者，故有人认为两本书都是桐君所写。如清代《古今图书集成·医部全录》中的《医术名流列传》“桐君”条说：

> 少师桐君……识草、木、金、石性味，定三品药物，以为君、臣、佐、使。撰《药性》四卷及《采药录》，记其花叶形色，论其相须相反，及立方处治，寒热之宜，至今传之不泯。

这里虽然将《药对》写成《药性》，但从“四卷”卷数看显然是同一本。

而现代本草学家尚志钧先生根据《本草经集注·序录》另一句话“至乎桐、雷，乃著在篇简”中的桐、雷顺序，认为前一本是桐君，后一本书是雷公的。而后世的确也有《雷公药对》这一书名。如《隋书·经籍志》记载有“《神农本草》四卷（雷公集注）”，《旧唐书·经籍志》记载有《雷公药对》二卷，并无桐君《药对》。不过《新唐书·艺文志》有记载《雷公药对》，称此书为北齐徐之才所撰。由于徐之才生活年代晚于陶弘景，陶弘景提到的《药对》不可能是徐之才所撰。因此明代李时珍《本草纲目》在介绍“历代诸家本草”时，分别介绍《桐君采药录》和《雷公药对》两种，并就《雷公药对》指出：“陶氏前已有此书，《吴氏本草》所引雷公是也。盖黄帝时雷公所著，之才增饰之尔。”日本文献学者冈西为人也认

曹氏灸方七卷秦承祖偃側雜鍼灸經三卷亡 徐叔嚮鍼灸要鈔一卷○玉匱鍼經一卷○赤烏神鍼經一卷○岐伯經十卷○脉經十卷王叔和撰 脉經二卷梁脉經十四卷又脉生死要決二卷又脉經六卷黃公興撰脉經六卷秦承祖撰脉經十卷康普思撰亡 黃帝流注脉經一卷梁有明堂流注六卷亡 明堂孔穴五卷梁明堂孔穴二卷新撰鍼灸穴一卷亡 明堂孔穴圖三卷○明堂孔穴圖三卷梁有偃側圖八卷又偃側圖二卷

神農本草八卷梁有神農本草五卷神農本草屬物二卷神農明堂圖一卷蔡邕本草七卷華佗弟子吳普本草六卷陶隱居本草十卷隨費本草九卷秦承祖本草六卷王季璞本草經三卷李譡之本草經談道術本草經鈔各一卷宋大將軍參軍徐叔嚮本草病源合藥要鈔五卷徐叔嚮等四家體療雜病本草要鈔十卷王末鈔小兒用藥本草二卷甘濬之癰疽耳眼本草要鈔九卷陶弘景本草經集注七卷趙贊本草經一卷本草經輕行本草經利用各一卷亡 神農本草四卷雷公集注 甄氏本草三卷○桐君藥錄三卷梁有雲麾將軍徐滔新集藥錄四卷李譡之藥錄六卷藥法四十二卷藥律三卷藥性藥對各二卷藥目三卷神農採藥經二卷藥忌一卷亡 太清草木集要二卷陶隱居撰 張仲景方十五卷仲景後漢人梁有黃素藥方二十五卷亡 華佗方十卷吳普撰佗後漢人梁有華佗內事五卷又耿奉方六卷亡 集略雜方十卷○雜藥方一卷梁有雜藥方四十六卷 雜藥方十卷○寒食散論二卷梁有寒食散湯方二十卷寒食散方一十卷皇甫謐曹歙論寒食散方二卷亡 寒食散對療一卷釋道洪撰 解寒食散方二卷釋智斌撰梁解散論二卷 解寒食散

图 2–7 《隋书·经籍志》书影 / 引自清同治十年（1871）淮南书局翻刻汲古阁本《隋书》

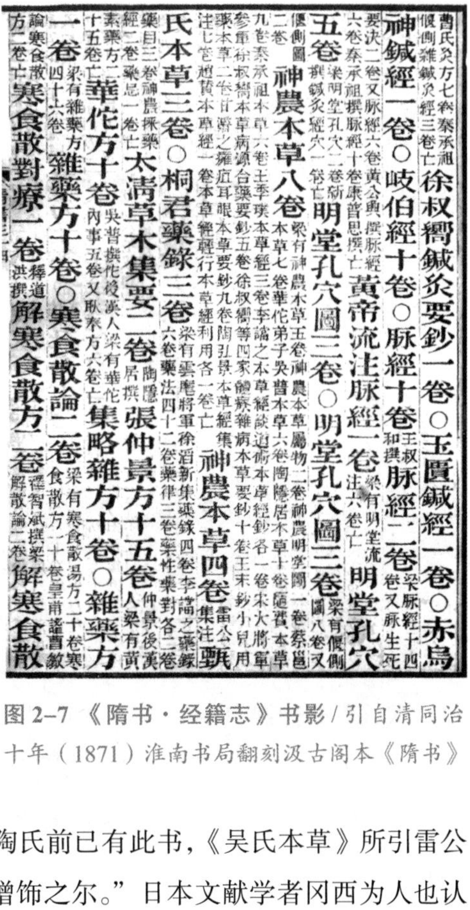

为《雷公药对》有旧本与徐之才整理本两种。尚志钧先生辑复本《雷公药对》共有413条，包含了雷公和徐之才两本的内容。

在《吴普本草》的佚文中，经常出现对一种药物的性味的不同记载，有的记载有神农、桐君、雷公的不同观点。这说明雷公确有著作。所以，本书也认为《药对》应指《雷公药对》。但是，会不会桐君也著有一本《药对》呢？这个可能性源于陶弘景《药总诀序》中的一段话：

> 上古神农作为《本草》……其后雷公、桐君更增演《本草》。二家《药对》，广其主治，繁其类族。

古文并无标点，按上文断句，就是有桐、雷"二家"《药对》了。但也有学者主张这样断句：

> 其后雷公、桐君更增演《本草》二家，《药对》广其主治，繁其类族。

按此，则指二人整理本草，各有不同观点，是为"二家"。而《药对》只有一种，即《雷公药对》。这种断句方式可能是对的，因为该序后文说：

> 神农之时，未有文字。至于黄帝，书记乃兴。于是《神农本草》，别为四经，三家之说，递有损益。

神农、桐君、雷公各有一本《本草》，加上雷公的一本《药对》，正好是"四经""三家"。

尚志钧先生还曾在《哈尔滨中医》杂志1960年第3期撰文指出，陶弘景称《桐君采药录》"说其华叶形色"，未说书中记载有药性，而后来《吴普本草》中屡屡提到"桐君"关于药性的观点，他认为"《吴普本草》所引药性中的'桐君'未必和《桐君药录》是一回事"。这一疑问很有道理。笔者认为，《吴普本草》中有关桐君、雷公对药性的论述，实际应来自二人整理的《神农本草经》，可能就是《隋书·经籍志》记载的"《神农本草》四卷（雷公集注）"，既然称"集注"，应当不只是雷公的观点，可能亦有桐君的观点。至于《桐君采药录》和《雷公药对》，则是另外的专著。

因此，本书认为桐君的著作有二：一是《神农本草经》的注本，体现了他关于药性的认识；二是《桐君采药录》，或称《桐君药录》，内容主要关于药物形态和采药知识。当然，这些应该属于后人托名之作，但也不能说与早期的桐君毫无关系。详见下节讨论。

第三节　桐君的本草学术

历代以来，学术界多认为与桐君有关的药学知识均出自《桐君采药录》。而本书认为，桐君曾整理《本草经》，也有部分佚文仍存世。现存文本虽属托名，也不排除有早期知识的遗存。此外文本何时由何人所整理，也有必要考辨。

一、早期本草文本的形成

《神农本草经》《桐君采药录》《雷公药对》等著作如何形成？由于著作是实在的知识载体，需要以文献为基础进行分析研究，不能完全照搬传说。但是在分析的同时也可以合理地考虑和传说相衔接的可能性。本书认为这些著作形成经过以下三个阶段。

（一）第一阶段：早期知识的积累和整理

传说中的"神农尝百草"，无论神农是指一个人，还是指一个群体，都反映着医药知识来自于实践的事实。按鲁迅先生所说：

> 我们一向喜欢恭维古圣人，以为药物是由一个神农皇帝独自尝出来的，他曾经一天遇到过七十二毒，但都有解法，没有毒死。这种传说，现在不能主宰人心了，人们大抵已经知道一切文物，都是历来的无名氏所逐渐的造成。建筑，烹饪，渔猎，耕种，无不如此；医药也如此。这么一想，这事情可就大起来了。大约古人一有病，最初只好这样尝一点，那样尝一点，吃了毒的就死，吃了不相干的就无效，有的竟吃到了对证的就好起来，于是知道这是对于某一种病痛的药。这样地累积下去，乃有草创的纪录，后来渐成为庞大的书，如《本草纲

目》就是。①

这些知识口口相传，到了黄帝时代由桐君、雷公进行第一次整理，但仍然非常零散。这里有一个问题是：为什么在后世记载中，他们关于同一种药的药性认识各不相同？这或许说明当时的"整理"，主要是记录，还没有规范化的想法。从现存文献推测，桐君、雷公等整理方式主要是"集注"，并没有将知识定于一尊。他们既整理"神农"知识，也将自己对药物不同见解列于其中，而且还记录了岐伯、黄帝等人的见解。这也符合史书所说岐伯也曾整理本草的说法，即皇甫谧《帝王世纪》所说："帝使岐伯尝味草木，典主医疾，《经方》《本草》《素问》之书咸出焉。"对于这些内容，后人总称为《本草经》，其中关于药学知识可能无所不包，包括有采药、药性的知识，还没有形成《神农本草经》《桐君采药录》《雷公药对》等著作。而且当时食物和药物也没有明显区分，如《汉书·艺文志》中记载有一种"《神农黄帝食禁》七卷"，原书已佚，从名称看兼有神农、黄帝的知识。

（二）第二阶段：汉代的整理

虽然我们认为《神农本草经》《桐君采药录》有着远古药学知识的留存，然而可以肯定的是，存世的文本经过了后人的加工或增补。陶弘景描述《神农本草经》的流变时说：

> 秦皇所焚，医方、卜术不预，故犹得全录。遭汉献迁徙，晋怀奔迸，文籍焚糜，千不遗一。今之所存，有此四卷，是其本经。生出郡县，乃后汉时制，疑仲景、元化等所记。又有《桐君采药录》，说其华叶形色。《药对》四卷，论其佐使相须。魏、晋以来，吴普、李当之等，更复损益。

陶弘景指出，《神农本草经》中有关药物产地中出现有汉代郡县名，这只能是后人所加，并认为可能就是张仲景、华佗等人所为。紧接着他提到了桐君、雷公的著作。有人据此认为两本书成书晚于张、华所生活的汉末三国。而前面提到，马继兴先生认为《桐君采药录》应该成书于秦汉或

① 鲁迅.鲁迅全集：第5卷[M].南京：江苏凤凰文艺出版社，2020：70.

更早，理由之一是华佗的弟子、汉末三国人吴普所撰《吴普本草》已经多次引录该书。这一分析未必全对。笔者的看法，《吴普本草》所引关于药性的知识来自汉代《神代本草经》集注本，而主要记载形态的《桐君采药录》有可能形成时间更晚。

遠漢獻遷徙晉懷奔迸文籍焚糜
千不遺一今之所存有此四卷是其本
經生出郡縣乃後漢時制疑仲景元
化等所記又有桐君採藥錄說其華
葉形色藥對四卷論其佐使相須魏
晉以來吳普李當之等更復損益或
五百九十五或四百卌一或三百一十九或三品
混糅冷熱舛錯草石不分虫獸無辨且

图 2–8　陶弘景《本草经集注·序》敦煌写本书影 / 引自群联出版社 1955 年影印本《本草经集注》

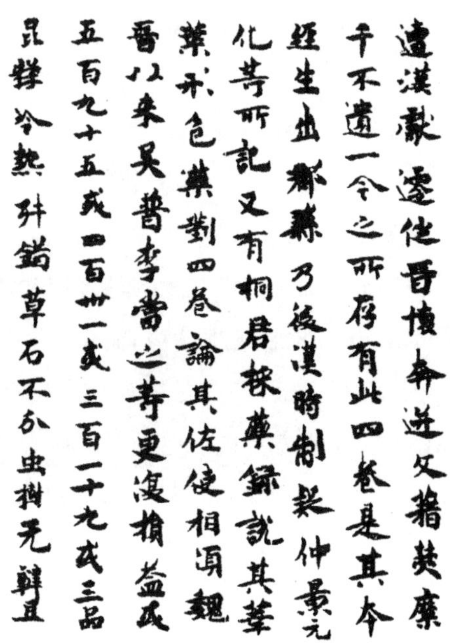

关于《神农本草经》的成书，马继兴在《中医文献学》持在先秦时代已经存在的观点，将《神农本草经》成书下限考为战国。著名本草学家尚志钧先生则认为可能成书于西汉，并且认为整理者是当时一类名为“本草待诏”的官员。《汉书》卷 25《郊祀志》曾记载：“成帝建始二年（公元前 31 年），候神方士、使者副佐、本草待诏，七十余人，皆归家。”颜师古注解说：“本草待诏，谓以方药本草而待诏者。”也就是说，西汉时期朝廷就有专门掌握本草知识以为皇家服务的人员。因此尚志钧先生在发表于《中华医史杂志》1999 年第 3 期的《〈神农本草经〉出现年代的讨论》一文中说：

> 可以确认汉代被诏的本草官，他们长期从事药物合和工作中获得药性知识，从经方中获得药物治疗知识，从神仙著作中获得药物养生知识，他们把这三部分知识糅合为一体，以药物为纲，撰写成本草专书。书成后，为着取信于世人，不得不托名神农、子仪等先秦人物，从而取得上级官员的信任，就能更好地获得“本草待诏”的机会。所以《神农本草经》疑是汉“本草待诏”者托名之作。

而王家葵、张瑞贤所著《神农本草经研究》，则综合文字、地名和官名等情况，考证认为《神农本草经》成书可能在东汉和帝永元六年（94）

前后，时间比尚氏所说要晚一些。这一时期朝廷中也有本草官员。据《汉书·平帝纪》记载："元始五年，征天下通知逸经、古纪、天文、历算、钟律、小学、史篇、方术、本草，以及《五经》《论语》《孝经》《尔雅》教授者……遣诣京师，至者数千人。"所以这个时期也具备集体整理药学著作的条件。

胡平生综合传世文献的种种记载及出土简帛材料加以分析，认为《神农本草经》的形成当然应该在《万物》《五十二病方》之后，也应该在《武威汉简》之后，其成书年代当在东汉中期之后直至三国两晋之时[①]。而赵洪联《中国方技史》通过对《神农本草经》与东汉成书的《太平经》的比较，认为《神农本草经》的成书可能要晚于《太平经》；再通过与《金匮要略》病名的比较，认为《神农本草经》与《金匮要略论》的成书大致在同一个时代，《神农本草经》可能稍早一点[②]。

以上诸种说法也解释了为什么我国最早的图书目录，即西汉刘向父子编撰的《七略》中没有记载《神农本草经》和桐君著作。《神农本草经》的书名到了南朝阮孝绪的《七录》中才首次出现。清代目录学家姚振宗在其所著的《汉书艺文志拾补》卷6的"经方"类中增补了五种《汉书·艺文志》所无的著作：

> 《神农本草经》三卷，《桐君采药录》二卷，《雷公药对》二卷，《子仪本草经》一卷，《仓公对诏》。

其中前四种都是本草著作。他按旧说认为应当增补入《汉书·艺文志》。但实际上《汉书·艺文志》所据的《七略》完成于西汉，当时这些书还未有定本。而且按笔者观点，《桐君采药录》不一定包含药性知识的观点，其成书时间不一定在汉代。

（三）第三阶段：两晋南北朝时的再加工

两晋南北朝时期，由于佛道两教都非常兴盛，流行各种神仙之说。在道教文献中已经出现了"神农经"的字样，并且有了上、中等分类。如晋

---

① 胡平生.从阜阳汉简《万物》看《神农本草经》成书年代[M]//中国文化遗产研究院.《出土文献研究》，北京：中华书局，2021：327–335.
② 赵洪联.中国方技史[M].上海：上海人民出版社，2313：213–215.

代葛洪的《抱朴子·仙药篇》中说：

神农四经曰：上药令人身安命延，升为天神，遨游上下，使役万灵，体生毛羽，行厨立至。又曰：五芝及饵丹砂、玉札、曾青、雄黄、雌黄、云母、太乙禹余粮，各可单服之，皆令人飞行长生。又曰：中药养性，下药除病，能令毒虫不加，猛兽不犯，恶气不行，众妖并辟。

但在该篇中，所记载的药物大多是基于道教观点论述的，当然也有涉及医药作用。所以"神农经"最初可能是道教方面的书籍。或许因为儒家以黄帝为尊，道教便刻意推崇早于黄帝的神农。

而医药学在发展过程中，客观上需要有一定的规范。尤其到了南朝宋时，根据记载，开始出现官方的医学教育。刘宋元嘉二十年（443），太医令秦承祖奏置医学，开我国正式由政府设置医学教育的先河。《唐六典》卷14"医博士"注中说：南朝宋代元嘉二十年（443），太医令秦承祖奏置医学，以广教生徒，至元嘉三十年（453）文帝逝世才遣散，后来北魏也曾创立太医博士和太医助教等职务。《魏书·世宗纪》载，永平三年（510）北魏宣武帝下诏整理医学："更令有司，集诸医工，寻篇推简，务存精要，取三十余卷，以班九服，郡县备写，布下乡邑，使知救患之术耳。"这个过程中必然对知识的规范性有一定要求。

在这一时期，本草著作开始分化出更加专业的门类。正如《新唐书·于志宁传》所说："魏晋以来，吴普、李当之所记，其言花叶形色、佐使相须，附经为说，故弘景合而录之。"说明关于药物形态、应用都有专门的研究了。本草类著作也就产生了分化。据任莉莉辑集的梁代阮孝绪《七录》，当时已有《神农本草》《神农本草属物》《神农明堂图》《神农采药经》等更多冠名"神农"的药学著作，不过同时也有未冠名的"本草经"或冠以其他名的《蔡邕本草》《随费本草》《秦承祖本草》《王季璞本草经》等，也有作者不明的《药法》《药律》《药性》《药对》《药目》《药忌》等著作①。只是未有冠名桐君、雷公的著作。《秦承祖本草》的出现或许与其兴办教育有关。到了南朝梁时陶弘景整理本草之前，便已经出现了

① 任莉莉.《七录》辑证 [M].上海：上海古籍出版社，2011：376–379.

《桐君采药录》了。这显然也是分化的结果。对陶弘景《本草经集注》序录所载《桐君采药录》书名，马继兴曾提出疑问，认为不知与《七录》所载《神农采药经》是否有关。但大致上可以这样认为：南北朝时有《采药录》《药对》之类著作，因尊重桐君、雷公整理本草的说法，根据他们的特点分别将这些书加上"桐君""雷公"之名，从而形成《桐君采药录》（或《桐君药录》）和《雷公药对》。

二、《本草经》的早期形态

马继兴辑《桐君采药录》，将《吴普本草》中带有"桐君"二字的文字均辑入，其中大部分是关于药物性味的知识。但从书名来看，《桐君采药录》应是偏重于讲药物形态的著作，当然不排除书中也同时记录有药性。只是如前面所述，这些与其他诸家并列的药性知识，更大可能来自以一本以"桐君"名义所辑的《本草经》。这就涉及到《本草经》的早期形态问题。

（一）早期本草著作的编集

清人王鸣盛《蛾术篇》卷14中在讨论本草著作时说：

> 汉《平帝纪》：元始五年，征天下通知方术本草者遣诣京师。《郊祀志》：成帝时，匡衡等奏罢本草待诏七十余人，皆归家。《游侠·楼护传》：诵医经、本草、方术数十万言。由此观之，本草在汉时，其学已盛。《新唐书·于志宁传》：志宁与司空李勣修定本草并图合五十四篇。帝曰："本草尚矣！今复修之，何所异邪？"对曰："昔陶弘景以《神农经》合杂家别录注之，江南偏方，不周晓药石，往往纰缪，四百余物，今考正之，又增后世所用百余物，此以为异。"帝曰："本草、别录何为而二？"对曰："班固唯记黄帝内外经，不载本草。至齐《七录》，乃称之世。谓神农氏尝药以拯含气，而黄帝以前，文字不传，以识相付，至桐雷乃载篇册，然所载郡县，多在汉时，疑张仲景、华佗窜记其语。别录者，魏晋以来吴普、李当之所记，其言华叶形色、佐使相须，附经为说，故弘景合而录之。"帝曰："善！"其书遂行。

文中引录了关于本草著作早期情况的一些记载，指出本草之学在汉代已盛。但也引用了《新唐书·于志宁传》的记录，突出了陶弘景对本草整理的贡献。关于陶弘景整理本草之事，其意义确实十分重要，现代学者廖育群认为：药物学在南北朝之前，可以说始终是沿多途径发展的，至陶弘景著本草，才实现了第一次系统、全面的归纳总结。[①] 之所以这样认为，是因为在陶弘景之前，很可能没有一个固定文本的《神农本草经》，有的只是各种不同版本和名称的《本草经》。

汉代本草待诏们，在朝廷组织下对本草著作进行了新的整理，形成了我们能够看到的《本草经》的雏形。由于汉代本草待诏们来自各地，观点不一，当时的《本草经》可能并列着神农、桐君、雷公、岐伯、黄帝、扁鹊、医和、医缓等传说中医家的观点。如果愿意想象的话，也许这些本草待诏确实都传承着那些古代名医的一些知识，再加上自己的实践积累；当然，也可以认为这些本草待诏只是为了得到重视，纷纷将自己的观点托名于传说中的古人。按陶弘景《本草经集注》序录说："春秋以前及和、缓之书蔑闻，道经略载扁鹊数法……"指出医和、医缓、扁鹊等并无医药著作传世。但不管如何，本草待诏们最终表述出来的都是经过他们加工的、带有当时风格的知识。值得注意的是张仲景《伤寒杂病论》序中提到曾采用"胎胪药录"一书，后世大多对"胎胪"二字不明其解。按《尔雅》："胎，始也。""胪：叙也。"叙也就是排列的意思，书名有从头开始胪列的意思，笔者猜测就是指该《药录》对各家观点一一进行陈列。汉末三国时吴普、李当之对这些本草又各自做了自己的补充，各著《本草》，他们大致就是在汇集本上加入自己观点，后人为区别称之为《吴普本草》(又名《吴氏本草》)和《李当之本草》。

在当时，"本草"著作可能并未冠以"神农"之名，也未必称为"经"。但是神农的地位最尊，也是无可置疑的。从《太平御览》所引《吴氏本草》佚文来看，文中引述各家观点时，基本都是以"神农"为开头，后面次序或桐君、或雷公、或黄帝、或岐伯等，并不固定。这也表明在本草领域内，"神农"居于最高的地位。从这个角度来说，后人将《本草经》

---

① 廖育群.重构秦汉医学图像 [M].上海：上海交通大学出版社，2012：220.

统称为《神农本草经》，并非无因。

（二）从《太平御览》看早期本草

目前文献中，《太平御览》一书的引录反映了早期《本草经》的多样化情况。《太平御览》中引用古本草时名称不一，据统计用名有《本草》《本草经》《神农本草》《神农本草经》《神农经》等多种，后世多将其作为《神农本草经》的省称而据以辑佚，但正如研究者指出：“现在《太平御览》中统一被认为源于《神农本草经》的钞文实际上有多个不同的来源。”①

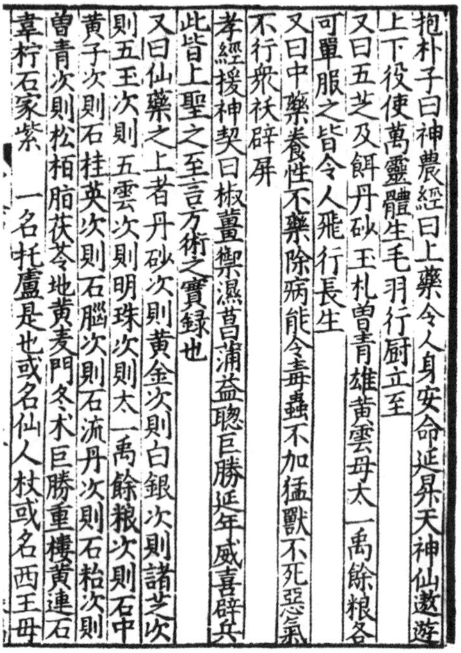
抱朴子曰神農經曰上藥令人身安命延昇天神仙遨遊
上下役使萬靈體生毛羽行厨立至
又曰五芝及餌丹砂玉札曾青雄黃雲母太一禹餘粮各
可單服之皆令人飛行長生
又曰中藥養性下藥除病能令毒蟲不加猛獸不死惡氣
不行衆祅辟屏
孝經援神契曰椒薑禦濕菖蒲益聰巨勝延年威喜辟兵
此皆上聖之至言方術之實録也
又曰仙藥之上者丹砂次則黃金次則白銀次則諸芝次
則五玉次則五雲次則明珠次則太一禹餘粮次則石中
黃子次則石桂英次則石腦次則石流丹次則石粘次則
曾青次則松柏脂茯苓地黃麥門冬木巨勝重樓黃連石
韋楮石家紫　一名托盧是也或名仙人杖或名西王母

图 2–9 《太平御览》卷 984 药部引述《神农经》书影 / 引自上海商务印书馆 1935 年影印本

像《太平御览》中引用的关于“神农”的有以下条文，后世多不将其作为《神农本草经》正文，孙星衍辑本中单列为“《本草经》佚文”：

《本草经》曰：太一子曰：凡药，上者养命，中药养性，下药养病。神农乃作赭鞭钩𫓩，从六阴阳与太乙，外巡五岳四渎，土地所生，草石骨肉，心皮毛羽，万千类皆鞭问之。得其所能治主，当其五味，百（孙星衍注当为“一日”）七十余毒。

《神农经》曰：上药令人身安命延，升天神仙，遨游上下，役使万灵，体生毛羽，行厨立至。

《博物志》曰:《神农经》曰：下药治病。谓大黄除实，当归止痛。

《神农经》曰：五味养精神，强魂魄；五石养髓，肌肉肥泽。诸

① 彭必生 . 从《神农本草经》古本佚文看“神农”“本草”经文的差异 [J]. 北京中医药大学学报，2019，42（6）：469–473.

药，其味酸者，补肝，养心，除肾病；其味苦者，补心，养痹，除肝病；其味甘者，补脾，养肺，除心病；其味辛者，补肺，养肾，除脾病；其味咸者，补肾，养肝，除肺病。故五味应五行，四体应四时。夫人性生于四时，然后命于五行。以一补身，不世命神。以母养子，长生延年。以子守母，除病究年。

这些文字不少带有道教色彩。陶弘景整理《本草经》，朱墨分书，其中365种所称出自《神农本草经》者，实际是他加工选择的结果。他曾说："旧说皆称《神农本草经》，余以为信然。"笔者认为，他正是基于这一信念，将道教的"神农经"传统与世俗的"本草经"进行了整合，撰成《本草经集注》，另外还著有《名医别录》。所以《新唐书·于志宁传》中于志宁就认为"昔陶弘景以《神农经》合杂家别当注铭之"。

叶显纯、叶明柱在《神农本草经临证发微》中也认为：

> 陶氏撰著《本草经集注》在序中……明确指出此书是将古本草内容与名医副品两个部分合编而成的。在编写方面，除序录外，又将所有药物分为七类，各类药物又分上、中、下品，并采用朱墨分书予以区别，朱书者为古本草内容，墨书则为名医副品及注释部分，三品则据《神农本经》为主而分（此书名此前未见著录）。其中朱书部分陶氏明确指出是将古本草"苞综诸经，研括烦省"而来，就是说并非摘自某一专籍，而是将所见多种本草综合整理选择所定，虽然保存了古代医家的用药经验，但已投以己见，摈去重复及己非是常用药物，进行了重新组合，既改变了参（考）选（择）各书的本来面貌，又非仅是一家之言，实际是将汉魏医家用药经验作了又一次归纳总结，在学术价值上有所提高，在内容上择精去芜、有所辨别，是花费相当精力而编成的。

他们认为，现存最早本草文献推许《本草经集注》可当之无愧。《吴普本草》虽在前，但已残失大半。而且他们认为《神农本草经》无"辑复"之说，只可称为辑复《本草经集注》朱文内容而已[①]。

---

① 叶显纯，叶明柱.《神农本草经》临证发微[M].上海：上海科学技术出版社，2007：2-4.

另据《南史·陶弘景传》所载，他的书名原为《本草集注》，包括敦煌发现的唐代抄本上的书名也是《本草集注》，没有"经"字。到了《隋书·经籍志》才被称为《本草经集注》，对此廖育群在《重构秦汉医学图像》一书中认为，陶氏著作较《神农本草经》增添了大量药物，不宜称为《本草经集注》，这是因为后人逐渐形成了《神农本草经》至尊的意识，忘却了先前诸家之说，使《神农本草经》形成了在药物学体系中至尊地位的缘故[①]。

清人田雯《古欢堂集》中《痘疹全书序》说："本草一编，旧说为神农所作，汉《艺文志》亦所不录，皇甫谧、葛洪、陶弘景、孙思邈之徒注释而附益之，世遂以为可遵无疑。即《内经》《灵枢》《素问》《金匮玉函》与夫桐君、雷公、岐伯之所撰纪，散逸漫漶，已非原本，半出于好事者，捃拾补缀之词，而莫不祖述之，无复有参订明辨之者。"这也是客观的说法。

由此，可以认为《太平御览》所录的很多本草，反映着这类著作的早期面貌，当时并无一个公认的定本。该书引录的还有《集注本草经》《吴氏本草经》，都是早期本草家总结的汇集。其中与"桐君"有关的条文，均出自吴普所撰的《吴氏本草》，那么其来历可能是早期以"桐君"为名编集整理的一种《本草经》。

当然，如果回到真实性问题上，则这里的"桐君"很难认定是早期传说中的哪一个。本书主要是从文化角度来讨论，而文化的内涵比较宽泛，对史实的考证是文化，而历代不断流传或型塑的观念，同样也是文化。因此这里的"桐君"整体上可视为一种文化符号。应该说，无论文献中某一条知识是否出自上古时代的桐君，但采用"桐君曰"这样的方式来记录，已足以反映桐君文化的影响。

三、桐君著作文本的形成与流传

虽然文献中提到桐君、雷公曾整理本草经，但后世已形成《神农本草

① 廖育群. 重构秦汉医学图像 [M]. 上海：上海交通大学出版社，2012：212.

经》独尊的局面，其他《本草经》很少再被提及。而桐君、雷公各有以其为名的著作，即《桐君采药录》《雷公药对》，所以习惯上，凡与桐君有关的文字，人们都认为是《桐君采药录》的佚文，也是后世研究桐君的基本材料。

（一）桐君著作的成书

现存桐君关于药物的知识主要分两部分：一部分是关于药性的；另一部分是关于药物形态和产地的。

关于药性知识，笔者认为是附属于《神农本草经》的，应为汉代所辑集。当时的整理者在系统汇集各地药物知识时，《神农本草经》将关于药性的不同认识以集注的形式附在其中。很可能就是《吴普本草》中所见的形式：

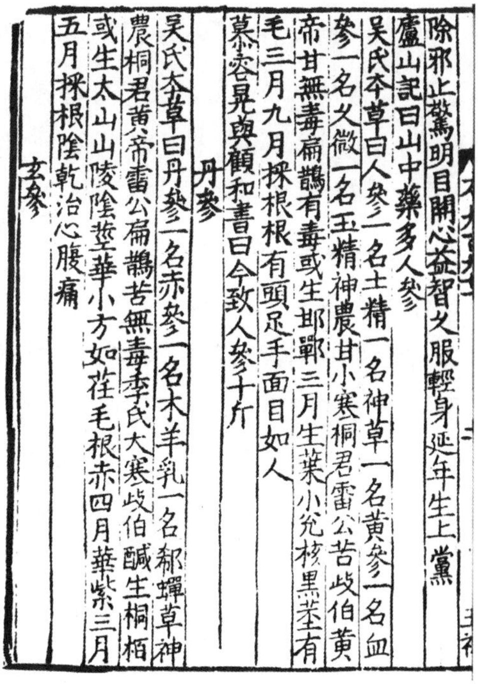
除邪止驚悸明目開心益智久服輕身延年生上黨
廬山記曰山中藥多人參
吳氏本草曰人參一名土精一名神草一名黃參一名血
參一名久微一名玉精神農甘小寒桐君雷公苦岐伯黃
帝甘無毒扁鵲有毒或生邯鄲三月生葉小兑核黑莖有
毛三月九月採根根有頭足手面目如人
慕容晃與顧和書曰今致人參十斤
丹參
吳氏本草曰丹參一名赤參一名木羊乳一名郗蟬草神
農桐君黃帝雷公扁鵲苦無毒李氏大寒岐伯鹹生桐栢
或生太山山陵陰埊華小方如茬毛根赤四月華紫三月
五月採根陰乾治心腹痛
玄參

图 2–10 《太平御览》人参条引《吴氏本草》内容书影 / 引自上海商务印书馆 1935 年影印本

> 人参：一名土精，一名神草，一名黄参，一名血参，一名久薇，一名玉精。神农甘，小寒。桐君、雷公苦。岐伯、黄帝甘，无毒。扁鹊有毒。（《太平御览》卷 991 引）

现存《神农本草经》辑本及《本草经集注》已看不到这种诸说并列的形式，主要是因为经过了陶弘景的整理。陶弘景在《药总诀序》说：

> 雷公、桐君更增演《本草》二家……而三家所列疾病，互有盈缩。或物异而名同，或物同而名异；或冷热乖违，甘苦背越，采取殊法，出处异所。若此之流，殆难按据寻其大归。

可以看出他对此颇有不满，所以经过审定，选择了一种认为正确的说法，成为定本。而且今本《神农本草经》共365种药也是陶弘景所定的，他说："今辄苞综诸经，研括烦省，以《神农本经》三品，合三百六十五为主。又进《名医》副品，亦三百六十五，合七百三十种。精粗皆取，无复遗落。分别科条，区畛物类。兼注名时用，土地所出，及仙经道术所须，并此序录，合为七卷。"

唐代初期成书的《新修本草》孔志约序文也说：

> 梁陶弘景雅好摄生，研精药术，以为《本草经》者，神农之所作，不刊之书也。惜其年代浸远，简编残蠹，与桐、雷众记，颇或踳驳。兴言撰缉，勒成一家，亦以雕琢经方，润色医业。

《吴普本草》的原初形式，在《太平御览》中保留了大致面貌，这使人得以猜测早期《本草经》的面貌。

至于《桐君采药录》，可能出现时间较晚。唐代陆羽所著《茶经》引用《桐君录》文字时，出现了酉阳、武昌、庐江、晋陵、巴东等晋朝所设的郡名，故茶史研究中通常认为《桐君录》即《桐君采药录》是两晋南北朝时的著作。不过这些郡名实际是陶弘景之语（详见附录一）。鉴于三国时期的《吴普本草》虽然引用了"桐君"言论，但未出现书名，至陶弘景始提到书名，所以有可能汉代本草家中虽然有"桐君"一派的观点，但未曾整理成书，直至两晋南北朝始有人整理并增添内容而成书。《雷公药对》也类似，只是该书的整理者徐之才得以留名，而《桐君采药录》整理者却不为世人所知。

（二）历代对桐君著述的记载

假如我们将出现"桐君"药学观点的时间定为东汉中后期，到后来被整理为《桐君采药录》，再到宋代失传，其存世时间约1000余年。历代曾提到该书的一些文献如下。

1.《吴普本草》"桐君"的药学知识最早被引用于三国时的《吴普本草》。吴普是三国时魏人，是华佗的弟子。他所撰写的本草著作被后人称为《吴普本草》，又名《吴氏本草》。此书载药441种，引录了神农、黄帝、岐伯、雷公、桐君、扁鹊、李氏、医和等8位古代医药家及一种无名姓的"一经"共9种关于药性的认识。北宋时该书散佚。北宋官修的《（嘉祐）补注神农本草》中指出："《吴氏本草》，《唐书·经籍志》尚存六卷，今广内不复有。"（见《政和本草》或《大观本草》卷一"补注所引书传"）由于宋代以后本草曾引用其内容，现代学者尚志钧据此整理了《吴普本草》辑复本，约有200余种药物。

本书认为，《吴普本草》反映着早期《本草经》的原貌。清代孙星衍辑复《神农本草经》时，就持这一观点。他在《校定神农本草经序》中说："仲景、元化后，有吴普、李当之，皆修此经，当之书世少行用……普修《神农本草》成四百四十一种，唐《经籍志》尚存六卷。"因此，他所辑的《神农本草经》书名下就题署吴普等述。并且认为："其普所称，有神农说者，即是《本经》。"即认为书中神农氏的观点就是《神农本草经》的内容。清代余姚邵晋涵《神农本草经序》说："今观普所释本草，则神农、黄帝、岐伯、雷公、桐君、医和、扁鹊，以及后代名医之说，靡不赅载，则其多所全济，由于稽考之勤，比验之密，而非必别有其奇文异数。信乎！非读三世书者，不可服其药也。世俗所传，黄帝、神农、扁鹊之书，多为后人窜易，余愿得夫闳览博物者为之是正也。"同样肯定该书所反映的是早期本草著作的原始面貌。今人马继兴先生也认为书中的"神农"之语属于《神农本草经》古本之一。但尚志钧先生反对这种说法，他认为《吴普本草》与《神农本草经》相比，别名不同、性味不同、内容不同，同时产地记载方式也不同，认为《吴普本草》绝非吴普修订的《神农本草经》[①]。但正如前面所说，早期可能并没有固定的《（神农）本草经》版本，故很难截然划分《吴普本草》与《本草经》的关系。从内容来看，吴普的集注本除了收集当时诸家之说，还补充了与他同时代的三国时李当之（李氏）的观点。

2.《小品方》 又称《经方小品》，南朝宋医家陈延之撰。原书12卷，曾被隋唐政府规定为学医者的必修教材。此书一度亡佚，后来在日本东京发现镰仓末期钞本残卷，并有研究者的辑复本。

---

① 尚志钧，本草人生：尚志钧本草论文集[M].北京：中国中医药出版社，2010：160-161.

此书引录有来自"桐君"的处方，行文称"桐君说"，未写书名。马继兴认为属于《桐君采药录》佚文。现存《小品方》书中共有三处出现桐君方，但有两处重复，实际是两方。一方治奔豚，另一方治痈疽发背。公元10世纪末日本丹波康赖的《医心方》一书中据《小品方》转引了桐君的治痈疽发背方。

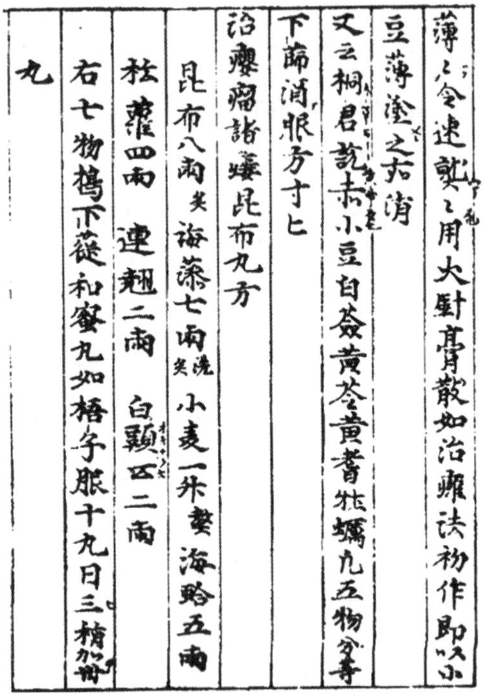

3.《本草经集注》《药总诀》《辅行诀脏腑用药法要》

此三种著作据传均为南朝梁时陶弘景所著。陶弘景（约452—536），字通明，晚号华

图 2-11 《医心方》所引桐君方书影/引自人民卫生出版社 1955 年影印本

阳隐居，丹阳秣陵（今南京，一说江苏句容县）人。他自幼好学，19 岁时被朝廷招聘为诸王侍读，在宫中任职。因深受道教思想影响，他在 40 岁时辞官隐居，遍游名山，著有多种道教著作和医药著作。

《本草经集注》是陶弘景以《神农本草经》为基础，加上他在《名医别录》中收录的魏晋名医资料，进行补充和注释而撰成的。原书已佚，不过主要内容多被收录在后世的本草著作中而得以留存。此外，在敦煌曾出土唐以前《本草经集注》写本的残卷，在吐鲁番也曾出土《本草经集注》残简。《本草经集注·序录》中提到了《桐君采药录》，已见前文引述。

《药总诀》据载是陶弘景另一著作，已经失传。在北宋《嘉祐本草》和南宋郑樵《通志·艺文略》中均有记载。《嘉祐本草》中掌禹锡云："《药总诀》……论夫药品五味寒热之性，主疗疾病及采蓄时月之法，凡二卷。"该书内容仅存"自序"和零星佚文，其中就包括"雷公、桐君更增演《本草》"的记载。

《辅行诀脏腑用药法要》则是迟至近代才出现的著作，据称出自敦煌藏经洞，作者为陶弘景，现仅存多种传抄本。书中有这样的文字："陶隐居云：依《神农本经》及《桐君采药录》，上中下三品之药，凡三百六十五味，以应周天之度，四时八节之气。"这似表明，陶弘景确曾见到《桐君采药录》，并多次参考该书。

4.《隋书·经籍志》唐代魏征主持编修。其中有如下记载：

> 《桐君药录》三卷。（梁有《云麾将军徐滔新集药录》四卷，《李当之药录》六卷，《药法》四十二卷，《药律》三卷，《药性》《药对》各二卷，《药目》三卷，《神农采药经》二卷，《药忌》一卷，亡。）

在原文中《桐君药录》是大字，后面均为小字，"亡"指小字的各种书。说明《桐君药录》在当时是存世的。

5.《匡谬正俗》唐代颜师古撰，永徽二年（651）由其子上表于朝廷，高宗敕录本付秘阁。书中卷8"苦菜"条载：

> 《桐君药录》云：苦菜，三月生，扶疏六月，华从叶出，八月实落，根后生，冬不枯。今茗极似此。按：此苦菜即诗人所称"谁谓荼苦"，荼音涂，其状全似苦瞵而细叶，断有白汁，味极苦，陵冬不凋。桐君所说，正得体状。近来诸人无识之者。今吴蜀之俗谓苦菜者，即《尔雅》所谓"蘵，黄蒢"尔。陶公虽知俗呼苦蘵为苦菜，而不识其苦菜之形，以其一名荼，乃将作茗，巧说滋蔓，只增烦惑。且本草说其

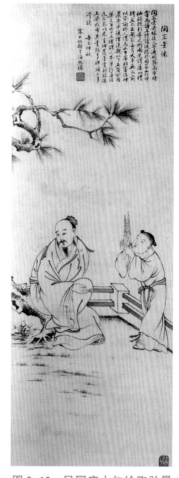

图 2-12　民国宋大仁绘陶弘景像／广东中医药博物馆供图

主疗疾病，功力甚多。茗草岂有此效乎？

6.《史记索隐》 唐代司马贞（679—732）撰写，其运用大量的文献作为校勘材料。书中卷 26 引用了《桐君药录》的内容：

薰本：按《桐君药录》云：苗似芎䓖也。

7.《外台秘要》 又称《外台秘要方》，编撰者是唐代的王焘。"外台"，即兰台，指古代宫廷藏书之处。王焘约生活在公元 690—756 年，陕西郿县（今陕西眉县）人。他曾担任过徐州司马、房陵太守等官职，后来负责管理宫中藏书的弘文馆。他广泛阅读医学文献，于天宝十一年（752）编成了《外台秘要》40 卷。该书汇集了当时众多的医学文献，有许多已亡佚的古籍赖此书得以保存并流传。书中收录了桐君治奔豚气方。

8.《茶经》 唐代陆羽所著，是中国乃至世界现存最早的茶学专著，约成书于公元 780 年。书中提到《桐君录》说：

《桐君录》："西（酉）阳、武昌、庐江、昔（晋）陵好茗，皆东人作清茗。茗有饽，饮之宜人。凡可饮之物，皆多取其叶，天门冬、拔揳取根，皆益人。又巴东别有真茗茶，煎饮令人不眠。俗中多煮檀叶，并大皂李作茶，并冷。又南方有瓜芦木，亦似茗，至苦涩，取为屑茶饮，亦可通夜不眠。煮盐人但资此饮，而交广最重，客来先设，乃加以香芼辈。

这一段文字中的酉阳、武昌、庐江、晋陵、巴东都是晋朝郡名。

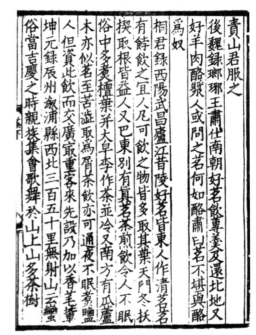

图 2-13 《茶经》（百川学海本）中有关《桐君录》的文字书影／引自中国书店《百川学海》1990 年影印本

9.《日本国见在书目录》 成书于日本宇多天皇宽平三年（891），相当于中国唐昭宗大顺二年。此书记录了到日本国平安前期为止的中国书籍。其中提到：

> 《桐君药录》二。

"二"即二卷之意。据此可知该书在当时已经传入日本，但传本现已不存。因有此传播关系，马继兴将后世日本医家著作《医家千字文》所引《桐君录》文字辑入《桐君采药录》辑本。

10.《旧唐书》 后晋时刘昫主持修成，成书于后晋开运二年（945），其中的《经籍志》载：

> 《桐君药录》三卷（桐君撰）。《雷公药对》二卷。

书中并无提到存佚情况。

11.《太平御览》 由北宋学者李昉、李穆、徐铉等学者奉敕编纂，成书于太平兴国八年（983）十月。《太平御览》采集群书，分类编门，共有五十五部五百五十门，卷数上千。

《太平御览》中直接引用了《桐君录》关于茶的产地记载，并有"茶花"的佚文1条，同时还收载了《吴氏本草》中多处注明出自"桐君"的言论。

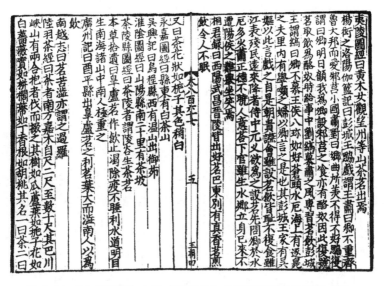

图 2-14 《太平御览》中引《桐君录》关于茶和茶花的记载书影
/ 引自上海商务印书馆 1935 年影印本

12.《广韵》 北宋陈彭年、丘雍所撰，成书于北宋真宗大中祥符元年（1008）。书中在"桐"字下记载：

> 又桐庐县在严州，亦姓。有《桐君药录》两卷。

13.《新唐书》 由宋代宋祁和欧阳修主持编成，成书于宋仁宗嘉祐五年（1060）。《新唐书·艺文志》载：

> 《桐君药录》三卷。

> 徐之才《雷公药对》二卷。

14.《证类本草》（《大观本草》《政和本草》） 全名为《经史证类备用本草》，宋代医学家唐慎微著。唐慎微（约1056—1136），字审元，原为四川崇庆人，后迁居成都。他广辑经史百家药物资料，编写《证类本草》31卷（一作32卷），共收药物1746种，新增药物628种。该书引用的各种书籍有247种之多，并均注明了原始出处。该书完成后，在宋徽宗大观二年（1108）由仁和县尉艾晟校正后刊行，名为《经史证类大观本草》（简称《大观本草》）。政和六年（1116），朝廷医官曹孝忠校订重刊，易名为《政和新修经史证类备用本草》（简称《政和本草》）。该书中，引用了陶弘景《本草经集注》中所转引的《桐君药录》部分佚文；又通过引用《嘉祐本草》转引的《吴氏本草》，收录了其中的"桐君"佚文。

15.《通志》 是南宋郑樵所著的纪传体中国通史，成书于宋高宗绍兴三十一年（1161）。内容广博。其中的《艺文略·医方类》中记载：

> 《桐君药录》二卷；……《药对》二卷（北齐徐之才撰）。

《通志》卷69《艺文略》中，对药学类著作划分细致，其一为"本草类"，包括《神农本草》8卷（陶隐居集注）、《神农本草》4卷（雷公集注）、《神农本草经》3卷等。其二为"本草音"类，包括《本草音义》等释药名读音的著作；其三为"本草图"类，包括《本草图经》等；其四为"本草用药"类，《桐君药录》2卷和徐之才的《药对》2卷均在其中；其五为"采药"类，有《入林采药法》2卷、《太常采药时月》1卷、《四时采药及合和》4卷、《采植药法》1卷、《采药论》1卷；其六为"炮炙"类，有《炮炙论》（雷敩撰）等。

16.《王状元集百家注分类东坡先生诗》 作者为宋代的王十朋（1112—1171）。此书汇集百家资料注释苏轼诗歌，其中对苏轼《宥老楮》诗中的一句“子入桐君录”，引赵次公注说：

> 次公：桐君有《采药录》，说其花叶形色。仙方：楮实正赤时，收取其子，阴干用之。

赵次公是宋代文人，今四川乐山市人，在宋孝宗淳熙间尝任隆州司法参军。著有《注杜诗》《解东坡诗》。

17.《玉海》 为南宋王应麟编撰的类书，共204卷，约成书于淳熙七年（1271）。其卷63中以注解的形式记载说：

> 唐志：《桐君药录》三卷、《雷公药对》二卷。

此书只是引用，原书可能已经不存。

同为王应麟所撰的《姓氏急就篇》卷上也提到：“桐氏，本草有《桐君药录》。”

18.《古今合璧事类备要》 南宋谢维新、虞载编集的类书，有前集69卷，后集81卷，续集56卷，别集94卷。南宋宝祐五年（1256）成书。其中别集卷50的“楮”字条下载：

> 桐君方：桐君说其花叶形色。仙方：楮实正赤时，收取其子，阴干用之。《采药录》。

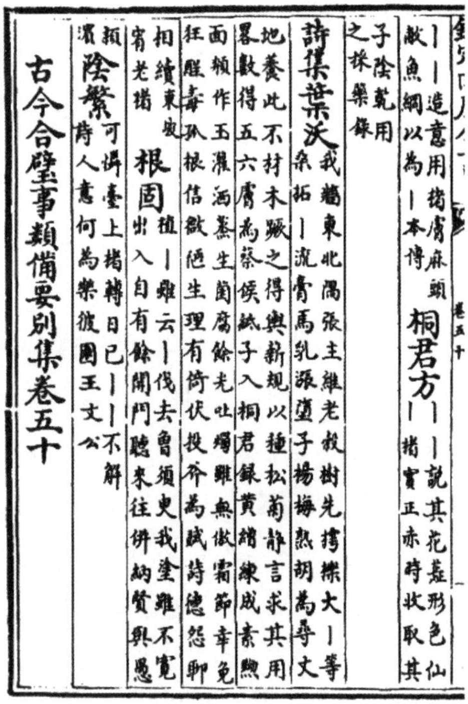
丨丨造意用楮膚麻頭敝魚網以為丨本傳
桐君方丨丨說其花葉形色仙楮實正赤時收取其子陰乾用之採藥錄
詩集葉沃我鄉東北隅張主維老榖樹先擣櫟大丨等柔拓丨流膏馬乳漲墮子楊梅熟胡為尋丈地養此不材木賤之得與新規以種松菊靜言求其用畧數得五六膚為蔡侯紙子入桐君錄黄繒練成素熙面頰作玉漲洒蒸生菌腐餘光吐燭雖無傲霜節幸免狂醒毒孤根信微陋生理有倚伏投斧為賦詩德怨聊相續東坡肯老楮
根固植丨雖云丨伐去曾須吏我塗雖不寬出入自有餘開門聽來往併納賢與愚頰濃
陰繁可許臺上楮轉日已丨丨不解詩人意何為樂彼園王文公
古今合璧事類備要別集卷五十

图 2–15 《古今合璧事类备要》书影 / 引自上海古籍出版社《文渊阁四库全书》1987 年影印本

19.《韵府群玉》 是宋元之际江西文人阴时夫兄弟辑录并注释的类书著作，以平水韵编排。书中卷9在“楮”字下

注释说:

> 《采药录》桐君仙方:楮实,赤时阴干用之。

20.《本草品汇精要》 42卷,明代刘文泰等编纂,成书于弘治十八年（1505）。此书是明代官修药物学著作,但书成后孝宗去世,刘文泰等因医疗事故而获罪,书稿未刊。至近代有刊行本。

书中只有2处引用了陶弘景著作中转引的《桐君药录》或《桐君录》条文。

21.《东医宝鉴》 是朝鲜医家许浚等人编写的大型医学著作,成书于朝鲜光海君二年（1610）。书中卷一的"历代医方"记载的古代医学书目中称:

> 《采药对》《采药别录》,以上桐君所著,黄帝臣也。

《东医宝鉴》此处的书名相当奇怪,与中国医书均不一样,似据传闻而拟。但书中并未引用桐君的内容。马继兴认为此条证明《桐君采药录》曾传到朝鲜,似未见得。

22.《古今医统大全》 又名《医统大全》,徐春甫撰,成书于嘉靖三十五年（1556）,次年刊行。卷1《历世圣贤名医姓氏》中记载:

> 少师桐君:按《本草》序,为黄帝臣,撰《药性》四卷及《采药录》,纪其花叶形色,论其君臣佐使、相须相反,及立方处治寒热之宜,至今传之不泯。

此处记载基本照《本草经集注》序例。

23.《本草纲目》 明代李时珍撰,成书于万历六年（1578）。书前《序例·历代诸家本草》中记载:

> 《桐君采药录》（时珍曰:桐君,黄帝时臣也。书凡二卷,纪其花叶形色,今已不传……）;
>
> 《雷公药对》（禹锡曰:北齐徐之才撰。以众药名品、君臣、性毒、相反及所生疾病,分类记之。凡二卷。时珍曰:陶氏前已有此书,《吴氏本草》所引雷公是也。盖黄帝时雷公所著,之才增饰之尔。

《本草纲目》中引用了《本草经集注》所引的《桐君药录》佚文,但其文字略有删节。

从以上记载可见，能够直接引用《桐君采药录》原文的文献基本在北宋以前，最晚是《太平御览》一书，后来便未见记载。故从《宋史》开始，正史中的"艺文志"已不再收录此书。猜测该书在宋代失传。

上述文献中，需要说明的是《古今合璧事类备要》《韵府群玉》中有关《采药录》"楮实"的记载，此条在《吴普本草》《本草经集注》都未提及，为何南宋的著作却有此内容？参考第16条就明白了，赵次公在为苏轼诗中的"桐君"加注解时，介绍桐君著有《采药录》，随后提到"仙方"中楮实的采集方法。两者原本无关，但《古今合璧事类备要》《韵府群玉》以讹传讹，说成该"仙方"出自《桐君采药录》了。这里还要理解苏轼诗中的用典。原诗云："肤为蔡侯纸，子入桐君录。"描述楮的用途多样，树皮可为造纸，果实可以入药，在这里"桐君录"是药书的代称，作为典故应用，并非苏轼真的读过《桐君录》见到有关记载。

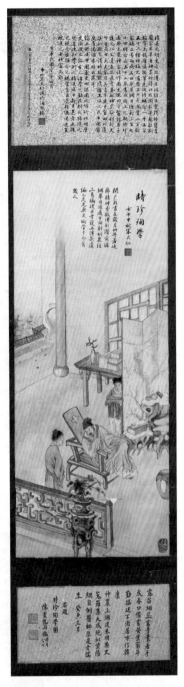

图2-16　民国宋大仁绘《中国药史四杰图》中的《时珍殉学》图
／广东中医药博物馆供图

第三章　药祖桐君

　　桐君山文化中，提出了"药祖"桐君的说法。其实古代并无"药祖"的说法，与"药"相关的"圣人"称谓，古来只有"药皇"和"药王"。将桐君誉为"药祖"，虽然是现代新创的名称，但与以上名称既有区别又有联系，同时也突出了桐君对药学的贡献，有一定的合理性。

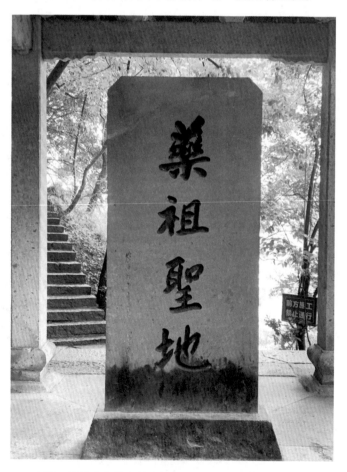

图3-1　中国工程院院士董建华为桐君山题写的"药祖圣地"碑／作者摄

第一节　从古圣名讳论"药祖"

古代有"药皇"之称，指的是神农。也有"药王"之称，所指有多种，一说是孙思邈，亦有供扁鹊的药王庙，还有将东汉邳彤或唐代的"三韦"即韦慈藏、韦善俊、韦古道称为"药王"的。

一、"药皇"神农

在关于上古时期的神话传说中，神农氏是一位对中华民族贡献颇多的传奇人物。司马贞的《三皇本纪》中记载道："神农氏，姜姓。母曰女登，有娲氏之女……感神龙而生炎帝，人身牛首，长于姜水，因以为姓。火德王，故名炎帝。"据此推测，神农氏是生活在姜水流域一个姜姓部落的首领。

（一）神农事迹

传说中神农教会人们种植五谷，发明了农耕的农具，还传授给人们制陶纺织的技术，他因而被尊为农业之神。《周易·系辞》记载他的功绩说："包牺氏没，神农氏作，斫木为耜，揉木为耒，耒耨之利，以教天下，盖取诸益（指益卦）。"

神农的神话传说是中国原始社会从采集、渔猎转化为农业生产这个阶段现实的反映。由于他使原始社会有了农业生产，还教给人们农耕技术，因此被尊称为神农氏。《孟子·梁惠王上》载："神农……承庖羲之本，以火德王。"因他以火德王，以火名官，故此有人说神农氏即三皇之一的"炎帝"。在晋王嘉的《拾遗记》中有记载说："炎帝时，有丹雀衔九穗禾，其坠地者，帝乃拾之，以植于田，食者老而不死。"以炎帝为农业之始，与神农故事重合。不过关于神农氏和炎帝到底是不是一个人，历来说法尚不一致。

传说中，神农氏除了发明农耕技术，还尝遍百草，发明了医术，是医药之祖。《史记·补三皇本纪》中载："神农氏……作蜡祭，以赭鞭鞭草木，始尝百草，始有医药。"《淮南子·修务训》中载："古者，民茹草饮水，采树木之实，食蠃蛖之肉，时多疾病毒伤之害。于是神农乃始教民播种五谷，相土地宜，燥湿肥硗高下，尝百草之滋味，水泉之甘苦，令民知所辟就。当此之时，一日而遇七十毒。"《搜神记》也写道："神农以赭鞭鞭百草，尽知其平毒寒温之性，臭味所主，以播百谷。"神农尝百草的神话流传久远，至今不衰。

按《古史辨》学派的观点，神农的传说始于战国。先秦文献所载有关神农的传说，无一不与农业生产有关，而未有涉及医药者。如《管子·形势》云："神农教耕生谷，以致民利。"《管子·轻重》："神农作树五谷淇山之阳，九州之民，乃知谷食，而天下化之。"《吕氏春秋·爱类》云："神农之教曰，士有当年而不耕者，则天下或受其饥矣。女有当年而不织者，则天下或受其寒矣。故身亲耕，妻亲织，所以见致民利也。"汉代关于神农

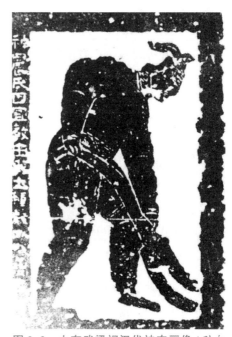

图3-2　山东武梁祠汉代神农画像/引自人民卫生出版社《中国医学通史（图谱卷）》2000年

的附会渐多，但仍以农事为主。如纬书《春秋元命苞》云神农"人面龙颜，好耕，是谓神农，始为天子"，又云："神农生三辰而能言，五日能行，七朝而齿具，三岁而知稼穑般戏之事。"（均见《玉函山房辑佚书》）《论衡·感虚》云："神农之桡木为耒，教民耕耨，民始食谷，谷始播种，耕土以为田，凿地以为井，井出水救渴，田出谷以拯饥，天地鬼神所欲为也。"《白虎通·号》："神农因天之时，分地之利，制耒耜，教民农作，神而化之，使民宜之，故谓之神农也。"汉代有关神农教民耕种之论甚多，此处不俱引。

神农尝百草的传说则开始于汉初。陆贾《新语·道基》云："民人食肉

饮血，衣皮毛，至于神农，以为行虫走兽，难以养民，乃求可食之物，尝百草之实，察酸苦之味，教人食五谷。"《太平御览》引贾谊书云："神农以走禽难以久养民，乃求可食之物，尝百草实，察咸苦味，教民食谷。"分析以上两段文字，神农尝百草的目的只是"教民食谷"，亦即寻找食物。而流传最广且多为论本草者所引述的，则是《淮南子·修务训》中的一段话："古者，民茹草饮水，采树木之实，食蠃蚘之肉，时多疾病毒伤之害，于是神农乃始教民播种五谷，相土地宜，燥湿肥硗高下，尝百草之滋味，水泉之甘苦，令民知所辟就。当此之时，一日而遇七十毒。"尝百草滋味，水泉甘苦的目的，也是"令民知所辟就"，以减少"疾病毒伤之害"，并未提到药物。

又考《汉书·艺文志》，所载书名冠"神农"者共有6种；农家有《神农》20篇；阴阳家有《神农兵法》1篇；五行家有《神农大出五行》27卷；杂占家有《神农教田相土耕种》14卷；经方有《神农黄帝食禁》7卷；神仙家有《神农杂子技道》23卷。其中的《神农黄帝食禁》据孙星衍说当为《神农黄帝食药》之讹，他认为即是本草经，并以此说明《七略》中并非没有本草著作。段逸山认为此说可取，因"食禁"之类本非中医的主旨①。但如果参照《淮南子》所说，"食禁"即饮食避忌，本非源于医药应用，后来才作为"忌口"讲，孙氏之说根据并不充分。总体上，直至西汉末年，神农传说并未与医药发生直接联系。但神农总结食物的性味，包括毒性等，与后世中药理论是相通的，故有"药食同源"的说法。所以神农"尝百草"发明药物也是合理的说法。

汉代以后，有关神农与医药的传说渐丰，代表性的文字如《帝王世纪》云："炎帝神农氏长于长江水，始教天下耕种五谷而食之，以省杀生。尝味草木，宣药疗疾，以救夭伤之命，百姓日用而不知，著本草四卷。"干宝《搜神记》记述亦详："神农以赭鞭鞭百草，尽知其平毒寒温之性，臭味所主，以播百谷，故天下号神农也。"唐·司马贞补《史记·三皇本纪》更明确地说："以赭鞭鞭草木，始尝百草，始有医药。"

---

① 段逸山. "食禁"还是"食药"？[J]. 上海中医药杂志, 2018（7）：62.

元代王履曾对神农与医药起源之说提出质疑，其在《医经溯洄集》中指出："《淮南子》云：神农尝百草，一日七十毒。予尝诵其书，每至于此，未始不叹夫孟子所谓'尽信书则不如无书'……设使其所知，果有待乎必尝，则愈疾之功，非疾不能以知之，其神农众疾俱备，而历试之乎？况污秽之药，不可尝者，其亦尝乎？且味固可以尝而知，其气、其性、其行经主治及畏恶反忌之类，亦可以尝而知乎？苟尝其所可尝，而不尝其所不可尝，不可尝者既可知，而可尝者亦不必待乎尝之而后知矣。谓其不尝不可也，谓其悉尝亦不可也。然经于诸药名下不著气性等字，独以味字冠之者，由药入口唯味为先故也。又药中虽有玉石虫兽之类，其至众者唯草为然，故遂曰尝百草耳，岂独尝草哉！夫物之有毒，尝而毒焉有矣，岂中毒者日必七十乎？设以其七十毒偶见于一日而记之，则毒之小也，固不死而可解，毒之大也则死矣，孰能解之？亦孰能复生之乎？先正谓淮南之书多寓言，夫岂不信？"他是从史实角度来论辩神农故事的真实性。但正如他自己所言，此事不妨以"寓言"来看待，神农尝百草反映了早期人们认识饮食物的过程，药物正是从饮食物中分化出来的。

（二）神农与《神农本草经》

《神农本草经》是现存本草著作中年代最早者。此书虽亡佚于宋，但其主要内容通过《本草经集注》《新修本草》《证类本草》得以保存。由于年代久远，有关《本草经》的成书年代，历代说者不一。归纳起来大致有四：成书先秦说；成书两汉说；成书汉以后说；次第成书说。古代较多人持成书先秦说，如陶弘景《本草经集注·序录》云："此书（指《本草经》）应与《素问》同类，但后人更多修饰尔。秦皇所焚，医方、卜术不预，故犹得全录。"认为是秦始皇焚书以前所作。《礼记·曲礼下》"医不三世"

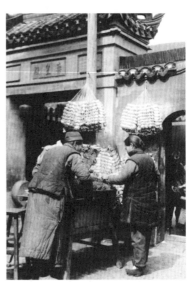

图3-3 民国时期浙江宁波药皇殿前的商贩/引自山西人民出版社《近代中国分省人文地理影像采集与研究·浙江》2019年

句，唐·孔颖达疏云："三世者，一曰黄帝针灸，二曰神农本草，三曰素女脉诀。"也视《神农本草经》为先秦著作。

关于《神农本草经》的作者，又有神农、黄帝、子仪、雷公、桐君诸说①：

1. 神农所作　《周礼·天官·冢宰·下》唐·贾公彦引张仲景《金匮要略》云："伊尹以亚圣之才，撰用《神农本草》以为汤液。"《太平御览》卷721引皇甫谧《帝王世纪》云："炎帝神农氏长于江水，始教天下耕种五谷而食之，以省杀生。尝味草木，宣药疗疾，以救夭伤之命，百姓日用而不知，著《本草》四卷。"陶弘景的《本草经集注·序录》也说："旧说皆称神农《本经》，余以为信然。"其后颜之推、孔志约等，皆采用陶弘景的说法。《颜氏家训》说："典籍错乱，非止于此，譬犹本草，神农所述，而有豫章、朱崖、赵国、常山、奉高、真定、临淄、冯翊等郡县名出诸药物。"孔志约序《新修本草》云："以为《本草经》者，神农之所作，不刊之书也。"历代相沿，如清代考据大家赵翼《簪曝杂记》也说："三皇之书，伏羲有《易》，神农有《本草》，黄帝有《素问》。《易》以卜筮存，《本草》《素问》以方伎存。"

2. 黄帝、岐伯所作　《帝王世纪》既说神农作《本草》，又有以下说法："黄帝使岐伯尝味草木，定《本草经》，造医方以疗众疾。"宋·寇宗奭《本草衍义·序》据此论证说："本草之名自黄帝、岐伯始。其《补注·总叙》（指掌禹锡《嘉祐补注本草》）言，旧说《本草经》者，神农之所作，而不经见。《平帝纪》（指《汉书·平帝纪》）：元始五年，举天下通知方术、本草者，所在召传，遣诣京师。此但见本草之名，终不能断自何代而作。又《楼护传》（指《汉书·游侠传》中的楼护传）：护少诵医经、本草、方术，数十万言。本草之名，盖见于此。是尤不然也。《世本》曰：神农尝百草以和药济人。然亦不著本草之名，皆未臻厥理。尝读《帝王世纪》曰：黄帝使岐伯尝味草木，定《本草经》，造医方以疗众疾，则知本草之名自黄帝、岐伯始。"

① 王家葵，张瑞贤.《神农本草经》研究[M].北京：北京科学技术出版社，2001：13-15.

3. 桐君、雷公所作　桐君、雷公皆为传说中上古名医。陶弘景将《本草经》视为神农之作，但因"轩辕以前，文字未传"，故"至乎桐、雷，乃著在于篇简"。亦即认为《神农本草经》的实际编成者是桐君、雷公。《新唐书·于志宁传》也有此说："世称《神农本草》，以拯人疾，而黄帝以前，文字不传，以识相付，至桐、雷乃载篇册。"

4. 子仪所作　《周礼·天官》疾医条郑玄注云："其冶合之齐，存乎神农、子仪之术。"唐代贾公彦疏谓："《中经簿》有《子仪本草经》一卷。"据此只能证明三国时代有《子仪本草经》传世，但有人认为该书即《本草经》，如日本铃木素行《神农本草经解故》云："子仪辑录神农所尝定者，以为《本草经》。"

关于先秦以后成书的说法后文还将介绍。目前学界对于《神农本草经》的成书问题，大多认为是托名于神农氏，成书时间大致在东汉。作为存世最早的本草著作，《本草经》构建了一整套药学理论体系。如四气、五味、七情、有毒无毒等，直到今天仍在中医临床和中药学中占有重要地位。《本草经》药学思想可概分为三部分：其一是临床药学理论，主要包括疾病治疗原则，组方原则，药物毒性理论及服药方案等。其二是药性及配伍理论，主要包括药物的性味理论，七情配伍理论及其他一些药性理论。其三是基础药学理论，包括产地要求，采收及药用部位要求，药物制剂及炮制要求等。由于神农被认为是三皇之一，兼且是药学创始人，故有"药皇"之称号。

二、历代"药王"

曾被称为"药王"的医家有多位。其中最著名的是孙思邈，此外还有自先秦到唐代的多位名医。

（一）孙思邈

孙思邈是我国唐代伟大的医药学家，在中国文化史和医药史上都有巨大影响。

1. 生平简介　孙思邈（541—682，一说581—682），京兆华原（今陕西耀县）人。他7岁就学，日诵千言，年少聪颖过人，被赞誉为"神童"，

20岁时，就能谈论老庄及百家学说，兼好佛家经典，同时精勤钻研医药学。隋文帝杨坚辅政时，征召其任国子博士，他称病谢绝。唐太宗李世民召其进京，欲授爵位，又固辞不受。唐贞观年间（627—649），他奉敕撰修明堂（明堂指脏腑经脉图像），与承务郎司马德逸、太医令谢季卿、太常丞甄立言等合作，共同"校定经图"，他还虚心向医学家甄权请教，著述《针灸经》，绘成我国第一部彩色明堂图（已佚）。

因孙思邈熟悉南北朝以及隋代的历史，唐初名臣魏徵、史学家令狐德棻等奉诏撰修齐、梁、陈、周、隋等国历史时，曾屡访请教，孙思邈口以传授，有如目睹。唐显庆年间（656—660），唐高宗李治又召见孙思邈，委以谏议大夫，孙思邈仍谢而未就。孙思邈前后数次居留京师长安，书法家宋令文、药物学家孟诜、唐初四杰之一文学家卢照邻都尊他为师。卢照邻患有恶疾（麻风病），消极悲观，向孙思邈请教名医愈疾的道理，孙思邈向他指出"天地有可消之灾，形体有可愈之疾"，提出"胆欲大而心欲小，智欲圆而行欲方"的应对智慧，又强调顺应客观规律，注重养生预防。他曾经说："死者不可生也，亡者不可存也，是以至人消未起之患，治未病之疾，医之于无事之前，不追于既逝之后。"又曾说："虽不能废之，而能以道御之。"唐咸亨四年（673）四月，孙氏曾奉诏随同唐高宗去麟游九成宫避暑。上元元年（674）辞疾请归。

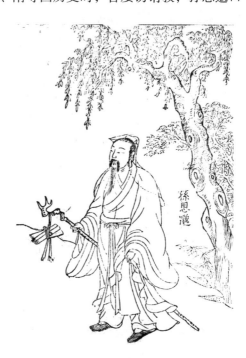

图3-4 明本《列仙全传》中的孙思邈像／引自广陵书社2017年影印本

孙思邈曾长期修隐于太白、终南、峨眉诸山，不断总结他人和自己的医药经验，从事著述工作。积数十年之心血，于唐永徽三年（652）前后，著成《备急千金要方》30卷，此后又花了30年时间，著《千金翼方》30卷。他说："人命至重，有贵千金，一方济之，德踰于此。"故以"千金方"命名其著作，这两部《千金》巨著可谓为初唐和唐以前的医学百科全书。

2. 药学成就　历代民间敬仰孙思邈的医术，将他尊称为"药王"。在病人心目中，药是医病工具，所以"药王"之称并不是指他专精药学，而是说他医术高明，用药如神。如果单论其药学成就，主要有以下几个方面：

其一，强调采药时节的重要性。《千金翼方》在《药录纂要》中的"采药时节"总结说："夫药采取不知时节，不以阴干暴干，虽有药名，终无药实。故不依时采取，与朽木不殊，虚废人功，卒无裨益。其法虽具大经，学者寻览造次难得，是以甄别，即日可知耳。"他经常亲自上山采药，所以非常熟悉各种药物的采摘时节。如"菊花正月采根，三月采叶，五月采茎，九月采花，十一月采实，皆阴干""柴胡二月、八月采，暴""当归二月、八月采，阴""石韦二月采，阴"等的记述，都是从实践中总结出的宝贵经验。又论曰："凡药皆须采之有时日，阴干暴干，则有气力。若不依时采之，则与凡草不别，徒弃功用，终无益也。学者当要及时采掇，以供所用耳。"这些论述均源于实践。现代药理研究也表明，虽同为一物，如采摘时节不同，往往影响其所含有效成分的多少或缺无，差异有时很显著。

孙思邈还在"采药时节"中提出了235种药物的收集时节和干燥方法，并归纳出规律：即药用植物的地下部分，一般在其上部枯萎时采集；种子和核仁应在全熟时期采集；花宜在含苞初放时采集；果实则宜在初熟时期采集。

其二，注重药物的炮制。《备急千金要方》中记载有炮制要求的药物有240余种，在《千金翼方》中有150余种。不仅在药物的数量上较以前有大幅增加，而且在药物的质量上也有更高的要求。孙思邈在《千金翼方》中对地黄的炮制分生、熟两种，并记载了对熟地"九蒸九晒"的炮制方法，一直沿用至今。他还特别强调药物的炮炙要合法度，他认为：凡是草木药类，有根、茎、枝、叶、皮、花、实入药部分之不同，诸虫兽有毛、翅、皮、甲、头、足、尾、骨药用特点之异，必须一一按法处治，"顺方者福，逆方者殃"。

书中对乌头、附子等有毒之品的炮制理论和方法也进行了丰富和发展，如强调"此物大毒，难循旧制……凡用乌头，皆去皮熬令黑，乃堪用，不然至毒人，特宜慎之"。

其三，首次系统记载道地药材。由于土壤、气候、阳光、水分等自然条件各地不尽相同，药物产地与疗效有着一定的关系。产于最优地区的药材被称为"道地药材"，这首见于孙思邈《千金翼方》"药出州土"，其中列举出唐代出药土地凡133州，合519种药物。孙思邈明确指出："按本草所出郡县，皆是古名，今之学者，卒寻而难晓。自圣唐开辟，四海无外，州县名目，事事惟新，所以须甄明。即因土地名号，后之学者容易即知。其出药土地，凡一百三十三州，合五百一十九种。其余州土，皆不堪进御，故不繁录耳。"书中所列如河南道的陕州出栝蒌，淮南道的扬州出白芷等。正是因为唐朝政区以"道"来划分，所以才形成"道地药材"的叫法。

其四，注重药物的栽培与贮藏。孙思邈总结和描述了20多种常用药物栽培方法，从择地、选土、翻土、作畦、开垄、施肥、灌溉、下种、插枝、移栽、松土、锄草、收采，到采集、炮制、造作、贮藏、保管等各个环节，均一一予以记录。他在药用植物栽培等方面，取得了多方面的成就。

药物贮藏保养适当与否，对于保证药物的质量和疗效具有重要的意义。孙思邈具体提出了药物贮藏保养方法。如"凡贮药法，皆须去地三四尺，则土湿之气不中也""诸药未即

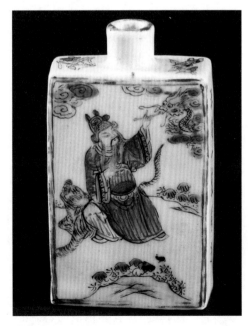

图3-5 民国药王像粉彩药瓶/浙江中医药博物馆供图

用者，候天大晴时，于烈日中暴之，令大干，以新瓦器贮之，泥头密封。须用开取，即急封之，勿令中风湿之气，虽经年亦如新也"，对药物防潮湿、防鼠、防霉变质等进行了阐述，还阐述了贮药库房之建筑规格和贮药柜的制备要求。

其五，注重服药时间、用药剂量和煎药方法、服药方法及禁忌。在服药时间上，孙思邈提倡"凡作汤药，不可避晨夜时日吉凶，觉病须臾，即宜便治，不等早晚，则易愈矣"。具体应用如"下痢热，诸治不差"用乌梅黄连蜜丸"日三夜二"等。这种在传染病中连续给药的服药方法，对于临床是一个很大的启示。

关于用药剂量，孙思邈在《备急千金要方》中指出："凡人患大热，皆须候脉。若大大热者，不得一准方用药，皆准病用药。大热不可耐者，当两倍、三倍；大大热者，乃至十倍用之，乃可制之尔。"这种根据病情不拘常量的观点无疑是正确的。孙思邈还认为药物剂量与药物质量的关系密切。《备急千金要方》中说："古者日月长远，药在土中自养经久，气味真实，百姓少欲，禀气中和，感病轻微，易为医疗。今时日月短促，药力轻虚，人多巧诈，感病厚重，难以为医。病轻用药须少，疴重用药即多……又古之医者，自将采取，阴干、暴干，皆悉如法，用药必依土地，所以治十得九。今之医者，但知诊脉处方，不委采药时节，至于出处土地、新陈虚实，一皆不悉，所以治十不得五六者，寔由于此。夫处方者常须加意，重复用药，药乃有力。"提示医生在临床立方施药之时，要根据药物的品质灵活掌握剂量。

对于药物的煎服法《备急千金要方》中也有多处提及。如关于煎药要求说"凡煮汤当取井花水，极令静洁。升斗分量，勿使多少。煮之调和，候火用心，一如炼法也""凡麻黄，去节，先别煮两三沸，掠去沫，更益水如本数，乃纳余药，不尔令人烦，寸斩之""凡汤中用饴糖，皆汤成下。诸汤用酒者，皆临熟下之"等；关于服药则指出汤药"大约皆分为三服，取三升。然后乘病人谷气强进，一服最须多；次一服渐少；后一服最须少，如此即甚安稳"，还提出服补药时"中间间食"等措施。他还总结服药与饮食的宜忌说"病在胸膈以上者，先食而后服药；病在心腹以下者，先服药而后食；病在四肢血脉者，宜三腹而在旦；病在骨髓者，宜饱满而在夜""凡服药，皆断生冷、醋滑、猪犬鸡鱼、油面、蒜及果实等。其大补丸散，切忌陈臭宿滞之物"。

其六，丰富了对药物的品次分类。《千金翼方》中采用了多种分类法，一种是自然属性和上中下三品分类法的结合，书中药物分类为：玉石部上品 22 味，玉石部中品 29 味，玉石部下品 31 味。草部上品之上 40 味，草部上品之下 38 味；草部中品之上 37 味，草部中品之下 39 味；草部下品之上 35 味，草部下品之下 68 味。木部上品 27 味，木部中品 34 味，木部下品 45 味。还有人兽部、虫鱼部、果部、菜部、谷部等，从金石草木到谷肉果菜，并各自列出其性味、主治功效、采集时节等。此外，《千金翼方》在卷第一"药录纂要"中的"用药处方第四"又提出了药物按功能分类法，将常用药物按功能分为治风、湿痹腰脊、痰湿、胸胁满等 65 类，共收载详论 863 种药物的性味、主治和功效。

（二）扁鹊

在古代文献中，称扁鹊为"药王"的不多，但是河北任丘县药王庙供奉的就是扁鹊，说明有的地方将其视为"药王"。

司马迁《史记·扁鹊仓公列传》中记载的扁鹊是一位全科医生：到邯郸做带下医（妇科）；在洛阳时，做耳目痹医（内科、五官科）；到秦国咸阳时做小儿医（儿科）；将鲁公扈与赵齐婴二人的心互换属外科；治疗虢国太子的假死则使用的内科汤药、针刺、熨法等方法。因此，扁鹊是一位内、外、妇、儿、五官、针灸均精通的全科医生。司马迁曾说："至今天下言脉者，由扁鹊也。""扁鹊言医，为方者宗。"

根据文献记载，扁鹊学术传承者很多。淳于意的老师公乘阳庆"有古先道遗传黄帝、扁鹊之脉书，五色诊病"（《史记》）等书，后来悉数传与淳于意。西汉扬雄《扬子法言·重黎》中称："扁鹊卢人也，而医多卢。"表明了扁鹊医学的影响。

汉代有以黄帝、扁鹊名字命名的医经传世，《汉书·艺文志》载医经七家，其中"《黄帝内经》十八卷，《外经》三十七卷，《扁鹊内经》九卷，《外经》十二卷，《白氏内经》三十八卷，《外经》三十六卷，《旁篇》

二十五卷"。有的学者据此认为汉代存在扁鹊学派。如李伯聪说："在战国和秦汉时期，扁鹊学派是在医学界和社会上影响最大的学派。"[1]宋仁宗时，在京城西侧建扁鹊庙，且封扁鹊为神应侯，后又封为神应王。

据明人《稗史汇编》说，扁鹊墓在河北任丘县，该地有药王祠，祀扁鹊，祠前有地数亩。前来祈求药王看病的人，先在神前祈告，然后占卜。占卜的结果会指出取药的地点。据说，按此法掘土取药，服之辄愈。相传药王扁鹊的生日为每年的四月廿八日，据清初高士奇《扈从西巡日录》云：每年四月廿八民间有药王会。时黄淮以北，秦晋以东，商旅云集，来此贸易，江湖艺人，集此献艺。但见幕帐遍野，声乐震天，如此者二十来日方止，可见规模之盛。其俗一直沿至今日。

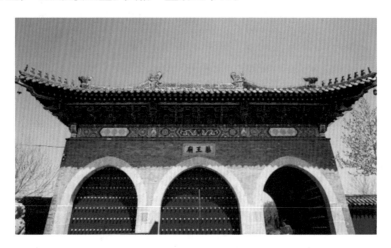

图3-6　河北任丘县药王庙供奉扁鹊/
图片引自河北教育出版社《任丘古今揽胜》2016年

（三）东汉邳彤

河北安国旧称"祁州"，在北宋时期就成了著名的中药材集散地。清道光年间达到鼎盛，称祁州为"药州""药都""天下第一药市"。当地有药王庙，坐落于安国市城南（原南关），祭祀的药王是邳彤。

据载，邳彤是信都（今河北冀州）人，东汉开国皇帝刘秀部下二十八宿将之一，辅佐刘秀打天下，官至太常少府。邳彤为官清廉，酷爱医学，

---

① 李伯聪.扁鹊和扁鹊学派研究[M].西安：陕西科学技术出版社，1990：295.

精通医理，经常行医于民间，颇受军民拥戴，死后葬于祁州南门外。

北宋太平兴国年间（976—984），当地始建庙祭祀邳彤。相传宋秦王得疾，久治不愈，邳彤显灵治愈，宋秦王问其姓名，告之"祁州南门外人也""遣使即其地，始知为神"，于是建庙祀之。北宋建中靖国元年（1101）追封邳彤为侯，后改封公，南宋咸淳六年（1270）又加封为"明灵昭惠显王"。随着帝王对邳彤的不断封赐，邳彤升至为"王"，民间就称为"药王"。

明永乐二年（1404），当地仿照宋代临安（今浙江杭州）的药王庙，以邳彤墓为中心，扩建药王庙。经明、清两代历次修葺，始成为现在的规模。药王庙建筑群占地3200多平方

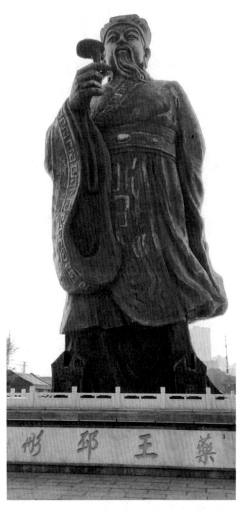

图3-7 河北安国药王庙中的药王邳彤像

米，坐东向西，结构严整，有牌坊、马殿、钟鼓楼、药王墓亭、碑房、十大名医殿、药王正殿、后殿组成。悬挂于山门之上的"药王庙"匾额，乃清乾隆时东阁大学士刘墉为之题写。安国药王庙于2001年被列为全国第六批重点文物保护单位，2014年被命名为全国中医药文化宣传教育基地；安国药市于2006年名列国家第一批非物质文化遗产。

（四）唐代"三韦"

唐代"三韦"为唐代的韦慈藏、韦善俊、韦古道，他们因为医道高超

被人们尊为药王，并因为道教信仰而流传于民间。

韦慈藏为唐代名医，《旧唐书》称其为京兆（陕西西安）人，后来称为韦真人。《月令广义·五月令》称五月十五日为药王韦真人生日。

韦善俊为唐武则天时人，《列仙全传》卷5称其13岁奉长斋，后遇一道士授以金丹秘要。常携一条黑犬，呼之为乌龙。一日黑犬化为乌龙，韦善俊乘之仙去。

韦古道，又称韦老师，西域天竺人。开元（713—743）中入京师，系葫芦数十枚于腰间。广施药饵，治病多见奇效。唐玄宗召入宫中，赐号药王，朝野称其为"药王菩萨"。

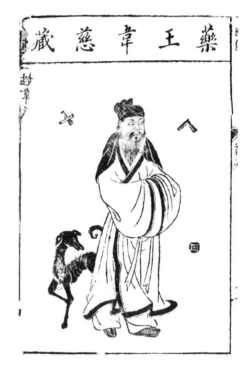

图 3-8　明刻本《本草蒙筌》中的药王韦慈藏像 / 引自哈佛燕京图书馆藏明崇祯元年 (1628) 刻本

三、药祖之称

综上所述，历代对于以"药"相称的神圣名号，往往有一定的传奇色彩。各种说法在各地流传范围不一，其中传颂最广的是"药皇"神农和"药王"孙思邈，这跟他们有相关著作流传有一定关系。

有关记载桐君的文献最早见于约在春秋时代写成的古史——《世本》一书中。其后，在历代医籍中虽然不乏对桐君的追述，但由于桐君其人的时代久远，无文字可考，因而古代虽然有种种传说，但尚无人将其上升为"祖"的程度。

直到当代，才有人提出桐君为"药祖"的说法，大致上基于以下两点：

首先，桐君是"桐庐之祖"，据说当地得名即因他指桐为姓，同时他又是一位采药老人，故称之为"药祖"。这是在桐庐地方层面上的称谓。

其次，桐君对早期药学有重要贡献，可称为"药学之祖"。本书前面已经作了一些介绍：其一，桐君是传说中整理神农传下的药学知识的两人之一；其二，他首著中药资源学著作《桐君采药录》；其三，有资料称桐君确定中药药性和三品分类法等。

因此，桐君"药祖"之说得到了不少中医药界人士的赞同。如中国工程院院士、中医名家董建华为桐君山亲笔题字"药祖圣地"，并且作出具体说明："桐君采药求道，结庐炼丹，止于是山。黄帝尝命处方盅饵，湔瀚刺治，定三品药物，创君臣佐使之经，撰《药性》及《采药录》，人得以永年，乃中医药始祖。"这是中医药行业尊重传统文化的体现。

此外，浙江中医药界在积极推广"浙派中医"。"浙派中医"之名是按照浙江中医药学术流派统一称谓的命名原则而确定的，其中包括十大流派：丹溪学派、永嘉学派、绍派伤寒、钱塘学派、医经学派、伤寒学派、温病学派、本草学派、针灸学派、温补学派。桐君在本草学派中的贡献也得到肯定。如浙江中医药学会会长范永升教授 2018 年 1 月 18 日在《中国中医药报》撰文指出：

"本草学派是以研究中药性味、功效、炮制、应用等为主要内容的一个学术流派。黄帝时期桐君采药识性，著《桐君采药录》。唐宁波人陈藏器拾《新修本草》之遗，著《本草拾遗》。宋代杭州人裴宗元等受命编撰《和剂局方》。清代钱塘人赵学敏作《本草纲目拾遗》，收载 716 种《本草纲目》未收载或叙述不详之药，成为本草研究又一丰碑。"

浙江中医药大学宋捷民教授也肯定桐君的"药祖"称谓，他在《中国中医药报》撰文指出："浙派中医本草学派最早的代表人物为桐君，桐君是黄帝时期人，是中国古代早期的药学家。结庐炼丹于桐庐市桐君山，后世尊其为'中药鼻祖'，桐君山被称之为'药祖圣地'。"

由此可见，虽然历代没有"药祖"的说法，同时由于《桐君采药录》的失传，人们无法深入总结桐君的成就，但桐君作为中医药业标志性人物之一的地位是得到普遍认同的。所以桐君"药祖"之称自 20 世纪 90 年代提出以来，其影响逐渐扩大。"药祖"文化完全可以作为浙派中医本草学派的重要组成部分，得到进一步推广和传承。在将"药祖"与"药皇""药王"做适度区分的前提下，可以加大宣传，扩展其学术和文化上的影响。

第二节　从药学成就论"药祖"

桐君称"药祖"，与他在药学方面的成就分不开。前面提到，本书认为桐君的著作有二：一是《神农本草经》的注本，体现了他关于药性的认识；二是《桐君采药录》，或称《桐君药录》，内容主要是关于药物形态和采药知识。故桐君的药学成就，应分两个部分来讨论：一是他整理《神农本草经》的贡献；二是《桐君采药录》的价值。

一、整理《神农本草经》的贡献

如前所述，关于《神农本草经》的成书有不同说法。南朝梁时的陶弘景认为桐君、雷公是《神农本草经》的整理者，但由于现本《神农本草经》经过陶弘景的加工，已不能分辨桐君整理本的原貌。2005 年《中医文献杂志》第 4 期马继兴发表《桐君采药录辑校》一文，共辑本草条文 52条。其中 44 条主要据《吴普本草》辑出，内容以论药性为主。笔者认为，如果存在桐君整理本《神农本草经》，这些内容应属其中一部分。如果说《神农本草经》实际是汉代本草待诏整理编写的，则反映出本草待诏中有一派托桐君之名，参与了《神农本草经》的编写。至于《桐君采药录》，本书认为其内容应以药物形态为主，不过也不排除兼备药性内容。因此，将它们作为《桐君采药录》的佚文来看待也没有问题。

本节参照后世认为桐君（或托名桐君者）曾整理药性的说法，对《神农本草经》中可能与桐君相关的内容进行介绍。

（一）论本草药性

后世有不少关于桐君定论药性的说法。例如《北齐书》"方伎列传"

总论中说:"神农、桐君论本草药性。"唐代《外台秘要》卷37引《延年秘录论》说:"神农、桐君,深达药性,所以相反畏恶,备于本草。"还有《古今图书集成·医部全录》的《医术名流列传》说:"少师桐君……识草、木、金、石性味。"按这些说法来看,或许神农作为三皇之一,只是领衔者,桐君才是具体实施的专业人员。又或者在汉代本草待诏群体中,以"桐君"为号的这一派格外注重药性,因此留下相关说法。

所谓药性,主要指"四气""五味"。在辑本《神农本草经》的"序录"中明确地说:

> 药有酸咸甘苦辛五味,又有寒热温凉四气及有毒无毒。

"四气"寒热温凉源自阴阳学说,本草性分寒热,也有个别不太明显的,后世称为"平";"五味"酸咸甘苦辛则与五行学说相应,同样也有不太明显的,后世称之为"淡"。有毒、无毒是对药物副作用和毒性的描述,也是《神农本草经》中区分三品的主要依据。四气和五味是指导临床论治的最重要药学理论,毒性情况也是临床应用中的重要参考。

在《神农本草经》中,每条都提到这些药性。以人参为例:

> 人参,味甘微寒。主补五脏,安精神,定魂魄,止惊悸,除邪气,明目,开心益智。久服,轻身延年。一名人衔,一名鬼盖。生山谷。

由于人参属于"上品",上品均无毒,故条文中未再写出。

(二)定三品药物

《古今图书集成·医部全录》的《医术名流列传》说:"少师桐君……定三品药物。"即认为《神农本草经》中的"三品分类法"是桐君所定。

"三品分类法"指将药物分为上、中、下三品。辑本《神农本草经》的"序录"中说:

> 上药一百二十种为君,主养命以应天,无毒,多服久服不伤人,欲轻身益气不老延年者,本《上品》。

> 中药一百二十种为臣,主养性以应人,无毒、有毒,斟酌其宜,欲遏病补虚羸者,本《中品》。

> 下药一百二十种为佐使,主治病以应地,多毒,不可久服,欲除

寒热邪气、破积聚、愈疾者，本《下品》。

一般认为，《神农本草经》关于"上品"的说法显然有受方士或道教影响的痕迹，所以这几条可能是东汉时期的文本，甚至是南朝梁时陶弘景加工后的文本。但将药物按毒性有无、多少来分类的做法，应当是早就存在的朴素经验，如果说是桐君时代就存在的也是非常有可能的。

关于作为三品分类依据的毒性理论，先秦文献中"毒药"二字连用，其"毒"字多从《说文》训作"厚也"，如《周礼·天官》载"医师掌医之政令，聚毒药以共医事"，郑玄注："毒药，药之辛苦者。"孙诒让正义："凡辛苦之药，味必厚烈而不适口，故谓之毒药。"《内经》多次提到"毒药"，如《素问·移精变气论》："毒药不能治其内，针石不能治其外。"《汤液醪醴论》："必齐毒药攻其中。"《宝命全形论》："知毒药为真。"《灵枢·论痛》："肠胃之厚薄坚脆亦不等，其于毒药何如。"这些"毒药"字皆与《周礼》同，指厚味之药，与我们习惯意义上的"毒性"不同。而

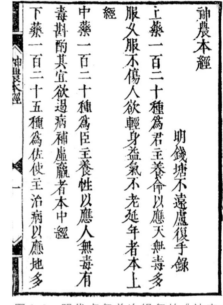

图3-9 明代卢复首次辑复的《神农本（草）经》书影/浙江中医药博物馆供图

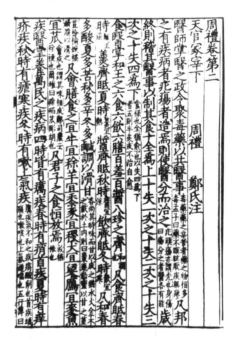

图3-10 《周礼》载医师"聚毒药以共医事"/引自北京图书馆出版社2003年影印本

《本草经》中提到"毒药"或"毒"，则与之不同，如"若用毒药治病，先起如黍粟"，又"有毒宜制"，"有毒无毒"等，这些"毒"字皆应从《广雅》训作"恶也"，与今天毒理学定义的药物毒性一致。

《本草经》关于毒性的论述有二。其一，论三品药与毒性的关系。"上药无毒，多服久服不伤人；中药无毒有毒，斟酌其宜；下药多毒，不可久服。"此条反映了《本草经》对药物毒性的重视，同时也提示药物毒性的有无是确定其三品归类的重要依据之一。尤其值得注意的是"多服久服不伤人"一语。"多服"与"久服"是两个不同性质的概念，"多服"指单次用药剂量过大，而"久服"则指连续用药时间过长，虽然此处是说"上药多服久服不伤人"，但也表明《本草经》的作者已经认识到有的药物多服会伤人，而有的药物久服会伤。多服伤人在毒理学中是指药物的急性毒性，久服伤人则指药物的长期毒性或称蓄积性毒性[1]。《本草经》正文中提到"多服伤人"的药物，如"莨菪，多食令人狂走""麻蕡，多食令人见鬼狂走"，其中"莨菪，多食令人狂走"，恐是文献关于阿托品类生物碱急性中毒引起中枢反应的最早记载。《本草经》虽未在具体药物项下举出"久服伤人"的具体例证，仅见《别录》矾石条云："久服伤人骨。"但在下品药的引言中已作告诫："下药多毒，不可久服。"

其二，涉及毒性药物在临床使用时的基本原则。《经》云："若用毒药治病，先起如黍粟，病去即止，不去倍之，不去十之，取去为度。"《本草经》主张使用毒剧药物治疗时，应从极小剂量开始，逐步加量，直至病愈。这种剂量递增的方法在《伤寒杂病论》中亦有应用实例。如治寒疝，用乌头桂枝汤，因乌头大毒，故"初服二合，不知，即服三合，又不知，复加至五合"。虽未直接调整乌头用量，但渐次增加服用量，事实上也相当于乌头用量的逐渐增大。

《本草经》之所以提出毒剧药物逐渐加量的给药方案，是出于对秦汉以来流行的"药弗瞑眩，厥疾弗瘳"治疗思路的补救。秦汉时期，由于医药学家认识上的局限，疗病多用毒剧之品。从《五十二病方》至《伤

---

[1]　任艳玲，《神农本草经》理论与实践 [M]. 北京：中国中医药出版社，2015：38.

寒杂病论》，处方多用乌头、附子、蜀椒等大毒或大热之品，直到病人出现"如醉""如冒""如痹"等中毒或接近中毒症状方为中病。此外，《礼记·曲礼》规定："君有疾饮药，臣先尝之。亲有疾饮药，子先尝之。"也从侧面反映了当时的用药情况。但是，正如《诸病源候论·解诸药毒候》所说："凡药物云有毒及有大毒者，皆能变乱，于人为害，亦能杀人。"可以想见，当时由于滥用毒性药物，医疗事故屡有发生。《曲礼》制定的尝药制度减轻了"君""亲"中毒的可能，而《本草经》发明的毒药增量使用法，更从医生的环节减少了中毒反应的发生。

后来，《素问·五常政大论》继承了《本草经》慎用毒药的思想，又做了更多的论述。如云："大毒治病，十去其六；常毒治病，十去其七；小毒治病，十去其八；无毒治病，十去其九。"又云："能（耐）毒者以厚药，不胜毒者以薄药。"

（三）备相反畏恶

唐代《外台秘要》卷37引《延年秘录论》说："神农、桐君，深达药性，所以相反畏恶，备于本草。"认为药物的"相反畏恶"知识与桐君有关。明代徐春甫《古今医统大全》卷1也说："少师桐君……撰《药性》四卷及《采药录》，记其花叶形色，论其相须相反，及立方处治，寒热之宜，至今传之不泯。"本书认为此处所说的《药性》四卷实际上指桐君整理的《神农本草经》，其中包括"论其相须相反"的内容。

"相反畏恶"或"相须相反"都是"七情和合"的简称，即指药物配伍时的不同情况。辑本《神农本草经》的"序录"中说：

> 有单行者，有相须者，有相使者，有相畏者，有相恶者，有相反者，有相杀者。凡此七情和合视之，当用相须相使良者，勿用相恶相反者。若有毒宜制，可用相畏相杀者，不尔，勿合用也。

文中单行指一味药独立发挥作用。相须指两种作用相似的药配伍，有相互协同的作用。相使指两种作用不同的药配伍可相互促进。相畏指一种药能抑制或减轻另一种药的烈性。相杀指一种药能减轻或消除另一种药的毒性。相恶指两种药合用会降低或丧失药效。相反指两种药合用能产生毒副作用。这些内容在后世得到发展，还出现了"十八反""十九畏"等说法，金代张从正《儒门事亲》首载"十八反歌"，是对常见不宜同用中药的概括。

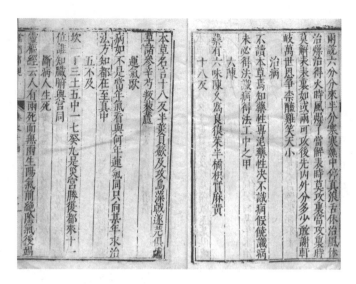

图3-11　金代张从正《儒门事亲》首载"十八反歌"书影／引自明代吴勉学校刻本

（四）为君臣佐使

明代徐春甫《古今医统大全》卷1又说："少师桐君……论其君臣佐使。"里面提到"君臣佐使"原则，是中药组方的基本法则。

前面所引辑本《神农本草经》"序录"中关于三品分类的说法，称上品为君、中品为臣、下品为佐使，此外还说：

药有君臣佐使，以相宣摄合和者，宜用一君二臣五佐，又可一君三臣九佐使也。

在中医方剂配伍中，药物通过君臣佐使搭配，各自发挥不同的功效。但后世更多按《素问·至真要大论》所说的原则："主药之谓君，佐君之谓臣，应臣之谓使。"在方剂中，并不存在君药一定出自上品、臣药一定出自中品、佐使药一定出自下品的情况。也不一定按"一君二臣五佐"或"一君三臣九佐使"的比例。清代医家吴仪洛《本草从新》中说："主病者，对症之要药也，故谓之君。君者味数少而分量重，赖之以为主也。佐君以为臣，味数稍多，分量稍轻，所以匡君之不逮也。应臣者谓之使，数可出入，而分量更轻，所以备通行向导之使也。此则君臣佐使之义也。"

现代一般认为：君药即在处方中对处方的主证或主病起主要治疗作用的药物；臣药是辅助君药加强治疗主病和主症的药物；佐药的意义有三，一是为佐助药，用于治疗次要兼证的药物，二是为佐制药，用以消除或减缓君药、臣药的毒性或烈性的药物，三是为反佐药，即根据病情需要，使用与君药药性相反而又能在治疗中起相成作用的药物；使药意义有二，一是引经药，引方中诸药直达病所的药物，二是调和药，即调和诸药的作用，使其合力祛邪。

关于《素问》和《本草经》中“君臣佐使”含义的不同，《素问·至真要大论》曾有讨论说：“方制君臣何谓也？岐伯曰：主病之谓君，佐君之谓臣，应臣之谓使，非上下三品之谓也。帝曰：三品何谓？岐伯曰：所以明善恶之殊贯也。”亦即《本草经》主张“上药为君”，《素问·至真要大论》则认为“主病为君”，两者原理不同。对此，历来认为《素问》所说更合理。如唐代王冰说：“上药为君，中药为臣，下药为佐、使，所以异善恶之名位。服饵之道，当从此为法；治病之道，不必皆然。”张瑞贤等指出，“上药为君”的说法受到儒家尊君思想的影响，经不起临床检验，故被后起的《素问·至真要大论》“主病为君”理论所取代，不过《神农本草经》的“君臣佐使”理论使得中医的药物配伍走上了系统化的道路①。

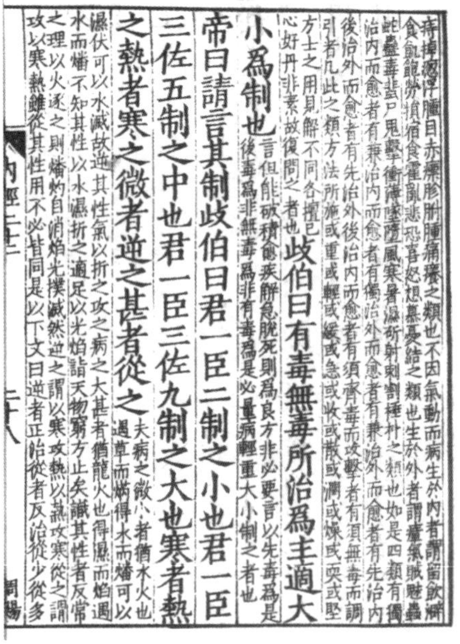
疥掉瘍痒臚目赤瘰胗胕腫痛癃之類也不因氣動而病生於內者謂留飲澼食飢飽勞損宿食霍亂悲恐喜怒想慕憂結之類也生於外者謂瘴氣賊魅蠱毒蜚尸鬼擊衝薄墜墮風寒暑濕斫射刺割捶扑之類也如是四類有獨治內而愈者有兼治內而愈者有獨治外而愈者有兼治外而愈者有先治內後治外而愈者有先治外後治內而愈者有須齊毒而攻擊者有須無毒而調引者凡此之類方法所施或重或輕或緩或急或收或散或潤或燥或耎或堅方士之用見解不同各擅己心好丹非素故復問之者也

岐伯曰有毒無毒所治爲主適大小爲制也

言但能破積愈疾解急脫死則爲良方非必要言以先毒爲是後毒爲非無毒爲非有毒爲是必量病輕重大小制之者也

帝曰請言其制岐伯曰君一臣二制之小也君一臣三佐五制之中也君一臣三佐九制之大也寒者熱之熱者寒之微者逆之甚者從之

夫病之微小者猶水火也遇草而焫得水而燔可以濕伏可以水滅故逆其性氣以折之攻之病之大甚者猶龍火也得濕而焰遇水而燔不知其性以水濕折之適足以光焰詣天物窮方止矣識其性者反常之理以火逐之則燔灼自消焰光撲滅然逆之謂以寒攻熱以熱攻寒從之謂攻以寒熱雖從其性用不必皆同是以下文曰逆者正治從者反治從少從多

图 3-12 《素问·至真要大论》有关方制的论述书影 / 引自人民卫生出版社 1956 年据顾从德翻宋刻本影印本

另一方面，《本草经》所提出的君臣比例，也不符合先秦时期的医

① 张瑞贤，张卫 . 带您走进神农本草经 [M]. 北京：人民军医出版社，2008：34–35.

疗实践。以"一君二臣五佐"计，全方药数 8 味；按"一君三臣九佐使"计，则全方药数有 13 味之多。而《素问》十二方，平均每方用药 1～2 味，以泽泻饮药数最多，为 3 味；《五十二病方》平均每方 3～4 味，最多一方 7 味；《武威医简》平均用药 6～7 味，最多一方 10 味。至汉末《伤寒杂病论》处方药数有增多的趋势，如鳖甲煎丸用 23 味，薯蓣丸用 21 味，麻黄升麻汤用 14 味。因此，"一君二臣五佐"或"一君三臣九佐使"的提法应当产生于多味药物复方使用广泛的汉代。

我们认为，先秦时期或许有关于药物搭配规律的认识，但现本《本草经》中有关君臣佐使的具体说法，应是后人加工形成的。如果文献记载有一点依据的话，或许正是出自汉代的"桐君派"本草待诏。

（五）论治疗原则

《古今医统大全》说桐君论及"立方处治，寒热之宜"。《本草经》涉及治疗原则的经文有两段。一段与判定预后有关："凡欲治病，先察其源，先候病机，五脏未虚，六腑未竭，血脉未乱，精神未散，食药必活。若病已成，可得半愈。病势已过，命将难全。"指治疗之前，先根据疾病性质，病人虚实，确定预后。强调抓住治疗时机，候病势未成，及时治疗。

另一段与对证（症）用药有关："治寒以热药，治热以寒药。饮食不消以吐下药，鬼注蛊毒以毒药，痈肿疮瘤以疮药，风湿以风湿药，各随其所宜。"此一段方是正式的用药原则，尤其以"治寒以热药，治热以寒药"两句为总纲。疾病有寒热之别，药物疗疾病之偏，故亦有寒热之分。《素问·至真要大论》亦多次提到："治寒以热，治热以寒。""寒者热之，热者寒之。"至于经文中"饮食不消以吐下药"数句，则是用概括的手法，举"饮食不消""鬼注蛊毒""痈肿疮瘤""风湿"四病为代表，说明治病应随证（症）用药。

总体上，古代部分文献将《神农本草经》中有关药物应用的大部分指导性理论均归功于桐君。从这种观念出发，称桐君为"药祖"确有理由。而桐君对具体药物的药性也有论述，现存不少佚文。它们既可能出自桐君编集的《本草经》，也可能出自《桐君采药录》。现参考马继兴观点，作为《桐君采药录》佚文处理，在下节讨论。

二、《桐君采药录》的内容与价值

南朝梁时陶弘景《本草经集注·序录》说："有《桐君采药录》，说其华叶形色。"因此该书内容主要是记录药物形态的，当然也可能提及药性。

（一）关于药物性味的论述

2005 年《中医文献杂志》第 4 期马继兴发表的《桐君采药录辑校》一文中，辑出 44 条，均是桐君关于药性的认识。如：

人参，苦。

丹参，苦，无毒。

玄参，苦，无毒。

不过，仅仅如此罗列，人们并不易理解其价值。这些条文基本都来自《太平御览》所引用的《吴氏（普）本草》，原书中罗列了关于药物性味的多种说法。以人参为例：

> 人参一名土精，一名神草，一名黄参，一名血参，一名久藏，一名玉精，神农甘小寒，桐君、雷公苦，岐伯、黄帝甘无毒，扁鹊有毒。

可见，桐君的观点是当时多种观点之一。他们在药物性、味、良毒方面的认识存在较多差异，甚至对药效认识相互矛盾。现将含有桐君观点的条文中，各家说法异同（包括《神农本草经》，简称《本经》）比较如下，见表1。

表 1　桐君与各家药性异同比较表

药名	各家论药性								
	桐君	神农	黄帝	岐伯	雷公	医和	扁鹊	李氏	《本经》
石钟乳	甘	辛	甘			甘	甘，无毒	大寒	甘，温
石胆	辛，有毒	酸，小寒					苦，无毒	小寒	酸，寒

药名	各家论药性								
	桐君	神农	黄帝	岐伯	雷公	医和	扁鹊	李氏	《本经》
青石脂	辛，无毒	甘			酸，无毒			小寒	甘，平
白石脂	甘，无毒			酸，无毒	酸，无毒		辛	小寒	甘，平
黑石脂	甘，无毒								甘，平
人参	苦	甘，小寒	甘，无毒	甘，无毒	苦		有毒		甘，微寒
葳蕤	甘，无毒	苦；一经：甘	辛		甘，无毒		甘，无毒		甘，平
防葵	无毒	辛，小寒	苦，无毒	苦，无毒	苦，无毒		无毒		辛，寒
麦门冬	甘，无毒	甘，平	甘，无毒	甘，平	甘，无毒		无毒	甘，小温	甘，平
署豫	甘，无毒	甘，小温			甘，无毒				甘，温
细辛	辛，小温	辛，小温	辛，小温	无毒	辛，小温			小寒	辛，温
奄闾子	苦，小温，无毒	苦，小温，无毒		苦，小温，无毒	苦，小温，无毒			温	苦，微寒
卷柏	甘	辛			甘				辛，温
络石	甘，无毒	苦，小温			苦，无毒		甘，无毒	小寒	苦，温
防风	甘，无毒	甘，无毒	甘，无毒	甘，无毒	甘，无毒		甘，无毒	小寒	甘，温
丹参	苦，无毒	苦，无毒	苦，无毒	咸	苦，无毒		苦，无毒	小寒	苦，微寒

药名	各家论药性								
	桐君	神农	黄帝	岐伯	雷公	医和	扁鹊	李氏	《本经》
伏苓	甘				甘，无毒		甘，无毒		甘，平
阳起石	咸，无毒	酸，无毒		咸，无毒	咸，无毒		酸，无毒	小寒	咸，微温
当归	甘，无毒	甘，无毒	甘，无毒	辛，无毒	辛，无毒		甘，无毒	小温	甘，温
芍药	甘，无毒	苦		咸	酸			小寒	苦，平
元参	苦，无毒	苦，无毒	苦，无毒	咸	苦，无毒		苦，无毒	寒	苦，微寒
知母	无毒	无毒							苦，寒
黄芩	苦，无毒	苦，无毒	苦，无毒		苦，无毒		苦，无毒	小温	苦，平
狗脊	甘，无毒	甘，无毒	甘，无毒	甘，无毒	甘，无毒		甘，无毒	小温	苦，平
泽兰	酸，无毒	酸，无毒	酸，无毒	酸，无毒				温	苦，微温
防己	苦，无毒	苦，无毒	苦，无毒	苦，无毒				大寒	辛，平
牡丹	苦，无毒	辛	苦，有毒	辛	苦，无毒			小寒	辛，寒
卫矛	苦，无毒	苦，无毒	苦，无毒						苦，寒
礜石	有毒	辛，有毒	甘，有毒	辛，有毒				大寒	辛，大热
乌头	甘，有毒	甘，有毒	甘，有毒		甘，有毒				辛，温
乌喙	有毒	有毒	有毒		有毒			小寒	辛，温

桐君中医药文化

药名	各家论药性								
	桐君	神农	黄帝	岐伯	雷公	医和	扁鹊	李氏	《本经》
虎掌	辛，有毒	苦，无毒		辛，有毒	苦，无毒				苦，温
恒山	辛，有毒	苦		苦				大寒	苦，寒
甘遂	苦，有毒	苦，有毒		有毒	有毒				苦，寒
贯众	苦；一经：甘，有毒	苦，有毒	咸，酸；一经：苦，无毒	苦，有毒			苦；一经：甘，有毒		苦，微寒
狼牙	或咸	苦，有毒	苦，有毒	无毒	无毒		无毒		苦，寒
巴豆	辛，有毒	辛，有毒	甘，有毒	辛，有毒					辛，温
莽草	苦，有毒	辛			苦，有毒				辛，温
雷丸	甘，有毒	苦	甘，有毒	甘，有毒			甘，无毒	大寒	苦，寒
黄环	辛；一经：味苦，有毒	辛；一经：味苦，有毒	辛；一经：味苦，有毒	辛；一经：味苦，有毒			辛；一经：味苦，有毒		苦，平
马刀	咸，有毒	咸，有毒		咸，有毒			小寒，大毒		辛，微寒
斑猫	有毒	辛		咸			甘，有大毒		辛，寒

为什么人们对药性会有不同认识，其依据是什么呢？

尚志钧先生考察了吴普所引神农药性与《证类》"本经药"所引神农

药性异同，发现两种并非完全相同，他认为古代《本草经》不是一种本子，而是多种本子。笔者则认为今所见《神农本草经》的药性可能是陶弘景考定的结果。

关于药性知识的起源，向来说法不一。大多数学者认为"五味"源于原始的口尝，后来随着五行学说的介入，部分药物根据颜色、形态或其他特征进行调整。另外，即使是口尝，也有可能结论不同，有的可能与品种差异有关，有的则可能与药物本身味道的复合性有关。像人参，在《吴普本草》中，神农、黄帝、岐伯都认为是甘味，而桐君、雷公都认为是苦味。假如他们所说的都是今天所用的伞形目五加科人参属多年生草本植物人参（*Panax ginseng* C. A. Mey）的根的话，口感确实是略苦

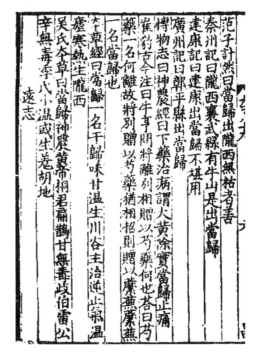

图 3–13 《太平御览》引《吴氏本草》中关于当归药性的各家观点书影／引自上海商务印书馆 1935 年影印本

带甘，说是甘味或苦味均可，故现在中药学定为甘、微苦。又像当归，桐君、神农、黄帝认为甘味，岐伯、雷公认为是辛味，当归口尝并没有明显辛辣感，但其辛香气味较浓，所以说是甘味或辛味均可，现代中药学将其定为辛、温。由此可见，不同药学家的认识有助于更全面地了解药物，后世常常将其综合起来。

中药"四气"的确定，就比较复杂了。我们看到桐君的观点中，有两味药即细辛、奄闾子为"小温"，说明当时有"四气"的评价。关于药物寒温的认识，古人有多种说法，如明代医学家李中梓在其著作《医宗必读》中提出"药性合四时论"，将药物的寒热温凉四性与春夏秋冬四时相

对应，即温者应春生之气而主发育，热者应夏长之气而主遂畅，凉者应秋收之气而主清肃，寒者应冬藏之气而主杀伐。但这只是解释"四气"的功效，并非从药物生长或收采季节来定"四气"。清代医家徐大椿在《神农本草经百种录》中提出一种说法："盖入口则知其味，入腹则知其性。"所谓"入腹知其性"，指服药后根据药效作用反推其寒热温凉。这种做法显然需要较强的理性思维，不同人判定可能完全不同。如桐君说奄闾子"小温"，但《神农本草经》却说是"微寒"。这种完全相反的情况，有可能是品种不同的原因，但也可能是思维角度不同形成的，不能一定说谁对谁错。元代医学家王好古就曾提出"一药二气"的说法，他说：

> 有一药一气，或二气者。热者多，寒者少，寒不为之寒；寒者多，热者少，热不为之热。或寒热各半而成温，或温多而成热，或凉多而成寒，不可一途而取也。又或寒热各半，昼服之，则从热之属而升；夜服之，则从寒之属而降。至于晴日则从热，阴雨则从寒，所从求类，变化犹不一也。

他所说的"不可一途而取"，其实就是指思维角度不同。所以，古代本草中出现同一药物而性味不一的情况，其实都来自实践，均有其研究价值。例如明代缪希雍论药，就兼采桐君之说。其《神农本草经疏》中"泽兰"条说：

> 泽兰感土泽之气，故味苦甘而入血；兼得乎春气，故微温而无毒。桐君兼酸，故入足厥阴、太阴经。

味苦甘是源于《神农本草经》的记载，而"酸"则是根据桐君的说法，由此指出该药兼入足厥阴肝经、足太阴脾经。

（二）对药物形态的记载

《桐君采药录》现存佚文中，有不少条是关于药物形态的。应该说这些内容是最符合书名"采药"二字的。《证类本草》等书中据陶弘景转引的明确说出自《桐君药录》或《桐君录》的条文有以下数条：

> 天门冬 陶隐居云……《桐君药录》又云：蔓生，叶有刺，五月花白，十月实黑，根数十枚。（《证类本草》）

续断　陶隐居云，按《桐君药录》云：续断生蔓延，叶细，茎如荏大，根本黄白有汁，七月、八月采根。(《证类本草》)

薰本　陶隐居云：……《桐君药录》说芎䓖苗似薰本。(《证类本草》)

(唐代司马贞（679—732）撰写的《史记索隐》卷26：薰本：按《桐君药录》云：苗似芎䓖也。)

苦菜　《桐君录》云：苦菜，三月生扶疏，六月花从叶出，茎直黄。八月实黑，实落根复生，冬不枯。(《证类本草》)

(《本草纲目》:《桐君药录》云：苦菜，三月生扶疏，六月花从叶出，茎直花黄。八月实黑，实落根复生，冬不枯。)

占斯　陶隐居云……按《桐君录》云：生上洛。是木皮，状如厚朴，色似桂白，其理一纵一横。(《证类本草》)

(李时珍《本草纲目》：弘景曰……按《桐君采药录》云：生上洛。是木皮，状如厚朴，色似桂白，其理一纵一横。)

茶花　《桐君录》曰：酉阳、武昌、晋陵皆好茗，又曰：茶花状如栀子，其色稍白。(《太平御览》卷867)

《证类本草》中有的条文据陶弘景转引称出自《药录》，马继兴认为应是指《桐君采药录》而辑入的，有以下数条：

水萍　《药录》云：五月有花，白花。即非今沟渠所生者。楚王渡江所得，非斯实也。

薰草　《药录》云：叶如麻，两两相对。

以下数条并没有明确说出自《桐君采药录》，不过在《证类本草》或《太平御览》转引时，正好跟在桐君所说的药性之后，马继兴将其作为《桐君采药录》文字辑入：

薯蓣　桐君、雷公甘，无毒。或生临朐钟山，始生赤茎细蔓，五月华白，七月实青黄，八月熟落，根中白，皮黄，类芋。(《证类本草》)

乌头　神农、雷公、桐君、黄帝甘，有毒。正月始生，叶厚，茎

方中空，叶四四相当，与蒿相似。(《证类本草》)

乌喙 神农、雷公、桐君、黄帝有毒。十月采。形如乌头，有两歧，相合如乌之喙，名曰乌喙也。所畏、恶、使，尽与乌头同。(《证类本草》)

虎掌 岐伯、桐君辛，有毒。立秋，九月采。(《证类本草》)

恒（常）山 桐君辛，有毒。二月、八月采。(《太平御览》卷992）

药物采集于自然，这就必然要发展起与药物采集、加工的有关知识。古代医药不分家，《唐六典》中还提到唐代官方医药教育机构中，医学生学习本草的要求是要"知药形而识药性"，可见古代对药物形态是有系统的知识传承的。南朝的《七录》中记载有"《神农采药经》二卷"的书目，北宋中期王尧臣的《崇文总目》所记其当时所见知的图书目录中有："《采药论》一卷。"连同《桐君采药录》在内，都说明采药类书籍的出现是适应实践需求的。可惜这些书均已佚失。

现本《神农本草经》中有关药物形态的描述较少，但从《吴普本草》佚文来看，多数都有关于药物形态和采集地点、时间的描述。笔者认为这应当是早期《本草经》中应有的知识。例如《太平御览》所引《吴普本草》中的"狗脊"条：

如草薜茎，节如竹，有刺。叶圆青赤。根黄白，亦如竹。根毛有刺。岐伯、一经：茎无节，叶端圆，赤，皮白有赤脉。二月采。

这证明古代对药物形态的描述也有不同版本。本条后面列出不同说法时注明了源自"岐伯""一经"，但对前面的说法未列出处。笔者认为，可能未列出处的都是源自《桐君采药录》的内容。可供参证的是"芎䓖"条，陶弘景说"《桐君采药录》说芎䓖苗似藁本"，而《太平御览》所引《吴氏本草》中的"芎䓖"条是这样说的：

或生胡无桃山阴，或斜谷西岭，或太山。叶香、细、青黑，文赤，如藁本。冬夏生，五月华赤，七月实黑，附端两叶。三月采根，根有节，似如马衔状。

文中确实提到了芎䓖似藁本，但前面没有提到“桐君”字样。故笔者猜测，古代关于植物形态的知识大多源自《桐君采药录》，一般不用特地标明，只是偶有不同说法时才列出异说的来源。《吴普本草》佚文中没有出处的关于药物形态的论述很多。例如：

麦门冬　生山谷肥地。叶如韭，肥泽丛生。采无时。实青黄。

奄闾　或生上党。叶青厚，两两相当。七月华白，九月实黑。七月、九月、十月采。

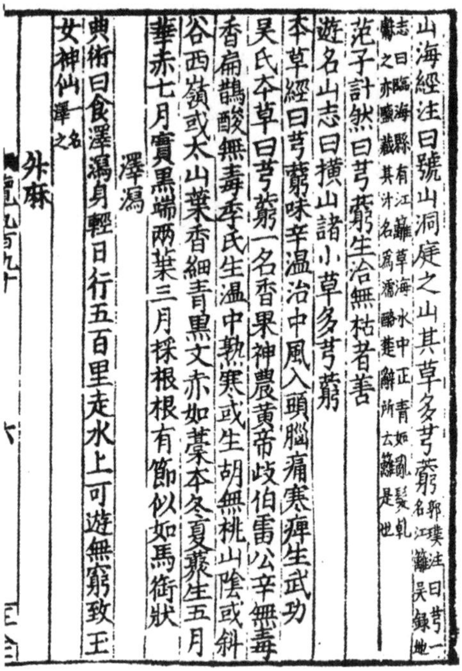
山海經注曰號山洞庭之山其草多芎藭郭璞注曰芎一名江蘺吳錄地志曰臨海縣有江蘺草海水中正青如亂髮乾擣之赤鹽藏其汁名爲濡酪楚辭所云蘺是也
范子計然曰芎藭生洽無枯者善
遊名山志曰擴山諸小草多芎藭
本草經曰芎藭味辛溫治中風入頭腦痛寒痹生武功
吳氏本草曰芎藭一名香果神農黃帝岐伯雷公辛無毒香扁鵲酸無毒李氏生溫中熟寒或生胡無桃山陰或斜谷西嶺或太山葉香細青黑文赤如藁本冬夏叢生五月華赤七月實黑端兩葉三月採根根有節似如馬銜狀
澤瀉
典術曰食澤瀉身輕日行五百里走水上可遊無窮致王女神仙澤一名
外麻

图 3-14 《太平御览》引《吴氏本草》“芎䓖”条书影 / 引自上海商务印书馆 1935 年影印本

《吴普本草》这些佚文，笔者认为完全有可能采自《桐君采药录》。因此，本书附录中，将《吴普本草》佚文的这部分内容也附编于后。

（三）桐君药方

现存与桐君有关的佚文中，有数首处方。马继兴在 2005 年《中医文献杂志》第 4 期发表《桐君采药录辑校》一文辑有处方 1 首。笔者在其基础上另辑出附方 1 首，共 2 首。

由于《神农本草经》《吴普本草》等现只有后世辑本，其原初版本中是否有附方不得而知。据猜测很可能有。《神农本草经》“序录”中很多原则不只是针对单味药物的，而是针对复方药物，例如说：

药性有宜丸者，宜散者，宜水煮者，宜酒渍者，宜膏煎者，亦有一物兼宜者。亦有不可入汤酒者。并随药性不得违越。

病在胸膈以上者，先食后服药。病在心腹以下者，先服药而后食。病在四肢、血脉者，宜空腹而在旦。病在骨髓者，宜饱满而在夜。

两首桐君附方均出自《小品方》，曾被《医心方》《外台秘要》转引。《小品方》为东晋时著作，但引时只说二方为"桐君说"，并不确定是出自《桐君采药录》，也有可能是出自早期以"桐君"名义所辑的《本草经》。

1. 治奔豚方　本方在《小品方》中出现两次，一次在"治手足逆冷，胸满气促，从脐左右起，郁冒者，奔豚汤方"条下的"又方"：

又方，桐君说。

伏出鸡卵壳中白皮　梨木灰　麻黄（去节）　紫菀（各等分）

上四味，捣下筛，作丸、散，随宜酒服十丸，如梧子，散者方寸匕。治三十年喉中结气咳逆立瘥也。亦可水煮为汤，以意分之。

另一次直接命名为"治上气如奔豚诸方"：

治手足逆冷，胸满气促，从脐左右起，郁冒者方，桐君说。

伏出鸡卵壳中白皮　梨木灰　麻黄（去节）　紫菀（各等分）

上四味，捣下筛，作丸、散，随宜酒服十丸，如梧子，散者方寸匕。治三十年喉中结气咳逆立瘥也。亦可水煮为汤，以意分之。

两处内容是一样的。本方还见于《外台秘要》卷12中的"杂疗奔豚气及结气方六首"，为其中之一方：

又方桐君说。

孵出鸡卵壳中白皮　梨木灰　麻黄（去节）　紫菀（各等分）

上四味，捣下筛作丸、散。随宜酒服十丸，如梧子。散者方寸匕。疗三十年喉中结气咳逆立瘥也。亦可水煮为汤，以意分之。（《经心录》同，并出第一卷中）

内容也是一样的。

奔豚是古病名。豚即小猪。奔豚指病人发作性气从下腹上冲胸，直达咽喉，伴有腹中疼痛、胸闷气急、头昏目眩、四肢逆冷等，通常发作过后如常。现代认为其类似于西医的胃肠神经官能症及冠心病、心血管神经症等。本方还可以"疗三十年喉中结气咳逆"，可能类似于"梅核气"，即咽腔内有异物感，就像咽中似有梅核阻塞、咯之不出、咽之不下、时发时止为主要表现的疾病。从西医角度，又称之为咽异感症，往往与精神因素相关。

2. 治痈方　本方是《小品方》"治始发诸痈疽发背及乳痈方"中的又方：

又桐君说：

赤小豆　白蔹　黄芩　黄芪　牡蛎

凡五物，分等，下筛，酒服方寸匕。

本方也见于《医心方》卷16"治诸瘘方第十六"中：

《小品方》云……又云：桐君说，赤小豆、白蔹、黄芩、黄芪、牡蛎，凡五物，等分，下筛，酒服方寸匕。

其主治病症是："有瘘者，始结肿与石痈相似，所可为异者，其一种中，按之累累有数核便是也。初作不痛不热，即以练石薄敷之，内服防己连翘汤下之，便可得消。若失时不治结脓者，亦以练石薄敷，令速熟，熟用火针膏散。如治痈法。初作即以小豆薄涂之亦消。"两方相同，可见此方针对的是痈疽，包括未成瘘之前的痈疽。

以上两方，一方治内科病症，一方治外科病症，或可说明桐君通晓内外全科。

第四章　桐君意象

桐君的史事及其在桐庐的史迹，已经成为中国文化中的一个重要符号。所谓文化符号，是指具有某种特殊内涵或者特殊意义的标示。在不同人的心目中，桐君有着不同的形象，并在古代诗文中屡屡出现。在诗文中，桐君有时是仙人，有时是本草学家的代表，有时则是高明医者，有时又是隐逸名士。可见桐君文化有着多侧面的内涵。

将历代诗文中桐君意象的象征意义进行分类梳理，有助于更深入地了解中国传统文化中的桐君文化。

第一节　仙道传说

求仙与长生，向来是传统文化的重要主题。精于医药的桐君，又曾被赋予成仙的传闻，因而在传统文化中常常以神仙形象出现。

一、桐君神仙的形象

有关桐君整理本草的事迹，传说中虽然远在黄帝时期，但并无神怪情节。在桐庐居住、指桐为姓，也没有特殊说法。不过到后来，出现了一些与桐君有关的神仙故事。其中之一是日本的《医家千字文注》所引文字，将桐君识药描述成神话：

> 桐君乘绛云之车，唤诸药精，悉遣述其功能，因则录之，呼为《桐君药录》。

前面提到，在东晋方士王嘉的《拾遗记》卷 7 有这样的记载：

道家云：昔仙人桐君采石，入穴数里，得丹石鸡，舂碎为药。服之者，令人有声气，后天而死。

这个故事据说出自汉末。道教书籍《历世真仙体道通鉴》卷7“桐君”条有类似记载：

汉献帝建安三年，胥图国献鸣石鸡，其色如丹，大如燕，常在地中应时而鸣，声能远彻。其国闻其鸣，乃杀牲以祠之，当声处掘，则得此鸡。若天下太平，翔飞颉颃以为佳瑞，亦谓之宝鸡。人听地中以候晷刻。道士云：仙人桐君采石，入穴数里，得丹石鸡，舂碎为药服，令人有声气，后天而死。吴宝鼎元年，四方贡珍怪，有琥珀燕，置之静室，自于室内鸣翔，此之类也。

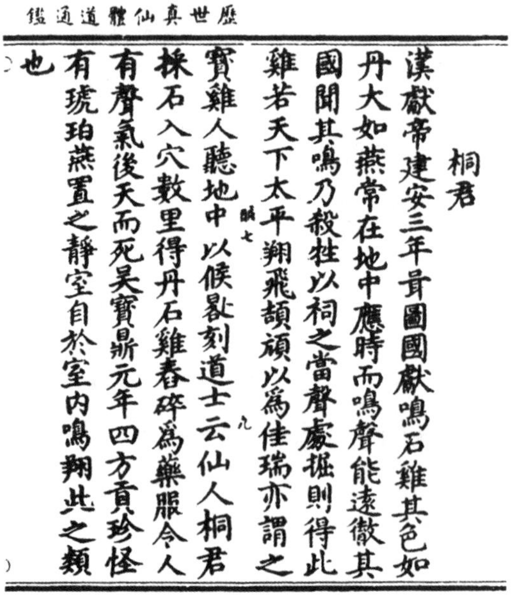
歷世真仙體道通鑑
桐君
漢獻帝建安三年胥圖國獻鳴石雞其色如丹大如燕常在地中應時而鳴聲能遠徹其國聞其鳴乃殺牲以祠之當聲處掘則得此雞若天下太平翔飛頡頏以爲佳瑞亦謂之寶雞人聽地中以候晷刻道士云仙人桐君採石入穴數里得丹石雞舂碎爲藥服令人有聲氣後天而死吴寶鼎元年四方貢珍怪有琥珀燕置之靜室自於室內鳴翔此之類也

图4-1 道藏本《历世真仙体道通鉴》有关桐君的记载书影／引自天津古籍出版社《道藏》1988年影印本

此处道士所说的桐君，与黄帝时的桐君、桐庐的桐君不知是否为同一人，不过在传说文化中已经合为一体。桐君山上的桐君，在后世传说中也有采药炼丹的举止，成为仙人形象。

二、诗文辑集

桐君的神仙形象有助于扩大其文化影响，在古代诗文中屡屡作为意象出现。从下面辑集的部分可见一斑。

1.《游清都观寻沈道士得都字》 作者陆敬，唐代诗人，约公元618年前后在世，其字、里居、生卒年均不详，约生活在唐高祖武德元年前后。诗中提到的"桐君"，是与道教典籍联系在一起的。其诗如下：

　　聊排灵琐闼，徐步入清都。

　　青溪冥寂士，思玄徇道枢。

　　十芒生药笥，七焰发丹炉。

　　缥帙桐君篆，朱书王母符。

　　宫槐散绿穗，日槿落青柎。

　　矫翰雷门鹤，飞来叶县凫。

　　凌风自可御，安事迫中区。

　　方追羽化侣，从此得玄珠。

此诗是赠给沈姓道士的。诗中提到"缥帙桐君篆，朱书王母符"，"缥帙"是指淡青色帛做成的书衣，也指书卷；"篆"为道教中的文书。意指沈道士室中摆着一册青色封面的桐君著作，对应着前一句"十芒生药笥，七焰发丹炉"。"十芒"，另一本作"十芝"，应为是。大意是说药匣中装着山上采来的多种灵芝，一旁炉火熊熊正在炼丹，暗喻这些都是依据桐君著作的记载来采集制作的。这里并非说沈道士真的拿着《桐君采药录》，"桐君篆"在此作为一个文化典故，代称道教中记载炼制丹药的著作。

2.《和李舍人使君纾题云明府道室》 作者皎然（约720—约803），俗姓谢，字清昼，吴兴（今浙江湖州）人，唐代著名诗僧，据说是谢灵运的十世孙。皎然在文学、佛学、茶学等方面颇有造诣，现存470首诗。另有诗歌理论著作《诗式》。其诗如下：

　　许令如今道姓云，曾经西岳事桐君。

　　流霞手把应怜寿，黄鹤心期拟作群。

　　金篆时教弟子检，砂床不遣世人闻。

　　桂阳亦是神仙守，分别无嗟两地分。

诗中提到一位原本姓许的道士，出家后改姓云，曾经到西岳华山拜"桐君"为师学道，后面金篆、砂床、神仙等语，都是道教炼丹的相关术语。这里，"桐君"也不一定是真实姓名，同样是作为典故来使用的，以

"桐君"作为有道仙师的形象。

3.《对酒》 作者赵牧，约生活于867年前后，其字、里居、生卒年均不详，据称他累举进士不第，放浪人间以终。诗云：

> 云翁耕扶桑，种黍养日乌。手接六十花甲子，循环落落如弄珠。长绳系日未是愚，有翁临镜持白须。饥魂吊骨吟古书，冯唐八十无高车。人生如云在须臾，何乃自苦八尺躯，裂衣换酒且为娱，劝君朝饮一瓢，夜饮一壶。杞天崩，雷腾腾，桀非尧是何足凭。桐君桂父岂胜我，醉里白龙多上升。菖蒲花开鱼尾定，金丹始可延君命。

诗中"桐君桂父岂胜我"，一本作"岂欺我"，以传说中两位仙人桐君和桂父为典故。刘向《列仙传》载桂父是南方象林人，肤色黑，常服桂及葵，受到南海人尊奉。诗中的桐君亦是作为神仙来叙述的。

4.《过桐庐》 作者胡宿（995—1067），字武平，常州晋陵县（今江苏常州市）人，北宋大臣。宋仁宗天圣二年，考中进士，起家扬子县尉，历任宣州通判、湖州知州、两浙转运使、修起居注、知制诰、翰林学士，累迁枢密副使，以居安思危、宽厚待人、正直立朝著称。此诗是他经过桐庐所作。全诗如下：

> 两岸山花中有溪，山花红白遍高低。
>
> 灵源忽若乘槎到，仙洞还同采药迷。
>
> 二月辛夷犹未落，五更鸦白最先啼。
>
> 茶烟渔火遥堪画，一片人家在水西。

这首诗描述的正是隐居桐君山的桐君，而"仙洞还同采药迷"一句，也是将桐君事迹视为仙人故事。

5.《题毛仙山》 作者周兑，北宋人，宋哲宗元符元年（1098）曾任漳州通判，宋徽宗崇宁三年（1104）曾任袁州知州。其诗如下：

> 仙翁辟谷绿毛生，
>
> 假向人间作姓称。
>
> 应与桐君为伴侣，
>
> 丹成白日共飞升。

诗中所说的毛仙山在江西萍乡，因传说中的"毛仙"而得名。传说该仙人因身有绿毛，于是以毛为姓，这与桐君指桐为姓有相似处。所以诗中把二人并称。"应与桐君为伴侣"并不是说二人曾有来往，而是指他们是同一类人，都修道炼丹，然后"白日飞升"而成仙。这是道教神乎其神的说法。

6.《桐君祠作招仙歌》 作者卢襄（1076—1145），字赞元，衢州（今浙江衢州）人，歌云：

> 桐君归来兮，仙驭远游将何之，宁不欲朝玉京兮升紫微？戴日月之冠兮披紫霞之衣，佩苍精之龙兮餐玉田之芝。友王乔与萧史兮，俨霓旌玉佩而葳蕤，何如归来！猿鹤惨兮怨空山，川壑寂兮松桂闲，胡不拂袖烟幌兮开云关。藉芳草兮歌幽兰，庶乎游山之人可以往还。

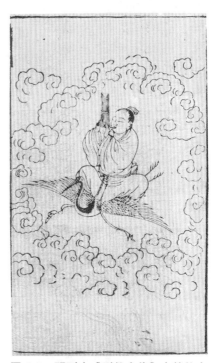

图 4-2　明刊本《列仙全传》中的仙人王子乔 / 引自广陵书社 2017 年影印本

此歌中，桐君更不折不扣地成为一个仙人形象，"友王乔与萧史兮"，指与传说中的仙人王子乔、萧史为伴。王子乔传说为黄帝后裔，本名姬晋，字子乔，人称太子晋，世称王子晋或王子乔。为道士浮丘公引上嵩山三十余年，得道成仙，喜吹笙，作凤鸣声。萧史传说是春秋时人物，善吹箫。《列仙传》记载：萧史善吹箫，作凤鸣。秦穆公把女儿弄玉嫁给她。萧史在凤楼上教弄玉吹箫，感召凤凰来集，弄玉乘凤、萧史乘龙，夫妇一同仙去。

7. 元代徐舫系列诗作 徐舫（1299—1366），字方舟，桐庐人。幼好驰马击剑，成年后勤于读书，未出仕。在江边筑一别室，自号沧江散人。

著有《瑶林集》《沧江集》。他创作了一系列关于桐君的诗，均将桐君视为仙人。

其一是《桐君祠》诗：

山势联翩青凤凰，
梧桐花老旧祠堂。
神仙往昔千年事，
岩谷犹今百草香。
世代无人谈角绮，
衣冠有像配羲皇。
仍传松顶双双鹤，
沧海飞来岁月长。

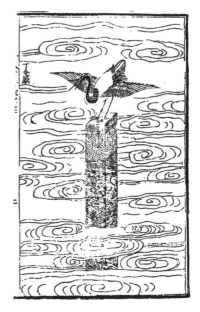

图4-3　明刊本《列仙全传》中的仙人丁令威化鹤像／引自广陵书社2017年影印本

"神仙往昔千年事"，反映了当时流行的桐君仙人传说。"仍传松顶双双鹤，沧海飞来岁月长"是化用了仙人丁令威的典故。《搜神后记》卷一载："丁令威，本辽东人，学道于灵虚山，后化鹤归辽，集城门华表柱。时有少年举弓欲射之，鹤乃飞，徘徊空中而言曰：有鸟有鸟丁令威，去家千年今始归，城郭如故人民非，何不学仙冢累累！遂高上冲天。"

其二是《桐君山二首》之二，诗云：

晓上桐君宿雾收，
岚光苍翠恣夷犹。
丹炉秘诀归仙子，
清景吟怀属士流。
七里滩横孤棹影，
立山钟响五更头。
古来潇洒称名郡，
莫把繁华数汴州。

此诗是作者本人咏怀之作。"丹炉秘诀归仙子"指想象中的古桐君，而"清景吟怀属士流"则指其本人。

其三是《桐君山》诗：

> 仙驭乘鸾去不停，青山依旧抱荒城。
>
> 风香药草春云暖，露冷桐花夜月明。
>
> 县近故庐堪认姓，鹤归华表自呼名。
>
> 千年往事俱尘土，时听樵林吹笛声。

此诗也同样采用了丁令威成仙的典故，如"县近故庐堪认姓，鹤归华表自呼名"等。诗中想象古桐君虽已成仙，仍不时化鹤归来探访。此诗在清雍正《浙江通志》中称为元代朱希晦作，在清光绪《严州府志》又记载为明代陶安作。

其四是《桐君》诗：

> 古昔有仙君，结庐憩桐木。
>
> 问姓即指桐，采药秘仙箓。
>
> 黄唐盛礼乐，曷去遁空谷。
>
> 接迹许由俦，旷志狎麋鹿。
>
> 槲叶为制衣，松苓聊自服。
>
> 山中谅不死，时有飞来鹄。
>
> 余欲访仙踪，云深不可躅。

此诗更是直接以"仙君"来形容桐君，并述说了桐君的故事，还提到他著有"采药秘仙箓"，并想象他当年"槲叶为制衣，松苓聊自服"的隐居情况，并相信他已成仙，所以说"山中谅不死，时有飞来鹄"。

其五是《祠完迎桐君归祀》诗：

> 天乐遥风散碧扉，躬劳幂长迎仙归。
>
> 闲云敛敛凝盖立，白鹤亭亭向水飞。
>
> 上世人传草木食，幽情自寄渔樵衣。
>
> 春来岩谷百花发，胜日携壶上翠微。

此诗描述当时修葺好桐君祠后，迎桐君像归礼祀尊奉，也反映出人们普遍将桐君视为仙人的情况。

8.《过桐君山》 作者卢琦（1306—1362），字希韩，号奎峰、立斋，元代惠安（福建惠安）人。元代著名大诗人，为元末闽中文学四大名士之一，著有《奎峰文集》10卷、《诗集》12卷。

其《过桐君山》诗云：

> 桐山峨峨桐水清，仙人不住芙蓉城。
>
> 山头笑指梧桐青，至今山水俱得名。
>
> 丹光夜照江水赤，赤浪神鱼夜飞出。
>
> 碧桐花下觅神仙，白日山中遇樵牧。
>
> 深谷传响山有灵，东山人唤西山应。
>
> 渔人误入水帘洞，石崔倒挂丹崖藤。
>
> 桐荒路断行人少，石上春风长瑶草。
>
> 月暗黄鹤飞渡江，仙人一去梧桐老。

这首诗中三度出现"仙人"或"神仙"，均为形容桐君之辞。

9.《与沈子元材登山偶得次前韵》 作者陈沂（1469—1538），明代金陵（今江苏南京）人，字宗鲁，后改为鲁南，号石亭。明武宗（朱厚熙）正德间进士。曾任布政使参政。文才出众，与何景明、李梦阳等同属复古派，又与顾璘、王韦称"金陵三俊"。著有《金陵古今图考》《金陵世纪》《石亭集》等。诗云：

> 桐君仙去有高台，落日山头一举杯。
>
> 四望肇峦天外合，两分江水县前来。
>
> 浮烟市郭参差出，远火渔舟积渐回。
>
> 道有故人新作字，同游题句不凡才。

此为他与友人登桐君山所作诗歌，开头"桐君仙去"一语，反映了普遍的观念。

10.《自钱塘由富春桐江抵七里滩同范仲昭》 作者王叔承（1537—1601），初名光允，字叔承，晚更名灵岳，字子幻，自号昆仑承山人，明代吴江（今江苏苏州）人。喜游学，纵游齐、鲁、燕、赵、闽、楚各地。其诗为王世贞兄弟所推崇。著作有《潇湘编》《吴越游集》《宫词》《壮游编》《后吴越编》《芙蓉阁遗稿》等。诗云：

鸣榔晓发钱塘江，波开绿酒浮春缸。

江风吹帆三百里，青山片片随船窗。

山头挂天根插水，两岸阴森那可已。

游郎如坐彩云来，人家尽住瑶屏里。

三江烟树嗟空阔，谁道龙中更奇绝。

陡岩岚翠寒扑肌，拂手藤花洒香雪。

荆扉女儿扬茜裙，映柳窥人半明灭。

山村酒价不用钱，笑减青粳沽竹叶。

风波相遇皆行迈，死生肯付乾坤外。

采芝昨上桐君庐，占星又宿严陵濑。

此诗中"采芝昨上桐君庐"的"采芝"意象，是与道教仙人联系在一起的。

11.《桐君山》作者邵万，桐庐钟山人，沉潜博学，明嘉靖间曾任龙泉知县。诗云：

桐君之山何许高，山不在高仙则名。

忆昔桐封仙灶深，仙人一去山冥冥。

两江回合秀可挹，千家万家龙作城。

岂无嵯峨插云际，岂无刻削临沧溟。

即使游人挟心赏，不关风气终顽形。

我昔谈经山上亭，亭空百虑殊悝悝。

苔青草绿自春色，钟声鸟语如叮咛。

前贤汇征得无自，西来天目钟声灵。

因知此山非浪存，可令环胜无藩屏，

卓哉李侯百度贞，崇祠翼翼高齐扃。

虽不辉煌耀仙录，实多瞻仰垂仪型。

幸际台垣启昌运，朝阳不拟流芳馨。

本诗使用了一系列"仙人""仙灶""仙录"等词语，可见当时桐君的仙人形象深入人心。

12.《桐君山》 作者茅坤（1512—1601），字顺甫，号鹿门，湖州府归安县（今浙江湖州）人，明代散文家、藏书家。他文武兼长，雅好书法，编选《唐宋八大家文钞》，与王慎中、唐顺之、归有光等，同被称为"唐宋派"。有《茅鹿门集》行世。诗云：

> 仙人已飞去，姓独挂空山。
>
> 芳草几迷路，白去谁共攀。
>
> 岭猿相叫啸，江水复潺湲。
>
> 落日松风起，疑邀笙吹还。

全诗精练，开头即以"仙人"为主要意象，"姓独挂空山"则指桐君无疑。

13.《桐西居士传》 作者姚夔（1414—1473），字大章，号损庵。严州府桐庐县（今浙江桐庐县）人。明英宗正统七年（1442）中进士。景泰初年升任南京刑部右侍郎，不久改任礼部侍郎。后累官至礼部尚书，掌管贡举。后迁任吏部尚书，加授太子少保。去世时谥号文敏。诗文被编成《姚文敏公遗稿》，此文收录其中，这是他为乡人张景旻所写的传记，记述了张景旻对桐君的景仰之情。节选如下：

> 张景旻氏，士族也，居桐江之上，六十有二年，容貌翟翟，辞气煦煦，谨身饬行，守先人之业弗替，所居无他长物，惟琴一张，棋一局，《肘后方》一卷……暇则修黄岐之术，自养身外，庸以济人，验亦不以为功。……尝仰桐山之高，兀然东峙，慨丹灶之烟，旷散百年不复举，而桐孙离立，苗然其芽，将复有如庐之势，安得引白鹤而来，桐君相与一问丹诀如何也耶？乃自号桐西居士。其为言曰：桐在山之上，而居邑之东。我在邑之郭，而在山之西，天地之气生于东南，而成于西北，故饮礼位主于东南，而位宾于西北。则我与桐有生成之义，宾主之象焉。在易之坤，西南得朋，东北丧朋，安贞吉，说者谓西南阴方，东北阳方，阴必从阳，离丧其朋，类乃能成化育之功而有安贞之吉，则我与桐有阴阳之义，朋类之象焉。虽然，以理揆之，我动物也，桐植物也，我其阳乎？桐无心者也，我有心者也，我其主乎？且

吾所居西南，吾朝而出焉，日华在桐，阳德昭也，桐在吾左，吾左之
以为吾主。夕而归焉，月华在桐，阴德敷也。桐在吾右，吾右之以为
吾宾。诗曰：左之左之，无不有之。右之右之，无不宜之。此之谓也。
然则吾与桐君虽未能与之揖让周旋于左右主宾之间，而因桐以思其人，
殆若有契合者矣。吾取之以名吾，乌乎不可哉！

本文记录了一位叫张景旸的文人，像桐君一样隐居江边。他说"安
得引白鹤而来，桐君相与一问丹诀如何也耶"，可见其心目中的桐君是一
个仙人的形象。

14.《桐君》 作者徐渭（1521—
1593），浙江绍兴府山阴（今浙江绍兴）
人。初字文清，后改字文长，号青藤老
人、青藤道士，是明代著名文学家、书
画家、戏曲家。此诗在《徐文长佚草》
卷一有载，诗云：

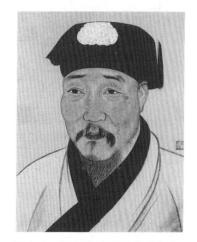

图4-4 南京博物院藏《明人十二
像册》中的徐渭像 / 引自《东方艺
术》杂志 2006 年第 4 期

　　　　桐君乘白云，遗庙对斜曛。

　　　　作客频回棹，怀人一荐芹。

　　　　绿萝随树长，青嶂隔江分。

　　　　向夕如不去，萧声天外闻。

"桐君乘白云"，点出桐君成仙之典
故。作者还幻想"向夕如不去"，留宿于
山上，或许桐君会随着萧声从天而降，
与其相会。

15.《桐君山》 作者黄淳耀（1605—1645），初名金耀，字蕴生，一
字松厓，号陶庵，又号水镜居士，南直隶苏州府嘉定（今属上海）人。明
崇祯十六年（1643）进士。清顺治二年（1645），嘉定人抗清起义时，他
与侯峒曾被推为首领。城破后，与弟黄渊耀自缢于馆舍，有《陶庵集》。
诗云：

　　　　桐君丹室在，天下几人闲。

碧濑长归海，清风独满山。

花开游子路，云泊野僧关。

叹息钟声内，仙禽自去还。

本诗用到"丹室""仙禽"等意象，是道教仙人常见的配置。

16. 明代屈大均诗二首　屈大均（1630—1696），初名邵龙，又名邵隆，号非池，字骚余，又字翁山、介子，号菜圃，广东广州府番禺县人。明末清初著名学者、诗人，与陈恭尹、梁佩兰并称"岭南三大家"。著有《广东文集》《广东文选》《广东新语》等作品。他经过桐庐时作诗二首。

其一为《岩滩作》：

谁佐中兴业，桐江百尺丝。

潜龙虽勿用，威凤亦来仪。

月上千峰夕，云生万壑时。

那知天子贵，适与故人期。

洗耳秋潭冷，披裘晓露滋。

石华闲自拾，琼草可谁贻。

山鬼骖玄豹，桐君把翠旗。

客星光灼烁，仙洞路逶迤。

下视云台将，高为帝者师。

论兵嫌吕尚，象物得庖羲。

鱼食惟香草，猿飞必上枝。

空教望鸿羽，不使嫉蛾眉。

舒啸天风起，回舟珠斗移。

茫茫烟树外，何以慰相思。

诗中说"桐君把翠旗"，典出屈原《九歌·少司命》"孔盖兮翠旌，登九天兮抚彗星"，翠旌即翠旗，将桐君视为上古仙人。

其二为《桐君山作》：

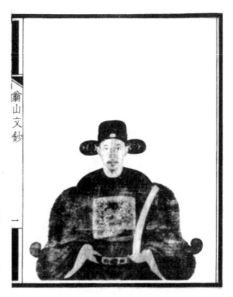

图 4-5　屈大均像 / 引自 1948 年广东丛书编委会刊《翁山文钞》

清溪流瀮瀮，白石如撂蒱。

桐君去我久，谁与同欢娱。

利器乱天下，濠梁日如愚。

白发渐纷纷，于世复何须。

远游可长生，逝将登蓬壶。

青霞为绣袷，明月为耳珠。

金火相盘旋，神丹生太无。

天孙嫣然笑，结我合欢襦。

誓言何旦旦，岁晏终不渝。

此诗中，仍用《楚辞》典故，如"远游"等。同时提到"蓬壶""神丹"等，均是从神仙角度想象桐君。"金火相盘旋，神丹生太无"又是道流修炼之术。

17.《春日过桐庐晤张无近》 作者周茂源（1613—1672），字宿来，号釜山，明末清初华亭（今上海松江）人。明末入几社，与陈子龙、夏允彝为友。顺治六年（1649）进士，历官刑部主事、郎中。顺治十四年（1657）出任处州知府。工诗，有《鹤静堂集》十九卷。诗说：

离情犹忆蓟门花，邂逅津楼感鬓华。

绣岭春深红药润，晴江涨后白鸥斜。

迟迟拄笏看朝爽，历历挥弦对晚霞。

为问桐君仙宇近，玉潭几处满丹砂。

本诗使用了"仙宇""丹砂"等意象，想象桐君当年是为炼丹羽士。

18.《题桐君祠》 作者查慎行（1651—1728），浙江海宁人，曾任翰林院编修。其诗二首：

其一

何年栖影此高山，寂寂孤桐兴自闲。

漫说狂奴垂钓隐，尚留姓氏落人间。

其二

丹成何必姓名传，千古遗风在眼前。

此景不教尘外赏，孤山梅隐有道仙。

诗中使用了"丹成""道仙"等词语来塑造桐君的仙人意象。

19.《群仙祝寿》 作者厉鹗（1692—1752），字太鸿，又字雄飞，号樊榭、南湖花隐等，钱塘（今浙江杭州）人，清代著名诗人、学者，浙西词派中坚人物，江西词派的首提者。终身未仕。与查为仁合编的《绝妙好词笺》，著有《樊榭山房集》《宋诗纪事》《辽史拾遗》《东城杂记》《南宋杂事诗》等书。《群仙祝寿》是他创作的一折戏曲，载于其《樊榭山房集》的"外曲卷上"部的"迎銮新曲首套"，是颂圣之作。其中"第三折"有如下内容：

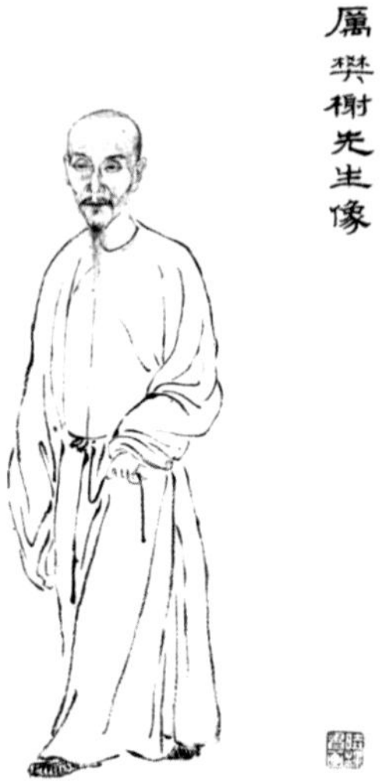

图 4-6　浙江省博物馆藏清代费丹旭绘厉鹗像／引自湖北美术出版社《明清肖像》2018 年

[末]俺葛洪奉王母之命，邀请浙东众仙，今已约下了。

[见介老生]请问仙真邀的哪几位。

[末]俺邀的刘晨、阮肇、黄初平、刘纲、桐君五位。

……

[净扮桐君上]桐为姓氏详采药，披仙氅。（下略）

戏文中，桐君位列于"浙东众仙"之一。这一说法反映了浙东地区的民众信仰。

第二节　隐逸意蕴

桐君所在的桐庐，向来就具有隐逸文化传统。历史上由于有严子陵、戴颙、方干等人在此隐居，故成为隐逸胜地的代表。桐君的故事与当地传统整合，逐渐也具有了隐者的形象。

一、桐庐的隐士名人

历史上，浙江桐庐有多位名人隐士，建构了当地的隐逸文化。

严子陵，名严光（前39—41），又名遵，字子陵。汉代会稽余姚（今浙江省余姚市）人。据说他少时即有高名，与东汉光武帝刘秀同学，同时是好友。刘秀即位后，多次延聘严子陵，但他隐姓埋名，退居富春山麓垂钓，今严子陵钓台在桐庐县城南15公里，是富春江主要风景点。严子陵不慕富贵品格受到后世的称誉，宋代范仲淹撰《严先生祠堂记》，有"云山苍苍，江水泱泱。先生之风，山高水长"的赞语。

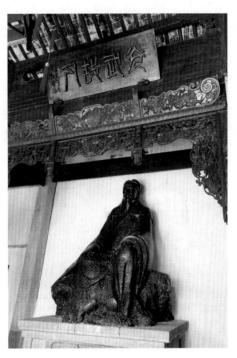

图4-7　浙江桐庐严子陵钓台严先生祠中的严光像 / 作者摄

戴颙（377—441），字仲若，晋代谯郡铚县（今安徽濉溪临涣）人。父亲戴逵善于诗书画琴。戴逵病逝后，时年16岁的戴颙因守孝几乎毁坏了身体，因而长年生病虚弱。后来与兄长戴勃隐居于桐庐。不久，戴勃染病，因生活拮据，医药不足，戴颙欲取俸禄为其兄治病，于是上书当朝求取海虞令，快获得批准时，戴勃去世，戴颙就此作罢。后来宋武帝刘裕屡次招他出山做官，都拒诏不出。万历续修《严州府志》载："戴颙宅 《太平寰宇记》：桐庐县戴山，宋征士戴颙所隐处（万历《桐庐县志》：县东戴山，刘宋时会稽戴颙与其兄弟来隐于此，绝顶颇平，傍有九田湾，有颙炼丹鼎灶。）"

方干（836—888），字雄飞，号玄英，唐代睦州青溪（今浙江淳安）人。桐庐章八元爱其才，招为过门女婿。参加科举考试不第，隐居于会稽鉴湖。咸通年间，浙东廉访使王龟慕名邀请，觉得方干才华出众，竭力向朝廷推荐但未果。后人称他"身无一寸禄，名扬千万里"。后客死会稽，归葬桐江。宋景祐年间，范仲淹守睦州，绘方干像于严陵祠配享。

以上所列，尤其是严子陵，对后世文人影响很大，被视为隐士的代表。古桐君的身份虽然不明，但在古人心目中认为也属于隐逸之士，因此许多诗文提到桐君时也常常以隐士来看待，或与严子陵等人并称。其中最著名的自然是楼钥《桐庐县桐君祠记》中所说："严之高士有三人，严子陵隐于汉，风节最高，而其名终不可泯。方干隐于唐，又以诗显。桐君不知为何人，身既隐而姓名竟不传，其殆最优乎？"万历《续修严州府志》甚至说，当地民风纯朴，"皆子陵、桐君清风气节以兴起之"，可见此说影响之大。

二、诗文辑集

历史将桐君作为隐士高人来吟咏的诗文不少，略选辑部分如下。

1.《题方干旧隐》 作者杨翱（976—1042），字翰之，宋代杭州钱塘（今浙江杭州）人。早年举进士，曾知婺州东阳县。诗说：

> 云山旦暮奇，筑隐世希续。
>
> 脱略浮官心，蝉联先祖躅。
>
> 门横严子濑，壁纪桐君篆。
>
> 应笑泛轻舠，日为官牒束。

此诗是杨翱咏方干的。杨翱在诗中将方干与严子陵、桐君相联系，有将他们视为同一类隐者之意。

2.《七里濑》 作者张方平（1007—1091），字安道，号乐全居士，北宋应天府南京（今河南商丘）人。历任知谏院、知制诰、知开封府、翰林学士、御史中丞，先后担任滁州、江宁府、杭州等地长官。神宗朝官拜参知政事（副宰相），去世时获赠司空，谥文定。作有《七里濑》诗云：

> 古有桐君住，汉时严子来。
>
> 山横疑路尽，溪转若天开。
>
> 尘世不相接，海潮从此回。
>
> 维舟上层巘，恋恋白云堆。

七里濑在桐庐县南，因两山夹峙，江水奔泻，水流湍急，连亘七里，故得名。严子陵就在其北岸。此诗为作者经过七里濑时而作，内容追思古人，并将桐君与严子陵并提。

3.《钓台赋》 作者钱勰（1034—1097），字穆父，杭州人，吴越武肃王六世孙。历官中书舍人、工部和户部侍郎，进尚书，加龙图阁直学士，知开封。诗云：

> 治平之初元孟春，某之役于新定道，出严子陵祠下，作《钓台赋》，其词曰：

> 造东阳之下流兮，历桐君之旧隐，俯清濑之渊回兮，仰崇山之数仞。即钓台之故处兮，发尘编而犹信，濯七里之澄湾兮，睇千龄之逸轸……

钱勰《钓台赋》主要是咏严子陵钓台的，但是也提及桐庐为桐君的隐居之地，以之与钓台相对照。

4.《登桐君祠堂》 作者杨时（1053—1135），字中立，号龟山，学者称龟山先生。祖籍弘农华阴（今陕西华阴东），南剑西镛州龙池团（今福建省三明市）人。北宋哲学家、文学家。历任右谏议大夫、国子监祭酒、给事中、徽猷阁直学士、工部侍郎、龙图阁直学士等职。著有《列子解》《庄子解》等。诗云：

> 霜染溪枫叶叶丹，翠鳞浮动汐波闲。
> 盘盘路转千峰表，冉冉云扶两腋间。
> 掠水轻鸥晴自戏，凌风飞雁暮争还。
> 结庐姓字无人会，静对庭阴一解颜。

诗中"结庐姓字无人会"一句，意指桐君为真正隐者，连姓名都未留下。

5.《盘峰先生墓表》 作者黄溍（1277—1357），字晋卿，一字文潜，婺州路义乌（今浙江义乌）人，元代著名的理学家。"儒林四杰"之一。曾任国史院编修，后转国子博士，补江浙等处儒学提举。其《盘峰先生墓表》此文是为孙潼发（号盘峰）所作的传记，内云：

先生甘老于布衣。桐君，古隐者，庐于东峰，指桐为姓，县以得名。先生居东峰之下，西望汉严子陵钓台，唐方元英白云原，仅数十里。山崎川流，仪刑如在。先生徘徊其间，慨然以古人之风节自期……手编前贤纪咏桐君事，曰《桐君山集》者，人多传之。

孙潼发祖上为金华人，后迁桐庐。他隐于乡间不仕，以桐君、严子陵、方干等人风节自期。在此文中桐君也是作为隐者之一来列举的。

6.《过桐君山》 作者张和（1412—1464），苏州府昆山人，字节之。明正统四年（1439）进士。景泰间授南京刑部主事，官至浙江提学副使。诗云：

> 云断山疑合，川回路忽分。
>
> 秋声两岸叶，晓色万峰云。
>
> 旅雁冲帆度，寒蝉隔水闻。
>
> 严陵遗迹在，我欲问桐君。

此诗也将严陵与桐君并提，二处遗迹距离不远。

7.《登钓台四绝》其三 作者胡应麟（1551—1602），字元瑞，号少室山人，后又更号为石羊生，明代浙江金华府兰溪县人，万历丙子（1576）举人，著名的学者、诗人和文艺批评家、诗论家，"明末五子"之一。著有《诗薮》《少室山房集》《少室山房笔丛》等。诗云：

> 欲向桐君话隐沦，千峰寒色对嶙峋。
>
> 青袍可是游燕客，不染玄都半树尘。

《登钓台四绝》组诗主要是写严子陵的，而第三首提到桐君，意为桐君也是隐逸之士。

8.《富阳至桐庐道中》 作者王世贞（1526—1590），字元美，号凤洲，又号弇州山人，明代南直隶苏州府太仓州（今江苏太仓）人，曾任浙江左参政、山西按察使、应天府尹、南京刑部尚书等职，卒赠太子少保。明代文学界"后七子"之一。著有《弇州山人四部稿》《弇山堂别集》等。诗云：

扬舲溯流上，秋色竞纷纷。

翠荇波仍绣，丹枫壁自文。

路疑千岭尽，山为一江分。

夕照高低出，滩声远近闻。

薜衣过木客，椒酒问桐君。

欲叩幽栖意，峰峰多白云。

"薜衣过木客，椒酒问桐君"，薜衣出自《楚辞》，着薜荔之衣是山客的特征。椒酒意为椒实之酒，也是高士的象征。"欲叩幽栖意"，点出对桐君隐居情怀的向往。

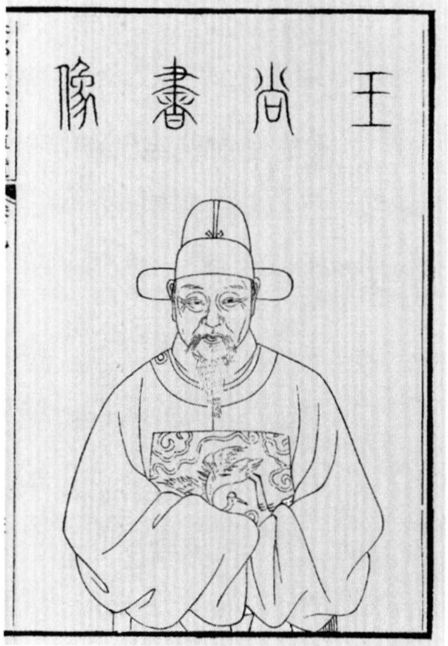

图 4-8　清代孔继尧绘王世贞像 / 引自《吴郡名贤图传赞》北京燕山出版社 2018 年影印本

9.《大雨过七里泷》 作者王昶（1724—1806），字德甫，号述庵，又号兰泉。清代上海青浦人。曾任内阁中书，入直军机处。著有《金石萃编》《春融堂集》等。诗云：

久雨夜溟溟，何由见客星。

风霜滩势壮，松竹庙门扃。

渔钓传严濑，羊裘重汉廷。

桐君相望处，何自荐芳馨？

此诗写严子陵钓台，以其与桐君山相隔不远，故说"桐君相望处，何自荐芳馨"，意为二人均为隐世之士，不会自荐其才华。

10.《桐江夜景》 作者沈善宝（1808—1862），字湘佩，钱塘（今浙江杭州）人。江西义宁州判沈学琳之女。工于诗词，著述甚丰，著有《鸿雪楼诗选初集》《鸿雪楼词》及《名媛诗话》。诗云：

暮山凝紫水连天，秋老枫林叶叶妍。

七里寒烟迷古渡，满江明月放归船。

眠鸥已稳芦花梦，征雁犹书带草篇。

高阁桐君栖隐处，是谁横笛弄清圆？

作者路过桐江，所想象的是"高阁桐君栖隐处，是谁横笛弄清圆"，可见其心目中桐君是一个隐者形象。

11.《追送前院宪至桐庐晚泊桐君山下》 作者江湜（1818—1866），字持正，又字弢叔，别署龙湫院行者，长洲（今江苏苏州）人，诸生。有《伏敔堂诗录》。诗云：

> 泊舟枫叶落纷纷，西去严滩路乍分。
>
> 绕郭晴波余落日，隔江远岫有归云。
>
> 迎新送旧方多事，范水模山恐不文。
>
> 为谢闲鸥休笑我，此来只算访桐君。

此诗中为作者送别旧友经过桐君山时所作，"为谢闲鸥休笑我，此来只算访桐君"是感慨自己未能归隐，只能算是拜访桐君。言下来日将仿效桐君以退隐为志向。

第三节　名医象征

前面提到，桐君有药方传世，因而在古代也是一位有名的医者。在古代诗文中，桐君经常作为高明医者的代称出现。这类诗文出现的年代较早，一直延续到后世。

略辑部分此类文献如下。

1.《齐故员外散骑常侍裴君墓志铭》 作者不详，载于《西安碑林博物馆新藏墓志续编》上册。文中载：

> ……乐天知命，澹乎渊静。桐君之录何言，鸿琁之篇无验，开皇十年八月廿七日遘疾卒于丰义里。

此墓主人为裴遗业，出身官宦之家，北齐时曾被封明威将军，卒于隋文帝开皇十年（590）。墓志铭中，"桐君之录何言，鸿琁之篇无验"是形容医药无效。"琁"字古同"宝"，"鸿琁"即"鸿宝"，指汉淮南王刘向的《枕中鸿宝苑秘书》，又名《鸿宝万毕书》，此书已佚，据说所载为神仙法术。

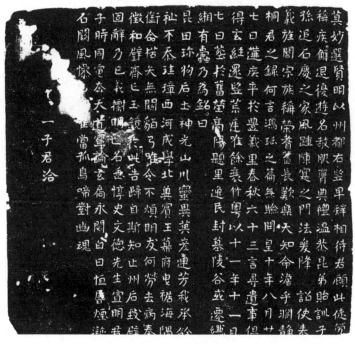

图 4-9 《齐故员外散骑常侍裴君墓志铭》拓片局部 /
引自《书法》杂志 2018 年第 6 期

2.《卧疾闽越述净名意诗》 作者王胄（558—613），字承基，生于润州建康（今江苏南京）。少有逸才，初仕陈，陈亡入隋。隋大业初，为著作佐郎。曾从征辽东，进授朝散大夫。工诗能文，有诗云：

客行万余里，眇然沧海上。五岭常炎郁，百越多山瘴。

兼以劳形神，遂此婴疲恙。桐雷邈已远，砭石良难访。

抱影私自怜，沾襟独惆怅。毗城有长者，生平夙所尚。

复藉大因缘，勉以深回向。心路资调伏，于焉念实相。

水沫本难摩，干城空有状。是生非至理，是我皆虚妄。

求之不可得，谁其受业障。信矣大医王，兹力诚难量。

此诗中"桐雷邈已远，砭石良难访"，是将桐君、雷公为高明医者的象征，作者慨叹卧疾而无良药。

3. 《孙化墓铭》 载于《安阳墓志选编》，作者不详。该墓下葬于隋文帝开皇八年（588）十一月二十一日。墓志铭中文字有：

> 气志未申，遂萦沉涸。桐君药对，取效无征；李豫方书，途穷非验。

墓主人为孙化及其妻徐氏。文中记载其临终得病，药石无效。提到"桐君药对""李豫方书"，大概是指书中记载为最好的良药和药方。其中"李豫"疑当为"李修"，为北魏医家，字思祖，《隋书·经籍志》载有李思祖撰《药方》57 卷，已佚。

4. 吴本立墓志 墓志作者不详。该墓志完整题目为《大唐故尚药奉御上柱国吴君墓志铭并序》，下葬于唐中宗神龙二年（706）十二月二十日。文中有如下文字：

> 非夫德侔扁子，名拟桐君，则何以允副宸怀，祗膺重寄？……桐君比名，葛洪校实，屡践荣位，载膺重秩。

吴本立是一名唐代医官，职位是尚药奉御。文章以"德侔扁子（鹊），名拟桐君"来形容其医术，并说他足以与桐君"比名"。从中可见桐君是名医的象征之一。

5. 《谢赐药方表》 作者符载，生卒年未详，字厚之，唐代文学家，武都（今四川绵竹县西北）人。建中初（780），与杨衡、李群等隐居庐山，号"山中四友"。后授奉礼郎，为南昌军副使。先后为四川节度使韦皋掌书记、江陵赵宗儒记室，官终监察御史。此文是对皇帝赐药的谢表，内容如下：

> 臣某言：中使朱万春至，伏知圣旨念臣风疾，赐臣手诏，并赐御札药方四道。天使忽临，宸翰犹湿，跪捧惊越，不知所从，臣某中谢。前月九日，臣饮食失宜，误为热风所中，初甚沉顿，肢体不安，今暂调护，稍用衰退。伏以微臣之疾，贻陛下之忧，降驷骑于云霄，出神方于禁掖，循端究末，味密思精，补神农之阙遗，蒇桐君之漏略。乾坤恩重，蝼蚁感深，将欲调和，已知平愈。此所谓半枯之树，遇阴阳而扶疏，既涸之鱼，值洪波而奋迅。仰天忭跃，局地兢惶，惟两曜以

鉴诚，何百年之可报。不胜感戴，恳迫之至。

其中用"补神农之阙遗，蔑桐君之漏略"来称颂所赐药方之高明。因神农、桐君是公认的精于医药者，而皇帝所赐该药方可补二人之缺漏，自然更为神奇。

6.《赵莹墓志》 作者崔逊，五代时人，生卒年不详。此文全名为《大周赠太傅晋故推忠兴运致理功臣特进中书令弘文馆大学士上柱国天水郡开国公食邑三千户食实封伍佰户天水赵公墓志铭并序》，作于后周世宗显德五年（958）十月十七日。其中有云：

> 因兹痛惜，遂遘沉疴，验桐君之药录无征，得扁氏之医术莫愈。

墓主名赵莹，字玄辉，华阴（今陕西华阴市）人。文中对其临终前医药无效以桐君、扁氏（扁鹊）来说明，足见以二人为高明医者象征。

7.《菊隐斋为金子才赋》 作者张昱，元明时期庐陵人，字光弼，号一笑居士，又号可闲老人。历官江浙行省左、右司员外郎，行枢密院判官。晚居西湖寿安坊。明太祖征至京，厚赐遣还。有《庐陵集》。诗云：

> 莳菊家园作隐沦，要于晚节伴闲身。
> 从来东晋多名士，岂独南阳有老人？
> 色绽黄华知应候，香浮绿酒可过旬。
> 苏耽橘井桐君篆，从古良医尽逸民。

诗中"苏耽橘井桐君篆"一句，将苏耽、桐君视为作为良医的代表。葛洪《神仙传》记载，苏耽是西汉文帝时人，据说其得道升天前，对母亲说："明年疾疫，庭中井水一升，檐边橘叶一枚，可疗一人。"第二年，果然发生疫病，远近求治皆痊愈。后世因此流传着"苏耽橘井"的典故。

8.《王公神道碑》 作者邓文原（1258—1328），字善之，一字匪石，人称素履先生，绵州（今四川绵阳）人。其父早年避兵入杭，遂迁寓浙江杭州。精于书法，为"元初三大家"之一。著有《巴西集》。本文全名为"皇元赠亚中大夫淮东淮西道同知宣慰司事轻车都尉庐江郡侯王公神道碑"，是为王惟二所作的墓碑。其中提到：

> 亚中父早业儒，性愿朴，不立崖异，每称士不得仕而善利物者莫

若医，故古者良医拟诸相。自黄帝、岐伯、雷公、桐君诸书，莫不口诵心维，研究极深。又择禁方、居善药，求疗疾者常履交户外。

此段话是描述王惟二父亲的。说他学医，熟读雷公、桐君之书。其实在元代这些书已经失传，此处只是用典，表明雷公、桐君在医学界中的地位。

9. 李之世诗二首　李之世，字长度，号鹤汀。广东新会人。明万历三十四年（1606）举人。晚年始就琼山教谕，迁池州府推官。著有《圭山副藏》《剩山水房漫稿》等。他有两首诗都用到桐君典故。

一是《留题彭善长别业步萧少宰韵》（其二）诗云：

> 刚说过桥野色分，诗笺茶夹日为群。
> 鹤来伴客窥残局，僧就缝衣借片云。
> 手注泉经夸学叟，家传丹诀自桐君。
> 几回共索花阴醉，童子清吟彻夜闻。

此诗用桐君典故，记述友人乡间生活，"家传丹诀自桐君"意指其家世代知医。

二是《赠祝爱林》诗云：

> 徒然寄一廛，身已隐壶天。
> 香篆煨沉水，茶鎗点活泉。
> 桐君曾授诀，药上许参禅。
> 亦有诗琴伴，时来问酒钱。

此诗赠友人，以"桐君曾授诀"典故喻其知医，亦兼指其隐居。

10.《越台杂记》　作者颜嵩年，生平不详，清代文人，著有《越台杂记》，其中卷4记载：

> 林月亭姻丈伯桐，番禺人。太翁凌云先生，以医知名。尝梦先医桐君曰：良相良医，理无二致。君宣力多年，活人无算，当得克家肖子。

书中记载一位凌云先生，梦见桐君以前代名医的形象出现。这可见其平时心目中桐君正是一位名医。

第四节　药学代称

桐君由于曾整理《神农本草经》，又著有《桐君药录》，在后世诗文中，常将桐君的著作作为本草代称。桐君也常常作为种药、采药的形象而出现。

这类诗文最为常见，辑录部分以见其影响。

1.《豁情赋》 作者裴伯茂，北魏末为行台郎中、散骑常侍、中书侍郎，后加中军大将军。此文载于《魏书》卷85《文苑传裴伯茂传》，其部分内容节录如下：

> 自春徂夏，三婴凑疾，虽桐君上药，有时致效；而草木下性，实萦衿抱。故复究览庄生，具体齐物，物我两忘，是非俱遣，斯人之达，吾所师焉。故作是赋，所以托名豁情，寄之风谣矣。

这里"桐君上药"一语，指桐君三品分类的上等药。此处用典，反映出当时已经将"桐君"作为本草著作代称。

2.《苏侍郎紫薇庭各赋一物得芍药》作者张九龄（678—740），字子寿，一名博物，谥文献。唐代韶州曲江（今广东省韶关市）人。唐景龙初年（707）进士，历官中书侍郎、同中书门下平章事、中书令，拜同平章事。著有《曲江集》。诗云：

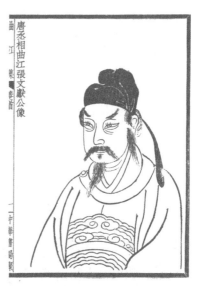

图4-10 《曲江集》中的张九龄像/引自上海中华书局《四部备要》本

> 仙禁生红药，微芳不自持。

> 幸因清切地，还遇艳阳时。
>
> 名见桐君箓，香闻郑国诗。
>
> 孤根若可用，非直爱华滋。

本诗咏芍药。芍药见于现存《桐君采药录》佚文。未知张九龄确实是读过该书，还是仅仅借"桐君箓"作为本草代称。

3.《重玄寺元达年逾八十好种名药凡所植者多至自天台四明包山句曲丛翠粉糅各可指名余奇而访之因题二章》 作者皮日休（约838—883），字袭美，号逸少，复州竟陵（今湖北天门）人，号鹿门子。晚唐诗人、文学家。咸通八年（867）进士及第，历任苏州从事、著作佐郎、太常博士、毗陵副使。与陆龟蒙齐名，世称"皮陆"。著有《皮日休集》《皮子》《皮氏鹿门家钞》等。诗共两首，描述重玄寺僧元达从各地移植药材栽种之事。其一云：

> 雨涤烟锄伛偻赍，绀牙红甲两三畦。
>
> 药名却笑桐君少，年纪翻嫌竹祖低。
>
> 白石静敲蒸术火，清泉闲洗种花泥。
>
> 怪来昨日休持钵，一尺雕胡似掌齐。

由于元达所种药材品类多，诗中以"药名却笑桐君少"来形容。此处"桐君"是指《桐君采药录》。虽然也无法得知皮日休是否亲见该书，但诗中如此用典，足见桐君著作具有代表性。

4.《和王侍郎病中领度支烦迫之余过西园书堂闲望》 作者权德舆（759—818），字载之。天水略阳（今甘肃秦安东北）人，后徙居润州丹徒（今江苏镇江）。唐代文学家、宰相，起居舍人权皋之子。权德舆三知贡举，位历卿相，在贞元、元和年间名重一时。著作有《权文公集》。诗云：

> 凭槛辍繁务，晴光烟树分。中邦均禹贡，上药验桐君。
>
> 满径风转蕙，卷帘山出云。锵然玉音发，余兴在斯文。

此诗中"上药验桐君"一句，意为凭《桐君采药录》来查验是否上药，充分说明该书的影响。

5.《木兰赋·序》 作者李华（715—766），字遐叔，赵郡赞皇（今河北赞皇）人。唐代大臣、文学家。天宝二年（743）登博学宏辞科，拜监察御使，转右补阙。"安史之乱"平定后，贬为杭州司户参军。著有《李遐叔文集》四卷。《木兰赋》是其名作之一。其赋序中云：

> 华容石门山有木兰树，乡人不识，伐以为薪。余一本，方操柯未下。县令李韶行春见之，息马其阴，喟然叹曰：功列桐君之书，名载骚人之词，生于遐深，委于薪燎，天地之产珍物，将焉用之。爰戒虞衡，禁其翦伐。按《本草》，木兰似桂而香，去风热，明耳目，在木部上篇。乃采斫而归，理疾多验，由是远近从而采之，干剖枝分，殆枯槁矣。士之生世，出处语默难乎哉！韶，余之从子也，尝为余言，感而为赋云。

序中提到"木兰"此物"功列桐君之书"。不过目前《桐君采药录》佚文中，未见该药物有关条文。

6.《田家作》 作者皇甫冉（约717—771），字茂政，安定朝那（今甘肃省泾川县）人。唐大历十才子之一。天宝十五年（756）状元及第，授无锡县尉。大历初年（766），进入河南尹王缙幕府，历任左拾遗、右补阙。诗云：

> 卧见高原烧，闲寻空谷泉。土膏消腊后，麦陇发春前。
> 药验桐君录，心齐庄子篇。荒村三数处，衰柳百余年。
> 好就山僧去，时过野舍眠。汲流宁厌远，卜地本求偏。
> 向子谙樵路，陶家置黍田。雪峰明晚景，风雁急寒天。
> 且复冠名鹖，宁知冕戴蝉。问津夫子倦，荷蓧丈人贤。
> 顾物皆从尔，求心正傥然。嵇康懒慢性，只自恋风烟。

此诗中"药验桐君录"一句，也反映当时文人颇熟悉此书。

7.《桐君山邑人呼为小金山桐君所庐也》 作者毛滂（1056—约1124），字泽民，衢州江山（今浙江衢州）人。北宋词人。有《东堂集》十卷和《东堂词》一卷传世。诗云：

> 塔庙新严迹半空，山前山后但孙桐。
> 楼台影压浮天浪，钟鼓声随过岸风。

定有龙宫在深碧，初疑海市变青红。

众医不识人间病，遗篆谁知药石功。

此诗专门描述桐君山，"遗篆谁知药石功"即指桐君遗有《桐君采药录》著作。

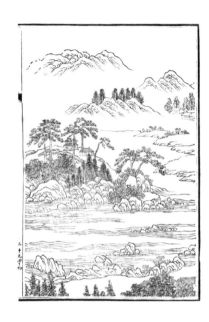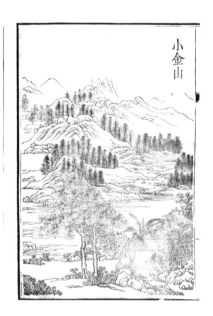

图4-11　明刻本《名山图》中的小金山／引自广陵书社2015年影印本

8.司马光诗三首　司马光（1019—1086），字君实，号迂叟，陕州夏县（今山西夏县）涑水乡人。北宋史学家、文学家。历仕仁宗、英宗、神宗、哲宗四朝，卒赠太师、温国公，谥文正。著作有《资治通鉴》《温国文正司马公文集》《稽古录》《涑水记闻》等。他有三首诗均用了桐君的典故。

其一《药圃》诗云：

三蜀膏腴地，偏于药物宜。

小畦千种聚，春雨一番滋。

山相惭多识，桐君未偏知。

佗年似胡广，养寿复扶衰。

诗中"桐君未遍知"一句，说明药圃中药物众多。

其二《送薯蓣苗与兴宗》诗云：

> 客从魏都来，贻我山藷实。
>
> 散之膏土间，春苗比如栉。
>
> 吾家庭户狭，树艺苦其密。
>
> 危根递扶戴，怒牙犹怫郁。
>
> 兴言念伊人，好嗜与我一。
>
> 家蓄桐君书，喜观氾氏述。
>
> 虽为簪带拘，雅尚林樊逸。
>
> 分献取其诚，岂容羞薄物。
>
> 况闻知药者，饵此等苓术。
>
> 愿益君子年，康直体无疾。
>
> 散诞得宽壤，繁大宜无日。
>
> 萧桃新蔓抽，苯莸故丛失。
>
> 入冬霜霰严，叶落培可出。
>
> 伸如猿臂长，拳若熊膰腽。
>
> 拾木纍铜鼎，相期聚书室。
>
> 谁得与共徒，磎茶与山栗。

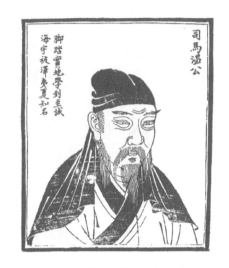

图 4-12　司马光像／引自天津人民
美术出版社《明刻历代帝贤像》2003 年

此诗咏薯蓣。"家蓄桐君书，喜观氾氏述"一句，前句指《桐君采药录》，该书曾记载薯蓣，意为可入药；后句"氾氏"指《氾胜之书》，成书于西汉年间，是我国现存最早的农书。

其三《药轩》诗云：

> 雨余条甲绕阶生，往往桐君昔未名。
>
> 采贮不须勤暴曝，秋阳日日满檐楹。

此诗中借用《桐君采药录》的典故，形容药轩中药物品种特别，有的是桐君书中都未记载的。

9.《历阳十咏之十：平痾汤》　作者贺铸（1052—1125），北宋词人，字方回，自号庆湖遗老。出生于卫州（今河南省卫辉市）。元祐中曾任泗州、太平州通判。晚年退居苏州。著有《东山词》。诗云：

> 文础护清溯，炯若涵冰玉。
>
> 澡涤起沉疴，功参灵剂速。
>
> 荒唐桑氏经，琐碎桐君录。
>
> 利物本无穷，何须尘简牍。

此诗是咏一首名为"平痾汤"的方剂的。"琐碎桐君录"以《桐君采药录》来反衬，意为该书所载药方虽好，在此方面前也显得不值一提。

10.《尹子渐归华产茯苓若人形者赋以赠行》 作者梅尧臣（1002—1060），字圣俞，世称宛陵先生，北宋著名诗人。宣州宣城（今属安徽）人。皇祐三年（1051）得宋仁宗召试，赐同进士出身，为太常博士。曾为国子监直讲，累迁尚书都官员外郎，故世称"梅直讲""梅都官"。曾参与编撰《新唐书》，有《宛陵先生集》60卷。诗云：

> 因归话茯苓，久著桐君籍。
>
> 成形得人物，具体存标格。
>
> 神岳畜粹和，寒松化膏液。
>
> 外凝石棱紫，内蕴琼腴白。
>
> 千载忽旦暮，一朝成琥珀。
>
> 既莹毫芒分，不与蚊蚋隔。
>
> 拾芥曾未难，为器期增饰。
>
> 至珍行处稀，美价定多益。

此诗咏中药茯苓，"久著桐君籍"，指出此药为《桐君采药录》所载。

11.《同年李郎中以诗见寄仍许见过次韵和答》 作者张伯玉（1003—约1068），字公达，建安（今建瓯县）人。北宋天圣二年（1024）登进士第。以后又登书判拔萃科。皇祐元年（1049）官侍御史。至和年间（1054—1056），伯玉任严州副知州。嘉祐八年（1063），以度支郎中知越州（今浙江绍兴）。著有《蓬莱诗》2卷。诗云：

> 新定溪山国，病怀忻所依。
>
> 桐君谈药妙，严濑得鱼肥。

　　吏退抄书谱，朋来典道衣。

　　轩车如顾我，春酒上苔矶。

　　此诗应用了桐庐两大名人的典故，即"桐君谈药妙，严濑得鱼肥"，桐君的形象与药物相关联。

　　12.《舟过严陵滩将谒祠登台舟人夜解及明已远至桐庐望桐君山寺缥缈可爱遂以小舟游之作二绝》作者苏辙（1039—1112），字子由，眉州眉山（今属四川）人。嘉祐二年（1057）与其兄苏轼同登进士科。唐宋八大家之一，与父洵、兄轼齐名，合称三苏。此诗为他经过桐君山时作，共有两首，其中第二首云：

　　严公钓濑不容看，犹喜桐君有故山。

　　多病未须寻药录，从今学取衲僧闲。

　　"多病未须寻药录"一句，对应前面"犹喜桐君有故山"，突出了桐君的医药形象。

　　13.《觉度寺》作者李纲（1083—1140），字伯纪，号梁溪先生，常州无锡人，祖籍福建邵武。宋高宗时一度起用为相，病逝后追赠少师，谥号"忠定"。有《梁溪全集》180 卷。诗云：

　　夕发富春渚，朝次桐君庐。

　　桐君采药地，今作僧家居。

　　石磴上窈窕，林荪下扶疏。

　　山根二江合，清波见游鱼。

　　霜晴响钟磬，日落归樵渔。

　　客从何方来，弭棹聊踟蹰。

　　清景难久驻，怅然还问途。

　　诗中记载经过桐庐，感慨桐君山旧为"桐君采药地"，现已建起觉度寺，为僧人所居。

　　14.《七言》作者真德秀（1178—1235），字景元，号西山，谥文忠，浦城（今属福建）人，南宋理学家、教育家。庆元五年（1199）进士，官至户部尚书，改翰林学士、知制诰、参知政事，进资政殿学士。著有《大学衍义》。此诗载于《真文忠公文集》卷13，诗云：

> 贝叶新传宝藏经，
> 圣心端为福群生。
> 从今物自无疵疠，
> 安用桐君纪药名。

书中应用桐君纪药的典故，也体现视桐君为药学代表的观念。

15.《许山人家》 作者宋无（1260—1340），字子虚，号晞颜，苏州（今江苏苏州）人。有《翠寒集》。诗云：

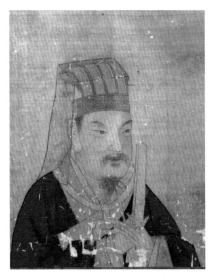

图4-13 福州市博物馆藏明代佚名绘真德秀像／引自《福州晚报》2012年1月2日

> 桐君种药隐蒹葭，竹祖生孙共养高。
> 茶脚碧云凝午椀，酒声红雨滴春槽。
> 休粮貌古添清瘦，饵术身轻长绿毛。
> 仙诏未颁迟拔宅，家资犹恋一溪桃。

此诗是描写一位隐士许山人的。他在山间种药，故用"桐君种药"为比喻，言其仿效桐君。

16.《为中常题溪山访隐图》 作者陈谟（1305—1400），元明间江西泰和人，字一德。幼能诗文，尤精经学，旁及子史百家。隐居不仕。洪武初征至京师议礼，屡应聘为江浙考试官。有《海桑集》。诗云：

> 自适贵清旷，驾言怀隐沦。雨深禹穴外，沙净雪川滨。
> 著述尊弘景，耕桑乐子真。翠屏猿灭迹，绣谷豹藏身。
> 木客倾壶夕，桐君种药晨。水烟清自媚，天籁韵常新。
> 芝熟原轻汉，松高本避秦。祗应陶靖节，来往问遗民。

此诗用"著述尊弘景""桐君种药晨"形容《溪山访隐图》中的山居

生活，可见桐君与种药存在意象上的密切联系。

17.《送冯开之太史还朝》 作者屠隆（1543—1605），字长卿，一字纬真，号赤水、鸿苞居士，浙江鄞县人。著名文学家、戏曲家，与胡应麟等并称"明末五子"。万历五年（1577）进士，曾任颍上知县、青浦知县、礼部主事、郎中等官职。精通曲艺，家中自办戏班，聘请名角。著述有《彩毫记》《昙花记》《修文记》《白榆集》《由拳集》《鸿苞集》《观音考》等。诗云：

> 三年采药访桐君，忍别沧江鸥鹭群。
> 岂谓金门堪大隐，只缘玉牒重灵文。
> 河桥柳暗人初去，山店花香梦欲分。
> 暂入红尘心不染，宫衣犹带五湖云。

此诗送人还朝任官，以进退自如来相勉。"三年采药访桐君"，形容其三年闲居时留心医药，"桐君"在此既带有医药象征，也兼有隐逸寓意。

18.《食采玉山药》 作者朱彝尊（1629—1709），清代诗人、词人、学者、藏书家。字锡鬯，号竹垞。秀水（今浙江嘉兴市）人。康熙十八年（1679）举博学鸿词科，康熙二十二年（1683）入直南书房。曾参加纂修《明史》。博通经史，诗与王士祯称南北两大宗。著述甚丰，有《经义考》《日下旧闻》《曝书亭集》等。编有《词综》《明诗综》等。此诗出自《曝书亭集》卷13，是朱彝尊与多位友人的联句之作。诗云：

> 穷冬旨蓄尽，客至我心痗（彝尊）
> 打门门者应，担仆走汗背（查慎行）
> 周遭解村绚，磊落倒伦侪（浦越乔）
> 土蕡二尺强，爱惜烦点对（吴卜雄）
> 冰须截柔腻，井渫洗麈秽（朱昆田）
> 未许瓶盆藏，巫勒釜鬵溉（查嗣瑮）
> 酸咸百无功，水火两不悖（彝尊）
> 炎炎力通透，勃勃气洸溃（慎行）
> 中筵出佐酒，扶寸陶盘内（越乔）

纹皴蛇蚹断，衣滑兔褐退（卜雄）

软嚼便牛饲，馋扠斗乌喙（昆田）

是物种实繁，厥产遍阳昧（嗣璪）

其叶不足怜，其花不可佩（彝尊）

孔林殷而瘦，禹穴白而偾（慎行）

或如佛手擘，或如龙卵碎（越乔）

方经炎帝收，药录桐君载（卜雄）

讵若采玉本，品格压侪辈（昆田）

水芋山慈姑，味劣远难配（嗣璪）

其中卜雄的一联"方经炎帝收，药录桐君载"之句，将桐君与炎帝对举，亦可见其地位。

19.《桐君山》 作者汪文柏（1659—1725），字季青，号柯庭，一作柯亭，安徽休宁人，寓居浙江桐乡。工诗、画，晚年手定诗稿《柯庭余习》，又有《古香楼吟稿》。诗云：

桐君山骨秀，对此想桐君。

洗药留香水，埋丹结彩云。

这首五绝，主题就是纪念桐君采药炼丹的事迹。

20.《物产之一》 作者纪昀（1724—1805），字晓岚，别字春帆，号石云，道号观弈道人、孤石老人，直隶河间府献县（今河北献县）人，官至礼部尚书、协办大学士、太子少保。曾任《四库全书》总纂官。其著作《乌鲁木齐杂诗》中有《物产》诗67首，其中一首云：

长镵木柄劚寒云，

阿魏滩中药气熏。

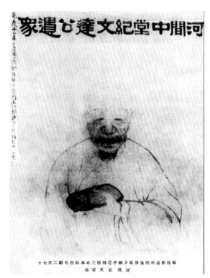

图 4-14 纪昀像 / 引自人民美术出版社《阅微草堂砚谱新编》2021 年

至竟无从知性味，

山家何处问桐君。

（阿魏生野田中，形似莱菔，气绝臭。行路过之，风至则闻。土人煎炼为膏，以炒面溲之为锭，每一斤得价二星。究不知是真否也。）

纪昀经过一处长满中药阿魏的田地，不知真伪，"山家何处问桐君"是说山野间没有像桐君那样通晓药物的人可以求教。此诗也体现了桐君知药的传统形象。

21.《青石药臼歌和考功孟瓶庵夫子》 作者陈寿祺（1771—1834），字恭甫、介祥、苇仁，号左海、梅修，清代侯官（今福建福州）人。曾主讲鳌峰、清源书院多年，著有《左海全集》《绛跗草堂诗集》。此诗载于《绛跗草堂诗集》卷 2 中，诗云：

吾师祖德多清芬，仁心及物何勤勤。

肝脾元气自淳古，欲以葆性全同群。

臼科量度作药店，余事不厌师桐君。

刀圭所入生气出，锤炉造化相氤氲。

自从贞白归仙地，道素幽光黯然闭。

此臼湮霾数十年，墙角真同短檠弃。

搜苔扫砾逢顺孙，呜呼手泽今尚存。

魏家遗笏范家砚，对此袯濯惊心魂。

忆昔先贤身未遇，封殖无忘指嘉树。

积水培风天意深，初潜终见符其数。

不然此物胡由完？中有鬼神与呵护。

吾师早赋归去来，青山白发常衔杯。

金鳌峰顶晚谈道，神州杞梓亲手栽。

膏肓痼疾各针灸，芝术参苓无弃材。

歌成药臼持示我，叹息遗器无撜頟。

传之子孙守百世，毋使雨淋日炙沦蒿莱！

此诗是咏一只祖传药臼。"臼科量度作药店，余事不厌师桐君"，是说明制药合药均取法于桐君，说明了桐君作为药业祖师的形象。

22.《桐君采药》 作者方骥才，字躞云，号壶山，浙江桐庐人，生卒年不详，约生活在清同治年间，为岁贡生。诗说：

> 樵人拾箭迓山翁，问姓无言但指桐。
>
> 山势盘盘鸾隼集，炉烟寂寂菌芝空。
>
> 方书应授赤松子，余技漫传黄石公。
>
> 药录倘存笺注待，飒然祠宇傍青枫。

在作者的想象中，桐君既是赤松子、黄石公之类的仙人，又是著《桐君采药录》的医药学家。他说《桐君采药录》如仍存世，愿意为其作笺注。体现了他作为当地人士的敬仰之情。

23.《桐庐》 作者江湜。诗云：

> 桐君昔采药，无药医世乱。
>
> 所以桐君庐，亦为贼所窜。
>
> 桐君固邈矣，其地乃涂炭。
>
> 向时万家邑，潇洒在西岸。
>
> 村静响机春，林疏翳舟爨。
>
> 地接严陵滩，山水清可玩。
>
> 方愿小隐居，岂谓民离散？
>
> 兵火又饥荒，如今死者半。
>
> 我昨严州来，两岸人烟断。
>
> 青山隐孤舟，落日愁猿唤。
>
> 望望山之颠，尚有破垒冠。
>
> 官军战贼处，白骨弃无算。
>
> 寄语黄子久，须将画本换。
>
> 此日富春山，伤心谁忍看？

诗中以桐君采药典故展开，主要是伤怀时世，并有"无药医世乱"之句。

24.《种鲜石斛》 作者袁昶（1846—1900），原名振蟾，字爽秋，一字重黎，号渐西村人，浙江桐庐人。曾任总理衙门章京，后任江宁布政使，迁光禄寺卿，官至太常寺卿。著有《渐西村人日记》《于湖小集》等。此诗载于《于湖小集》卷4，诗云：

> 我无薏苡珠，立功跕鸢塞。
>
> 耻遗君父忧，未钼非种蔽。
>
> 鄣南晚宿留，镵柄荒园对。
>
> 友贻玉一丛，葱蒨根叶碎。
>
> 叶叶圆如玑，寄生苍石背。
>
> 蓄之丹砂盆，待发金钗蕾（七月始花，十月实）。
>
> 沃以黄山泉，浸宜纯酽醅。
>
> 云能清热痹，又治脚气瘠。
>
> 长忆白云源，罗生云晻暧。
>
> 节任山魈扪，缒悬野人采。（吾乡富春山茅坪村，处处有之，有人缒绝壁下采之，山鬼来解缒，一若呵护此草木者。此儿时所闻于长老。）
>
> 山灵招来归，揽结谁遗佩。
>
> 吾衰服食须，愿言树之背。
>
> 种移灊霍间，秀出茅篁内。
>
> 药雠桐君录，仙蹑松子队（方书云服之轻身延年）。
>
> 不办沸时危，且耽清净退。
>
> 惟有延年资，慰予勤一溉。

此诗是作者栽种石斛所作，并回忆家乡桐庐一带有许多野生石斛。其中"药雠桐君录"一句，"雠"为"校对文字"之意，此句指在《桐君录》中考查此药。

第五节　茶道典故

前面提到，唐代陆羽《茶经》中引用了《桐君录》的内容。由于《茶经》的影响，桐君也逐渐成为茶道常用的典故。尤其是唐代刘禹锡和宋代苏轼各有一首长诗，使这一典故家喻户晓。

关于桐君与茶道的文献略辑如下。

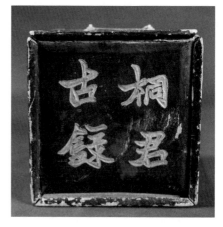

图 4-15　民国"桐君古录"茶盒 / 浙江中医药博物馆供图

1.《西山兰若试茶歌》 作者刘禹锡（772—842），字梦得，唐代洛阳人，历任朗州司马、连州刺史、夔州刺史、和州刺史、主客郎中、礼部郎中、苏州刺史等职。去世时获赠户部尚书。有《刘梦得文集》。歌如下：

山僧后檐茶数丛，春来映竹抽新茸。

宛然为客振衣起，自傍芳丛摘鹰觜。

斯须炒成满室香，便酌砌下金沙水。

骤雨松声入鼎来，白云满碗花徘徊。

悠扬喷鼻宿酲散，清峭彻骨烦襟开。

阳崖阴岭各殊气，未若竹下莓苔地。

炎帝虽尝未解煎，桐君有箓那知味。

新芽连拳半未舒，自摘至煎俄顷余。

木兰沾露香微似，瑶草临波色不如。

僧言灵味宜幽寂，采采翘英为嘉客。

不辞缄封寄郡斋，砖井铜炉损标格。

何况蒙山顾渚春，白泥赤印走风尘。

欲知花乳清泠味，须是眠云跂石人。

此诗是咏茶名诗。"炎帝虽尝未解煎，桐君有箓那知味"一句尤为知名，意指神农、桐君时代已有茶的存在，但煎煮不如后人细致。

2.《茶赋》 作者吴淑（947—1002），字正仪，润州丹阳（今江苏丹阳）人。曾仕南唐，入宋后历官太府寺丞、著作佐郎、秘阁校理。赋云：

夫其涤烦疗渴，换骨轻身，茶荈之利，其功若神。则有渠江薄片，西山白露，云垂绿脚，香浮碧乳。挹此霜华，却兹烦暑。清文既传于杜育，精思亦闻于陆羽。若夫撷此皋卢，烹兹苦茶，桐君之录尤重，仙人之掌难逾。豫章之嘉甘露，王肃之贪酪奴，待枪旗而采摘，对鼎𬬻以吹嘘，则有疗彼斛瘕，困兹水厄，擢彼阴林，得于烂石。先火而造，乘雷以摘。吴主之忧韦曜，初沐殊恩；陆纳之待谢安，诚彰俭德。别有产于玉垒，造彼金沙，三等为号，五出成花。早春之来宾化，横纹之出阳坡。复闻渑湖含膏之作，龙安骑火之名。柏岩兮鹤岭，鸠阮兮凤亭。嘉雀舌之纤嫩，玩蝉翼之轻盈。冬芽早秀，麦颗先成。或重西园之价，或侔团月之形。并明目而益思，岂瘠气而侵精？又有蜀冈牛岭，洪雅乌程，碧涧纪号，紫笋为称。陟仙厓而花坠，服丹丘而翼生。至于飞自狱中，煎于竹里，效在不眠，功存悦志。或言诗为报，或以钱见遗。复云叶如栀子，花若蔷薇，轻飚浮云之美，霜筍竹箨之差。唯芳茗之为用，盖饮食之所资。

赋中"桐君之录尤重"，是指《桐君采药录》中对茶有较详细的描述。

3.《寄周安孺茶》 作者苏轼（1037—1101），字子瞻，号东坡居士，世称苏东坡，眉州眉山（今属四川省眉山市）人。曾任翰林学士、侍读学士、礼部尚书等职，并出知杭州、颖州、扬州、定州等地，病逝后谥号"文忠"。有《东坡文集》等传世。

诗云：

大哉天宇内，植物知几族。

灵品独标奇，迥超凡草木。

名从姬旦始，渐播《桐君录》。
赋咏谁最先，厥传惟杜育。
唐人未知好，论著始于陆。
常李亦清流，当年慕高躅。
遂使天下士，嗜此偶于俗。
岂但中土珍，兼之异邦鬻。
鹿门有佳士，博览无不瞩。
邂逅天随翁，篇章互赓续。
开园颐山下，屏迹松江曲。
有兴即挥毫，粲然存简牍。
伊予素寡爱，嗜好本不笃。
粤自少年时，低回客京毂。
虽非曳裾者，庇荫或华屋。
颇见纨绮中，齿牙厌粱肉。
小龙得屡试，粪土视珠玉。
团凤与葵花，碔砆杂鱼目。

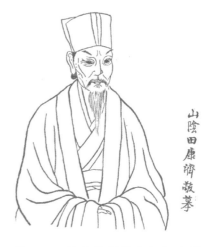

图 4-16　清《圣哲画像记》中的
苏轼像 / 引自国学整理社 1936 年版

贵人自矜惜，捧玩且缄椟。　　　　未数日注卑，定知双井辱。
于兹事研讨，至味识五六。　　　　自尔入江湖，寻僧访幽独。
高人固多暇，探究亦颇熟。　　　　闻道早春时，携籝赴初旭。
惊雷未破蕾，采采不盈掬。　　　　旋洗玉泉蒸，芳馨岂停宿。
须臾布轻缕，火候谨盈缩。　　　　不惮顷间劳，经时废藏蓄。
髹筒净无染，箬笼匀且复。　　　　苦畏梅润侵，暖须人气燠。
有如刚耿性，不受纤芥触。　　　　又若廉夫心，难将微秽渎。
晴天敞虚府，石碾破轻绿。　　　　永日遇闲宾，乳泉发新馥。
香浓夺兰露，色嫩欺秋菊。　　　　闽俗竞传夸，丰腴面如粥。
自云叶家白，颇胜中山醁。　　　　好是一杯深，午窗春睡足。
清风击两腋，去欲凌鸿鹄。　　　　嗟我乐何深，水经亦屡读。
陆子咤中泠，次乃康王谷。　　　　蝝培顷曾尝，瓶罍走僮仆。
如今老且懒，细事百不欲。　　　　美恶两俱忘，谁能强追逐。

姜盐拌白土，稍稍从吾蜀。尚欲外形骸，安能徇口腹。

由来薄滋味，日饭止脱粟。外慕既已矣，胡为此羁束。

昨日散幽步，偶上天峰麓。山圃正春风，蒙茸万旗簇。

呼儿为招客，采制聊亦复。地僻谁我从，包藏置厨簏。

何尝较优劣，但喜破睡速。况此夏日长，人间正炎毒。

幽人无一事，午饭饱蔬菽。困卧北窗风，风微动窗竹。

乳瓯十分满，人世真局促。意爽飘欲仙，头轻快如沐。

昔人固多癖，我癖良可赎。为问刘伯伦，胡然枕糟曲。

此长诗对茶道论述详细，传颂千古。"名从姬旦始，渐播《桐君录》"
一句点出了茶的来历，因而哙炙人口。

4. 曼生瓢提壶　此壶为清代陈鸿寿设计，是有名的茶具文物。陈鸿寿
（1768—1822），字子恭，号曼生，又号曼寿，钱塘（浙江今杭州）人，曾
任溧阳知县，精于书画金石，为"西泠八家"之一。精于品鉴紫砂壶，创
造了"文人壶"的新风格。上海博物馆藏有一个"曼生瓢提壶"，高18.3

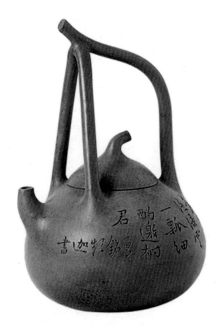

图4-17　上海博物馆藏曼生瓢提壶/
引自《江苏陶瓷》杂志2020年第4期

厘米，口径 6.7 厘米。器身作瓜形，巧妙地利用瓜蒂作盖钮，瓜藤作提梁，管状短流，流口朝天。此壶是陈鸿寿在"瓢形壶"和"提梁壶"的基础上提炼、创新而成的。壶上有铭文：

煮白石，泛绿云，一瓢细酌邀桐君。

落款为"曼铭频迦书"，盖内有"少山"印。"曼"即指陈曼生本人，频迦是其友人郭麐。"煮白石"是神仙典故，葛洪《神仙传》中常提到仙人"煮白石为粮"，"泛绿云"则指煮茶，两者都贴合桐君的身份。也有说"白石"为茶名者。此铭文被收录在《阳羡砂壶图考》一书中，且陈曼生本人所用不止一次，上海唐云艺术馆还有一个陈曼生制的石瓢提梁壶，铭文相同，可见他本人相当喜爱。后世仿制的同款铭文壶也不少，成为紫砂壶中的经典款。

第五章　桐君祖庭

浙江桐庐县传说因桐君而得名，境内又有以桐君为名的桐君山胜境，可以说成为了桐君中医药文化的祖庭。县内有许多关于桐君的纪念场所，并举办了许多纪念活动。

第一节　桐庐地名

桐庐许多地名与"桐"相关，包括县名、山名、江名、洲名等，相传均因桐君而得名。后世还修建了不少建筑，也与桐君有密切渊源。

一、地名由来

关于桐庐得名的来历，宋以前的文献并未与桐君相联系。据北魏郦道元《水经注》载："紫溪东南流，径桐庐县东为桐溪。孙权借溪之名以为县目，割富春之地，立桐庐县。"

唐李吉甫《元和郡县图志》记载："桐庐县，紧。西南至州一百五里。本汉富春县之桐溪乡，黄武四年分置桐庐县，以居桐溪地，因名……桐庐江，源出杭州于潜县界天目山，南流至县东一里入浙江。"

这些材料认为是因"桐溪"而得名。不过，"桐溪"又因何而得名？宋以后的文献常提到因一株古桐树，并与桐君有关。如北宋乐史《太平寰宇记》卷95载："桐溪有大犄桐树，垂条偃盖，荫数亩，远望似庐，遂谓之桐庐县也。"

南宋祝穆《方舆胜览》卷5亦载："桐君山在桐庐。有人采药，结庐桐木下。人问其姓，指桐木示之，江、山因以桐名，郡曰桐庐。"

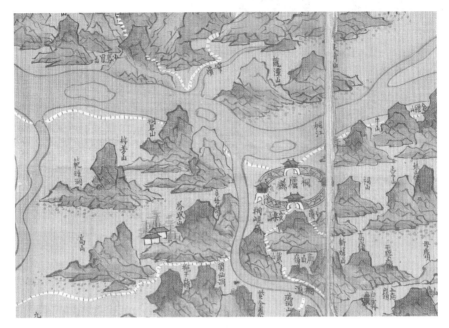

图 5-1　清代彩绘《浙江全图》中的桐庐县（局部）/
法国国家图书馆藏。图中可见桐君山、桐溪、桐江、桐岘岭等地名

二、历代记载

此后的历代方志记载中，对这一说法及相关地名有更详细的叙述。一些主要方志的记载见表 2。

表 2　明清方志有关桐庐和桐君山的记载

年代	记载	出处
明	桐君山　在县东二里，其山突然一峰，下瞰桐溪、桐江。桐溪源出天目山，经于潜、分水东流六十里，抵县治之北，绕郭而东出桐君山下，以入于桐江。桐江之源有三，一出于徽，一出于衢，一出于婺，三郡水合而东北注九十里，至县郭之南东流，历富阳江，合浙江以入于海。	嘉靖《浙江通志》卷5

年代	记载	出处
明	曰桐庐，郡治东一百里有桐君山，昔有异人指桐为姓，因以名郡。	万历《续修严州府志》卷1
	桐君山　在县治东二里，下瞰两江。相传旧有桐树，异人采药结庐于此，人问其姓，指桐以示之，遂号桐君山。邑人徐舫、李朝骧俱有题咏，见《艺文志》。上有七级塔，应县左龙角之象。宋景定中重修，隆庆间知县董仕禛又新之。副使茅坤诗：仙人已飞去，姓独挂空山。芳草几迷路，白云谁共攀。 桐洲　在县东四十五里，袤二十里，南临大江，北以富阳赵家滩为界。相传桐君种瓜于此，故名。上有居民四十余家，栖霞、吉祥二寺。 桐庐县　旧志云，桐庐居浙右上游，山险而土硗，民贫而俗悍。其君子多高尚，小人勤务本，皆子陵、桐君清风气节以兴起之云。	万历《续修严州府志》卷2
	桐君山　在桐庐县东二里，一名桐庐山。相传昔有异人于此山采药求道，结庐于桐木下，人问其姓，则指桐以示之，因号为桐君山。	《明一统志》卷41
清	桐君山　严陵志：在县治东二里，突然一峰，下瞰两江。相传山侧旧有桐树，枝柯荫蔽数亩，尝有异人采药于此，结庐树下。或问其姓，则指桐以示之，因号为桐君，山因以名。 桐洲　严陵志：在县东三十五里，袤二十里，南临大江，北有后港，以富阳赵家滩为界。相传桐君种药于此，故名。	《浙江通志》卷19
	汉为富春县，孙权黄武四年始析置桐庐县，隶吴郡文郎桐溪；置新城县。万历府志：本汉富春县桐溪乡之地，孙权黄武四年析置桐庐县（桐庐之名自此始，相传因桐君山云。然古县治在西二十五里，去此山颇远，自开元移邑江口。桐之得名或不谓是）。	乾隆《桐庐县志》卷1

年代	记载	出处
清	桐君山　在县东二里，下瞰两江，相传山侧旧有桐树，有异人采药结庐于此，或问其姓，则指桐以示之，因号其人为桐君，而山因以名焉。旧时有塔，不知何时所建。宋景定元年重修。明正德间为雷火少坏，隆庆元年知县董仕鼎新之，至国朝乾隆九年六月十四日，复为雷火所坏。本山旧有钟楼，年久废坏。万历十一年知县杨东重建，新铸钟以悬之，扁其上曰：声闻四达，后毁于火。天启年知县蒋恒盈复造楼铸钟，有闳中肆外之额。后圮。知县梅际春重修，复董士民（罗启兆、柴文颢、戴国威、王起衷、袁日新等）募建院宇。康熙二十一年在坊义民（郑之纲、郑嘉敏、王全吉、戴廷爵、张应奎、姚世祥、汪文达、戴廷、杨盛、茂兰、郑之琳、吴士奇、汪永法）等因山路崎岖，艰于登陟，捐资募砌石路，行者便之。 桐洲　在县东三十五里，袤二十里，南临大江北，有后港以富阳赵家滩为界。相传桐君种药于此，故名。上有居民四十余家，栖霞、吉祥二寺。	乾隆《桐庐县志》卷2
	桐君山　在桐庐县东二里，一名桐庐山，县以此名，下有合江亭。卢骧《西征记》：桐睦二江会合亭下，有山巍然，直压其首，如渴鲸入水之状，即桐君山也。《明统志》：相传昔有异人于此采药求道，结庐于桐木下，人问其姓，则指桐以示之，因号为桐君山。按《寰宇记》又云：相传桐溪侧有大椅桐树，垂条偃盖，荫蔽数亩，远望如庐，遂名桐庐。其说恐皆附会。	《大清一统志》卷320
	桐君山　在县治东二里，下瞰两江。相传山侧旧有桐树，枝柯荫蔽数亩，常有异人采药于此，结庐桐树下，或问其姓，则指桐以示，因号为桐君。山、县并以名。山上有塔，徐舫桐君山诗：古昔有仙君，结庐憩桐木。问姓即指桐，采药秘仙箓。黄唐盛礼乐，曷去遁空谷。接迹许由俦，旷志狎麋鹿。槲叶为制衣，松苓聊自服。山中谅不死，时有飞来鹄。余欲访仙晴，云深不可躅。 桐洲　在县东三十五里，袤二十里，南临大江，北有后港，以富阳赵家滩为界。相传桐君种药于此，上有栖霞、吉祥二寺。	光绪《严州府志》卷3

　　从表中可见，桐庐、桐君山得名于古桐君之说得到历代相沿，除此之外还衍生出桐洲、桐江等相关地名。正如南宋楼钥《攻媿集》载："兹邑以

一桐之大，垂邑如庐。古有隐者采药求道于此，或问其姓，则指桐以示之人，因称为桐君。故桐江、桐溪、桐岘皆以此得名。既以为县，又因以名郡焉。"

另据传还有"桐君宅"。清《浙江通志》卷49载：

桐君宅 《晏公类要》：在桐庐县东一里。

这些记载中，无不提到桐君采药的故事。由此可见，桐君中药文化源流久远，并且与桐庐地域文化深深关联在一起。

第二节　桐君山和祠塔

桐君山，相传因桐君结庐采药于山上，指桐为姓，因而得名。历代以来，山上修建的建筑及各类人文景观颇多。根据康熙《桐庐县志》所载《桐君山图》，可见有桐君祠、桐君塔、大观堂、钟楼、关帝庙、二先生祠、李侯公祠、土地庙、别一洞天、古桐江山碑记、佛柱等。其中与桐君有关的景观最主要的是桐君祠和桐君塔。

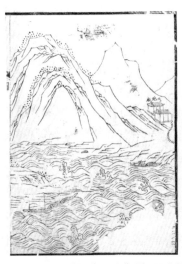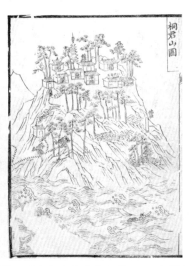

图 5-2　清乾隆《桐庐县志》"桐君山图" / 引自上海书店出版社 1993 年影印本

一、桐君山

有关桐君山的方志文献记载已见上述。不过地方志在古代流通不广，不如诗词歌赋和游记等作品更受欢迎。历代以来不少文人墨客登临此桐君山，在欣赏胜景的同时，也缅怀先贤的事迹。如宋代卢襄（1076—1145）《西征记》记载说："三江之水会合于亭下，有山隆然，直压其首，如渴鼋怒鲸，奋迅鳞鬣，奔而冲水之状。上有桐君祠，乃戴永飞仙之地。详氛瑞气，氤氲四薄，鹤驾往矣，灵踪俨然。"[①] 这里只提到戴永，未提桐君。但多数登临者都缅怀桐君，如本书第四章中所收录的关于桐君和桐君山的诗词所述。

清代以前，一直无人为桐君山写一篇专记。直到清光绪年间任桐庐县学教谕的浙江仁和人高鹏年到此，始作《桐君山记》。他在文中说，当时山有石坊，上书"古小金山""登岸徒步而上，历三百余级，盘旋曲折达于巅。一路松竹成林，苔藓铺地，鸣禽上下，如奏笙簧""凭窗四顾，俯视桐江，双溪合流，往来帆樯高下，迅如奔电"。观临山景，高鹏年感慨良多地说："夫古今来骚人逸士，登临凭眺乎是山者，不知几千万辈矣，至今江流依然，山形如故，独人迹杳渺，其不可知，似共大江洪涛，滔滔一去而不之返，岂不可太息乎哉！余考县志所载，钓台有记，城隍庙有记，而桐君山乃县之所以得名者，独缺焉而未备。天或预知百余年后有余而来一游乎？时住僧适以记请，爰自识来游岁月，并山以采药得名之故，而笔其大略，以质后之来游者。"

到了近代，有关桐君山的游记也多了起来。著名作家郁达夫在1935年第1期的《生生》杂志发表《桐君山的再到》一文，文中如此形容桐君山："三面是山，一面是水，风景的清幽，林木的茂盛，石岩的奇妙，自然要比仙霞关、山阳坑更增数倍；不过曲折不如，雄大稍逊。"后来他还在《钓台的春昼》一文中写道："倘使我若能在这样的地方结屋读书，以养天年，那还要什么的高官厚禄，还要什么的浮名虚誉哩？一个人在这桐君观

① 陶宗仪.游志续编 [M]// 阮元.宛委别藏：第 50 册.南京：江苏古籍出版社，1988：45.

前的石凳上，看看山，看看水，看看城中的灯火和天上的星云，便做做浩无边际的无聊的幻梦，我竟忘记了时刻，忘记了自身……"

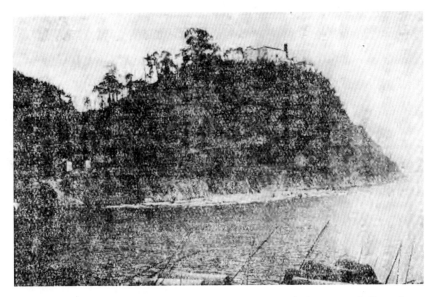

图 5-3　20世纪30年代的桐君山／引自《学校生活》杂志1933年第47期

在1935年出版的《东南揽胜》一书中，桐庐籍文化人士周天放作有《富春山游记》，其中描述桐君山说："山当天目溪入江之口，孤峰突起，怪石嶙峋……与凤凰山一颈相连。今为公路局凿断山颈，山形益透拔瘦削。"

在抗日战争期间，桐庐屡遭日寇轰炸，笔名"西客"的作者在《浙江青年旬刊》1940年第4、5期合刊中发表的《桐庐之行》中记载了当时的艰难情形。作者一行"望着桐君山巅，在一楼衔着塔影之旁，立着一座白色的庙宇，四周青翠满山，俨如雨后初晴的模样，这美丽的山色，把我们吸引过去了。一级一级的向上走，到了山峰，进入了庙宇，庄严清静，令人肃然起敬，悠然神往"，然而警报突然响起，"机声轧轧，由远而近，一经盘旋，即行轰炸"，城中许多地方变成瓦砾。作者离开时悲愤地说："我怀念着那英武多姿的古塔，我怀念着那龙蟠虎踞的山头。我愿在那篱边菊黄的时节，去旧地重游。但遥望富春江上的战云弥漫，不知它许我否！"

抗战胜利后，1946年《周报》杂志第1期刊载了现代剧作家柯灵的《桐庐行》一文，柯灵面对大好河山，感慨万千："桐君山并不高，却以地位和形势取胜，兼有山和水的好处。背后是深谷，是绵延的山脉，前面极目无垠，原野如绣……山顶的庙宇已经破残不堪，却是破残得好，从那漏空的断壁，洞穿的飞檐，朱痕犹在的雕栏画栋之间，到处嵌进了山，望得见水。……站在山顶，居高临下，看看那幽深雄奇的气势，我们想起历史，想起战争……在这次战争中，桐庐曾经几度沦陷，缅想敌人立马山顶，面对如此山川，而它的主人是这么个没有出息的民族，我不知激动他的是一种怎样的情感？"

当代以来，有关桐君山的诗文和游记就更多了。例如郭沫若一家曾于1961 年 11 月登临桐君山，因见当时劈山时开渠泥塑像一座，乡人当作桐君菩萨来跪拜，于是作诗一首：

庙貌空存瞰两江，桐君山上已无王。

愚人不解劈山像，当作菩萨乱插香。

桐君故事与山中景致相得益彰，文化影响力不断扩大。

二、桐君祠

为了纪念桐君的业绩，桐君山建造了桐君祠，后世又称为桐君庙、桐君观。

乾隆《桐庐县志》卷 2《方舆·山川》记载了宋至清时桐君祠的演变：

桐君祠，在桐君山顶，宋元丰中县令许由仪尝访《桐君采药录》，已失其传，惟山隈有双小桐，乃绘桐君像于绝顶小堂，有诗云：山中百药当年录，砌下双桐旧日孙。后孙景初代为令，易绘像以塑，名人多留题。元末兵燹，庙貌无存。洪武中重建小祠，成化间颓圮。嘉靖初知县张莹辟旧址，构祠三楹，设桐君木主，后竖楼柱石垒木，势甚崇耸。取长乐寺镛悬之，岁设钟夫以司晨昏。又创屋三间于祠侧，析紫霄观道士一人居理祠事，仍以桐君祠占籍，于下隔得觉度废寺产而归之，盖为经久计。亭塔巍峨，山水掩映，每登眺，江山景物，一览在目，仿佛图画中，昔人比之浮玉山，又号小金山，乃实录也。岁久圮，万历五年县令李绍贤重建，万历十三年县令杨束重修，以晋处士戴颙配享焉，今久废。国朝康熙二十四年僧文源于山之东南隅建四望楼，楼下塑桐君像。

可见，桐君祠自从建成至今，约九百余年间曾经历了多次的严重损坏和修复重建过程。

（一）宋元时期

北宋元丰年间（1078—1085），桐庐县令许由仪曾令寻访《桐君采药录》，见已失传，于是在该县的桐君山顶始建桐君祠。当时在山湾处有两棵小桐树，祠堂建成后曾在堂内塑绘有桐君的画像。并且有某些名人题写的诗句，其中有"山中百药当年录，砌下双桐旧日荪"句。宋人杨时（1053—1135），字中立，号龟山。南剑西镛州龙池团（今福建省三明市）人，曾作有《登桐君祠堂》（见前）和《登桐君山》诗。后诗中描述当时山上建筑，有"翠崖千尺嵲云高，楼殿翚飞压巨涛"之句。

到了12世纪初，孙景初继任桐庐县令时，曾将祠中的桐君绘像改以塑像，并增添了若干名人题写的诗文。后由楼钥撰写《桐庐县桐君祠记》。楼钥（1137—1213），字大防，又字启伯，号攻媿主人，明州鄞县（今浙江宁波）人。其《桐庐县桐君祠记》一文是应当时邑尉之请，为修葺一新的桐君祠勒石而作的碑记，记叙了桐君的来历以及他隐姓埋名的史迹，同时还描写了桐君山秀丽的风光。

南宋时，桐君祠也是过往文人的喜游之处。韩淲写有两首《桐君祠用壁间韵》，记载了当时盛况。韩淲（1159—1224），字仲止，一作子仲，号涧泉。祖籍开封，南渡后隶籍信州上饶（今属江西）。诗如下：

其一

春阴寂寂万花中，花外声传古寺钟。

几度潮生见潮落，尚余情思在云峰。

其二

雨洗风梳万木苍，山容水色滟晴光。

清明寒食春将晚，为觅桐君伫野航。

元朝至元年间（1335—1340），散曲家张可久任桐庐典史，流连于桐君山的秀丽风景，并曾捐俸重修登山石径与桐君祠。桐君山的两处当时留下的摩崖题记见证了张久可于1338—1339年期间到访并重修登山石径等事：

至元后戊寅九日，句章小山张久可来游，永、羽二子侍。五年己卯三月，燕山任元凯来。（行楷）

嘉熙末年，县令赵清卿凿山径三百丈，茅塞之至。后百年为至元己卯，四明张久可来□而辟之，人皆以为便。（行楷）

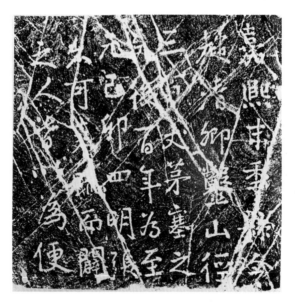

图5-4 元代张可久凿桐君山径题记拓片 /
引自西泠印社出版社《桐庐石刻碑志精粹》2017年

元代徐舫，字方舟，桐庐人，曾作多首诗纪念张可久捐俸重修桐君祠、归祀桐君等事。除前面已选录的数首外，还有如下二诗：

张小山捐俸重修桐君祠

先生远有烟霞趣，镌玉捐金隐者祠。

瑶草久荒云一片，碧桐仍见凤双枝。

芙蓉日静文书暇，杖履春来啸咏迟。

他日幽期何处好，寒松花发鹤归时。

桐君祠

山势联翩青凤凰，梧桐花老旧祠堂。

神仙往昔千年事，岩谷犹今百草香。

世代无人谈角绮，衣冠有像配羲皇。

仍传松顶双双鹤，沧海飞来岁月长。

（二）明清时期

元朝末期，桐君祠由于遭受兵火之灾，祠庙严重损毁，旧貌已荡然无存。明朝开国后，洪武年间（1368—1398）曾重建桐君祠，规模较小。

成化年间（1458—1465），祠庙再度荒废。嘉靖初年，桐庐知县张莹在桐君祠旧址重新进行了较大规模的复建，建成后在祠内曾悬挂大钟，并使钟夫每日早晚定时撞击，并延道士主持，又将废弃的觉度寺寺产用于维持该祠。明万历《续修严州府志》卷5载：

桐君祠　在桐君山顶。宋元丰中，县令许由仪尝访《桐君药录》，已失传，惟山隈有双小桐，乃绘桐君像于绝顶小塘，有诗云：山中百药当年录，砌下双桐旧日孙。后孙景初代为令，易绘像以塑，名人多留题。元末兵燹，拜庙貌无存。洪武中重建小祠，成化间颓圮。嘉靖初，知县张莹辟旧址，构祠三楹，设桐君木主。祠后竖楼柱以石，垒以木，势甚崇耸，取长乐寺镛悬之，岁设钟夫以司晨昏。又创屋三间于祠侧，析紫霄观道士一人居理祠事，仍以桐君祠占籍，于下隅得觉度废寺产而归之，盖为经久计。亭塔巍峨，山水掩映。每登眺，江山景物，一览在目，彷佛图画中，昔人比之浮玉山，又号小金山，乃实录也。

此后经历岁月，祠庙又复倾坏。万历五年（1577）桐庐知县李绍贤捐资重建。万历三十年（1602），桐庐知县杨东再度捐资重修，并在祠内增加晋代末期的本地著名文人戴颙塑像配祀。

清康熙年间桐君祠又进行了重修。康熙二十一年（1682），义民郑之纲、郑嘉敏、王全吉、戴廷爵、张应奎、姚世祥、汪文达、戴廷杨、盛茂兰、郑之琳、吴士奇、汪永法等，因山路崎岖，艰于登陟，捐资募砌石路，方便行者登山。康熙二十四年（1685），僧人文源于山之东南隅建四望楼，楼下塑桐君像。

乾隆年间，吴宪青曾重修桐君祠。吴宪青，字紫林，侯官（今属福建福州）人。进士出身，乾隆十四年（1749）任桐庐县知县。他在任时整修桐君祠，作《题桐君祠》一诗，已见前录。

清代方志对桐君祠记载也颇详细。除前引乾隆《桐庐县志》外，省志、府志也有记载，内容差别不大。清代《浙江通志》卷224载：

> 桐君祠 《严陵志》：在县东二里桐君山顶。（万历《严州府志》：宋元丰中，县令许由仪尝访《桐君药录》，已失传，惟山限有双小桐，乃绘桐君像于绝顶小堂，有诗云：山中百药当年录，砌下双桐旧日孙。后孙景初代为令，易绘像以塑，名人多留题。元末兵燹，庙貌无存。洪武中重建小祠，成化间颓圮。嘉靖初，知县张莹辟旧址，构祠三楹，设桐君木主。祠后竖楼柱，以石垒以木，势甚崇耸，取长乐寺镛悬之，岁设钟夫以司晨昏。亭塔巍峨，山水掩映，每登眺，江山景物，一览在目，仿佛图画中，昔人比之浮玉山，又号小金山，可以见其胜也。徐舫《张小山重修桐君祠》诗：先生远有烟霞趣，镌玉捐金隐者祠。瑶草久荒云一片，碧梧仍见凤双枝。芙蓉日静文书暇，杖履春来啸咏迟。他日幽期何处好，寒松花发鹤归时。）

光绪《严州府志》卷8载：

> 桐君祠 在县东桐君山顶，无里居姓氏，相传采药于山限桐树下，或问其姓氏，指桐以示，因曰桐君。宋元丰中，县令许由仪尝访《桐君药录》，已失传，惟山限有双小桐，乃绘桐君像于绝顶祀之。后孙景初为令，易绘像以塑，名人多留题。元末兵燹，庙貌无存。洪武中重建小祠，嘉靖初知县张莹辟旧址，构祠三楹，设桐君木主，后竖楼柱，以石垒以木，势甚崇耸，取长乐寺镛悬之，岁设钟夫以司晨昏。亭塔巍峨，山水掩映，每登眺，江山景物，一览在目，彷佛图画中。岁久倾圮，万历五年知县李绍贤重建，以晋处士戴颙配享焉。

桐君祠内貌是什么样的呢？光绪年间仁和人高鹏年所作《桐君山记》

对此有所记载：

> 入庙，则桐君当门坐，笑容可掬，一若旧识者然。岂余前身亦此间长老耶？旁有楹联，语甚隽，句云："大药几时成，漫拨炉中丹火；先生何处去，试询松下仙童。"为里人孝廉叶君庆澍题。一再诵之，将令人作出世想矣。

（三）近现代时期

民国时期，画家潘天寿与友人曾游经桐君山，作有《桐君庙》诗云：

> 君诚高隐士，不屑留姓氏。空山采药复著书，金石草木识佐使。不闻人世如走马，沐雨餐云桐树下，至今山亦名桐君，比邻垂钓羊裘者。黄石公、赤松子，万千同寿长不死，江水青苍山花紫。

陆维屏在 1931 年《旅行杂志》第 6 期撰写的《富春江游记》中，记载所见到的桐君庙说："桐君庙高踞山巅，下临两江，山含笑影，折峦为屏，人烟远起，方引遐思。"

桐君祠内所供奉的不止桐君。据周大封《富春三日游记》记载："桐君庙高踞山巅，下临两江，殿宇爽垲，左供张睢阳像，右供释伽佛像。"成为多个神像的祭祀之处。张睢阳即张巡，是唐代名将。1935 年，著名报人杜绍文来到此地，想必对东三省沦陷于日寇之手深有感触，其在《浙江青年》发表《富春江上》一文，赞扬桐君祠供奉张巡说：

> 山上有桐君寺，寺中祀桐君塑像，弈弈如生。右奉抵抗强敌而不惜与城偕亡的睢阳张巡。张睢阳面目狰狞，望而生畏。想此公当年固守孤城的气概，刚毅忠勇，视死如归的精神，虽系偶像，亦虎虎富有生气。查张巡为唐之南阳人，安禄山反，与许远合兵守睢阳，粮尽，杀爱妾以养士。城陷，为贼所执，不屈而死。像这样尽忠报国的人，血食一方，实不为过。且当此国势板荡的今日，张睢阳这种守土有责而不惜与城共存亡的决心，尤足为我们表率，和值得我们所赞扬的！

抗日战争时期，桐君山遭日军飞机轰炸，桐君祠几近颓圮。中华人民共和国成立后，1955 年底至 1956 年，桐庐城关政府组织各界群众，上山栽树上万株，并由县政府拨款对桐君山各种建筑、设施进行修葺。1959 年

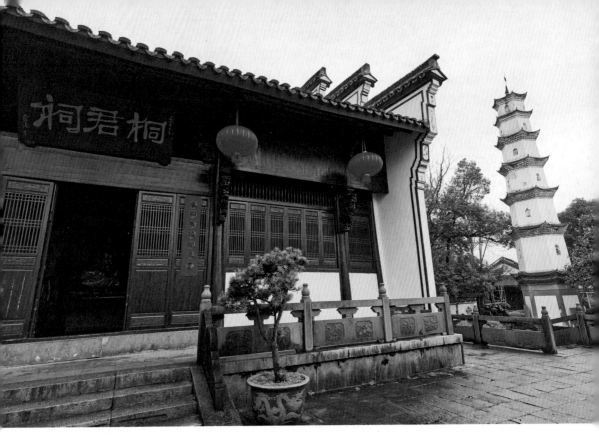

图5-5　桐君祠及塔 / 作者摄

10月，将桐君祠原址辟为桐庐县十年成就展览馆，并在东、西两侧建翘檐式仿古建筑两幢。1963年秋，又拨专款对桐君山上诸建筑进行修缮。1979年起，全面整修桐君山上建筑，将朽圮的东平王庙拆除，移桐君祠于原大雄宝殿处。祠堂内保留有一方碑文，是南宋枢密院参知政事楼钥撰写的《桐庐县桐君祠记》。

　　1985年初，曾在祠内彩绘《汉医溯源图》长幅壁画。壁画绘于祠内周边三面墙上，高3.5米，长25米，画中除桐君"指桐为名""桐荫问道"的故事外，还有8位历代中医名家，包括先秦时创"望、闻、问、切"四诊法的扁鹊，汉末著《伤寒杂病论》而立"辨证论治"原则的"医圣"张仲景，三国时精通内各科尤擅长外科手术的华佗，晋代修道炼丹的抱朴子葛洪，唐代"药王"孙思邈，宋代针灸学家王惟一，明代医药学家李时珍，清代名医王清任。

1989 年，由浙江美术学院 10 多位教授和老师设计并雕塑的 8 位名医全身塑像，取代了壁画，于 4 月 25 日竣工落成。群像组长 25 米，高 4.2 米，宽 1.4 米，并配以山崖、溪壑、茅庐、羚羊、松鹤、仙鹿、神猿等背景，造型生动。

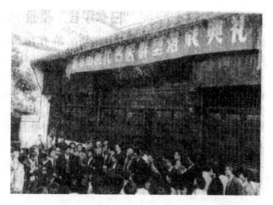

图 5-6　1989 年历代名医群塑落成典礼 /
引自《风景名胜》杂志 1989 年第 5 期

今桐君祠宇三楹，前面有叶浅予题"桐君祠"楣额。祠内桐君塑像居中而坐，1987 年 7 月，中科院学部委员、名中医叶橘泉手书"中药鼻祖"横匾，悬于龛上。四周的雕塑群像拱立。祠内楹联，左联为"大药几时成漫拨炉中丹火"，右联为"先生何处去试问松下仙童"，为指书家孟庆甲所写。

三、桐君塔

桐君祠旁耸立着一座白塔。据《桐庐县志》记载，桐庐县城原有安乐、舞象、桐君三座塔，安乐、舞象二塔现已不存，唯余桐君塔。该塔为石结构，平面四方形，七层，高 20 米，仿木砖石结构楼阁式，中实不可登攀，周身涂以白色，保持了清代重修后的原状。远远望去，屹立山巅，气势雄伟，成为桐君山的标志。

（一）明清记载

万历《续修严州府志》记载："桐君塔，在桐君山，高七级，不知何时所建。宋景定元年重修，明正德间为雷火烧坏，隆庆元年知县董仕祯鼎新之。桐君山，县之青龙也。昔绍兴间，邵武、邓守精于风水，谓宜建二塔以应龙角之象，且山势颇走而不守，庸是以压之也。"可见，桐君塔在宋时已修建。元代诗人多次提到该塔。如何景福，字介之，号铁牛翁，元代淳安人，其《铁牛翁遗稿》中有诗《桐江怀古》提到桐君塔："合江亭下买舟行，击楫中流万古情。严子台高烟树暗，桐君塔映浪花明。"另有李文，字近山，元末明初桐庐人，有《桐君山》诗提到："龙塔桐君祠，传闻昔已仙。"另有《桐君山重植双桐作》诗云："仙人结庐山之巅，指桐为姓凡几年。春风采药满筐篚，丹炉贮火生云烟。年深炉坏桐亦朽，丹经药录知何有。尘世纷纷屡变更，仙踪沦没复谁究。孤塔凌云草莽间，至今传是古桐山。""孤塔"应即指桐君塔。可见当时桐君塔已成为桐君山反映桐君医药文化的建筑标志。

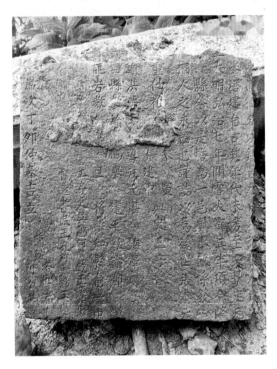

图 5-7　桐君塔残碑/桐庐县博物馆馆长陈淑珍摄

明弘治七年（1494），桐君塔为雷火烧坏。隆庆元年（1567）知县董仕桢予重修。2021年在桐君山山脚出土残碑一方，记载了此次修缮过程。该碑刻宽约52厘米、长约60厘米，碑首、碑身上半部分及碑座都有所缺失，只剩部分碑身。碑刻的字体为楷书，大部分字体清晰可辨，在碑体约三分之一处，刻字略有磨损。录文如下：

塔建自古，其年代未考。至宋景定元……大明弘治七年间雷火霹其半顶。今隆……县令以是塔为一邑风水攸系，发心……桐人之永福也，谨志以为后世张本云……董仕祯……宋寅、张建中，典史王守鲁……教谕洪佑……训导汪元湛、梅□□……县□□谕□□举建平，教谕郑……龙岩教……旦，将乐知县俞一中……工□吏吴□、何应乾、王源、张……督造者民王孔珍、郑访、王应……兰溪塔匠诸廿……岁次丁卯仲春吉立。

虽然碑体碑文内容不全，但这些碑文透露了桐君塔的修建历史。如"塔建自古，其年代未考。至宋景定元……"此句与前万历《严州府志》记载桐君塔的内容相符。

碑文上记述"大明弘治七年间雷火霹其半顶"，此与万历《严州府志》记载的桐君塔于正德间被雷火所损坏的年份有出入。从立碑与修县志的年代时间差来看，万历《严州府志》在编修时，因年代久远，记载有误。而该碑所立之时，去时未远，因此桐君塔被雷火损坏的年代应据出土碑刻而定，当为弘治七年，而不是明正德年间。

乾隆《桐庐县志》中记载的，嘉靖末年至隆庆元年（1567）期间，知县董仕祯以及县丞宋寅、主簿张建中、典史王守鲁、儒学教谕洪佑、儒学训导汪元湛等官吏的名字，都刻在该残碑上。依据现存碑文落款"岁次丁卯仲春吉立"，大体可考定，该碑立于明隆庆元年（1567）。而根据碑文上"督造""塔匠诸廿"等文字，可以判定碑刻记述的塔修建年代为嘉靖末年至隆庆元年。

此后，清雍正十一年（1733）、乾隆九年（1744），桐君塔又两度为雷火所击。乾隆《桐庐县志》载："国朝雍正十一年及乾隆九年两度被雷震，未经修葺。"光绪初年，再度遭到雷击，致塔尖坠落。但都随圮随修，故能保存至今。清代袁昶作诗《桐君孤屿》提到了桐君塔：

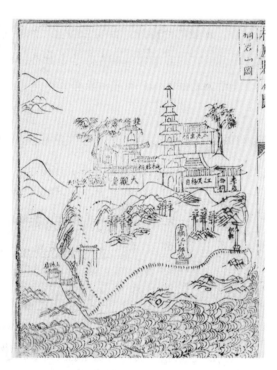

图 5-8　康熙《桐庐县志》"桐君山图"中的桐君塔／引自浙江图书馆藏本

危峰岸起削青成，似有群仙抗手迎。

日出常疑塔光现，云来时挟溪声行。

窗中一水浮衣带，洞里三生访石杼。

我欲山中听斋鼓，安心未肯学屠鲸。

光绪年间仁和人高鹏年作《桐君山记》载："住僧导观石塔，巍然矗立，上插云霄，相传不知始自何代，俗呼桐君塔云尔。"诗文都反映了清代桐君塔的情况。

（二）当代保护

古老的桐君塔在 1962 年列入县级文物保护单位。1981 年，在"重建桐君山景点第一期工程"中得以重修，由桐庐县人民政府立碑志其事。碑云：

桐君塔始建年代无考。宋景定元年重修，后数遭雷击，曾屡圮屡修。北宋范仲淹诗：钟响三山塔，潮平七里滩。盖指桐君、安乐、圆通三塔。桐君塔瞰江挺秀，于今独存，非偶然。为维护境内名胜古迹，爰于公元一九八一年夏拨款修葺，是为誌。

桐庐县人民政府，一九八一年九月立

1983 年桐君塔又列入桐庐县文物保护单位，1986 年新立碑云：

桐君塔，始建年代无考，宋景定元年重修，明正德间损于雷电，隆庆元年知县董仕祯鼎新之。此后又两被雷击，近代亦几遭战火，创痕累累。一九八一年县人民政府拨款修葺，平台、石栏均为其时所筑。塔高 17.70 米，六面七层，造型古朴，为县内仅存之古塔。

桐庐县人民政府，一九八一年八月公布，一九八六年九月立

第三节　桐君山其他文化景观

桐君山经过古今不断营建，留下许多意味独特的文化景观，其中多数

与桐君有密切联系。中华人民共和国成立后，1955年底至1956年，桐庐城关政府组织各界群众，上山栽树上万株，并由县政府拨款对桐君山各种建筑、设施进行修葺。近数十年来，桐庐县又对桐君山进行了多次改造。目前的桐君山上，中医药文化资源和景观极为丰富，名家大师墨宝如林，同时"桐君博物馆"也在筹划之中。

现将山上有关桐君的其他文化景观介绍如下。

一、各类纪念建筑

如经桐君山前山门进山，依序可逐步看到以下纪念性的建筑景观。

（一）桐君山石坊

桐君山西面山麓临公路处，为游人登临桐君山的前山门。旧时山门口有一座题额为"古小金山"的石牌坊。前人把桐君山比作长江边上的金山，尽揽江流、帆影、烟波、山岚之美于一处，故有此美称。宋人胡朝颖，字达卿，严州淳安人。有诗《小金山》，描绘了桐君山的秀丽景色：

> 天光云影碧相涵，百顷玻璃一望间。
>
> 绿水绕门迷客渡，白云终日伴僧闲。
>
> 疏钟破晓潜虬动，老木成阴倦鸟还。
>
> 唤取头陀磨石壁，为渠题作小金山。

到了近代，"古小金山"石坊早已毁坏。现在的石牌坊于1981年重建，牌额易名为"桐君山"，由孟庆甲题写。整座石坊四柱三门，单层建筑。1990年5月，石坊前又添置了一对石狮，高2米，是台胞许捷、叶绿久先生捐资所建。

（二）桐君亭

越过桐君山牌坊，首先看到的是桐君亭。桐君亭于1990年10月，为迎接第二届华夏中药节在桐君山举办而建。亭高5米，亭为方形平面，石构梁柱，四柱托顶，四角飞檐，结构精巧，古朴典雅而庄重，又不失灵动之感。亭额"桐君亭"由我国近现代著名的中医医史文献学家范行准先生题写。桐君亭正面楹联取明代孙纲游览桐君山时所作的诗句："夺得一江风月处，至今不许别人分。"由我国著名耳鼻喉科专家、医史文献学家耿鉴

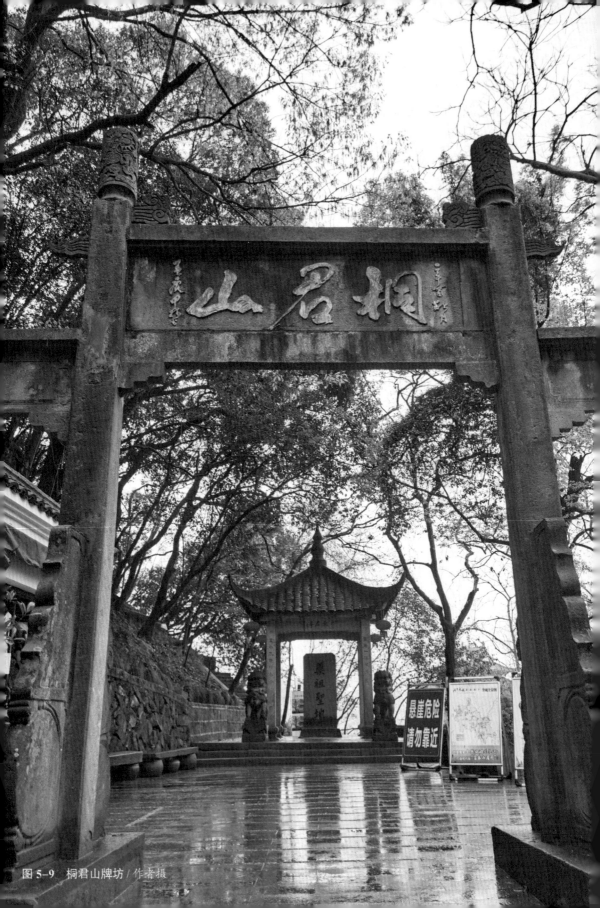

图 5-9　桐君山牌坊 / 作者摄

庭先生所书。

　　桐君亭中有一块全国著名中医学家、教育家、中国工程院院士董建华教授所题"药祖圣地"纪念碑，碑阴行书题有："桐君采药求道，结庐炼丹，止于是山。黄帝尝命处方盉饵，湔澣刺治，定三品药物，创君臣佐使之经，撰《药性》及《采药录》，人得以永年，乃中医药始祖。"概括了桐君老人结庐桐君山，炼丹求道的生平事迹，以及其定三品药性，创君臣佐使的伟大功绩，不失为"中医药始祖"。

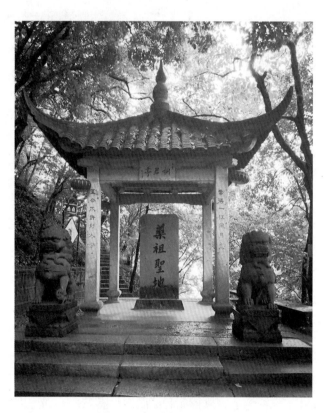

图 5-10　桐君亭／作者摄

（三）凤凰亭

　　从石坊到山顶共三百余级石阶，略作曲折之势。半山腰处有一座木柱、木顶、木栅栏的六角小亭，原为简易路亭，后圮。1981 年重建。上有"凤凰亭"三字圆额，为已故著名书画家诸乐三题书。

（四）桐君山碑墙

桐君山碑墙位于北侧山腰，为桐庐县重点文物保护单位。碑墙内嵌碑刻 10 通，收集自桐庐县各个地区。年代涵盖唐、宋、明、清各时期，分别有唐贞观年间"紫竹林"石匾额、南宋绍兴二年（1132）"宋故敕赐泉州助教郎公墓铭"碑、明天顺三年（1459）"敕赐义民何克澄输粟免差碑记"碑、明嘉靖三十三年（1554）"晓谕愚民碑"、明万历十五年（1587）"抚按酌定赋役规则碑"、明"奉政大夫姚璧墓志铭"碑、清雍正"剪溪庙庵产田碑记"碑、清乾隆四十一年（1776）"示禁木排装载柴薪碑"、清乾隆五十三年（1788）"重建庙碑""姚文敏公夫人王氏墓志铭"碑。

从碑墙往前，即桐君祠和桐君塔。

（五）四望亭

桐君塔邻近有一座四望亭。据记载此处原为四望楼。《桐庐县志》记载："康熙二十四年（1685），僧文源于山之东南隅建四望楼，楼下塑桐君像。"四望楼后圮。1982 年，于桐君塔南侧临崖处重建四望亭。

今四望亭呈四方形，有十二支木柱。四角檐下有四条"牛腿"。一亭一塔，红白相映，色彩明丽。四望亭是桐君山最佳观景处，坐在亭内可以远瞻天子岗和桐庐县城，脚下为富春江、分水江二江会合处，"四望"之名实至名归。

（六）江天极目阁

桐君塔古塔的东翼，有江天极目阁。这里原是"二先生祠"，供奉张巡、许远。1981 年改建为江天极目阁，阁名的匾额由著名书法家沙孟海所书。阁为歇山式敞开格局，窗明几净，朱栏回环，阁外筑廊榭，可供观景，江天极目，一览无余，故得此名。阁内设有茶座，四壁阁窗之上悬挂着现代著名画家叶浅予为故乡桐庐所画长达 32 米长卷《富春山居新图》的复制件。

（七）桐荫问道亭

桐荫问道亭位于桐君山东侧下山的蹬道中间，样式为关隘式，匾额"桐荫问道"为舒同所题。亭内有两方石碑，左边一块刻有宋代杨时所作《登桐君山》，诗云：

翠崖千尺峙云高，楼殿翚飞压巨涛。

槛外回峰自连首，只因潭下有灵鳌。

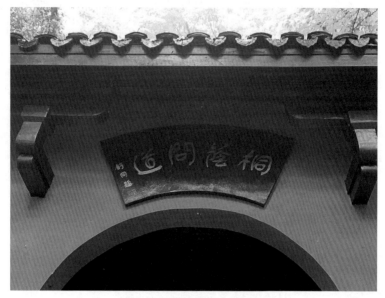

图 5-11　桐荫问道亭／作者摄

元符二年（1099），杨时被授予无为军判官，先后到南京拜谒张芸叟，到楚州拜谒徐仲车，到苏州拜谒李思和，到杭州拜谒府公丰相之。后路过桐庐，游历桐君山。杨时在桐君山上留下此首《登桐君山》，描绘桐君山的锦绣山色。

亭内右边一方石碑镌刻明代董其昌《启孙若裘书》：

前过富春，因得旷眺山川，吊怀人物。桐君为发迹之祖；子陵高风，千古独绝；唐方干、宋谢翱，配祀百世不祧；我明徐舫，不慕荣名，啸傲烟霞，诗酒以终其身，殆古隐者欤？我思古人，实获我心。桐山有九头松，状如虬龙，大奇。浙中山水，桐溪为最。郦道元云：连山夹岸，负势争高，青崖翠发，望同点黛，绿水平潭，清淡澄深，俯视游鱼，如行空矣。此盖为桐江写照也。恨不与年翁共此快游，至今悒悒。

明董其昌启孙若裘书，桐庐严子陵钓台碑林，一九九五年十月厦门谢澄光书

（八）合江亭

从桐君山顶往东，有条曲折盘旋的小路通向山麓。道旁草木拥翠，灌木丛生。途中有座古老的石亭，旧名济亭，宋代改称临江亭，元代又改叫合江亭，一直沿用至今。乾隆《桐庐县志》载："在桐江口，旧名济亭，宋治平间毁，知县曾黯重建，名曰临江。既而元降以给事中知福州，经是邑，改为合江亭，以桐、睦二水会合于此也。淳祐间知县杨复新之，潜斋王野书扁（匾），天台吴子良为记。"

曾黯，治平年间（1064—1067）桐庐知县，有《散策》一诗云：

散策孤峰寺，维舟岸石林。

月寒初看晕，云淡欲收阴。

水合双江急，山连百粤深。

归心正无奈，高处莫登临。

诗中"水合双江急，山连百粤深"一句诠释了"合江"的含意（后句亦有版本写作"山逢百窈深"）。

此外郑琰于元祐八年（1093）任桐庐知县，曾为合江亭作联："别有丹青图不得，数声渔笛月明中。"

宋人李恭有《合江亭》诗，描述了在亭中所见风景：

一丝风下碧云天，亭上窗开霁色鲜。

严子钓台青树里，桐君丹灶白云边。

千家画栋前朝屋，百里清江过客船。

潇洒桐庐几兴废，野花山鸟自年年。

明景泰年间重建合江亭，升层建楼，遂成观景胜处。明末清初亭废，1982年新建，为卷棚攒尖式，由郭仲选书亭额"合江亭"，落款"辛酉冬日"。前后楹联分别为"水合双江急，山逢百窈深"，落款"宋知县曾黯撰，辛酉冬日郭仲选书"；"别有丹青图不得，数声渔笛月明中"，落款"明邑令郑琰尝拱题，辛酉冬日郭仲选书"。

合江亭下是富春江、分水江两江汇合之处，江水一青一黄并行而东。旧时前往桐庐往往乘坐船只，因此两江汇合处也是进出桐庐的必经之地。万历《严州府志》记载："邑城之东隅，群山列其前，两江走其下，上接子陵之钓濑，下揖桐仙之旧隐，最为胜景。邑令郑尝夜送客于亭，时天淡秋高，风清月白，前汀白渚，渔笛数声，听之洒然，如在物外，题诗云：别有丹青图不得，数声渔笛月明中。"

围绕合江亭还有不少诗文传世。如元代大儒吴师道的《桐庐夜泊》云：

> 合江亭前秋水清，归人罢市无余声。
> 灯光隐见隔林薄，湿云闪露青荧荧。
> 楼台渐稀灯渐远，何处吹箫犹未断？
> 凄风凉叶下高桐，半夜仙人来绝巘。
> 江霏山气生白烟，忽如飞雨洒我船。
> 倚篷独立久未眠，静看水月摇清圆。

明代汪九龄有《合江夜月》诗云：

> 桐江二水合流东，江上游亭似雪宫。
> 秋冷月明清澈底，夜阑风静碧涵空。
> 惊寒凫雁鸣幽渚，倒影楼台近短篷。
> 忽听谯楼更鼓动，数声如在白云中。

清代方毓瑞的《合江亭》诗云：

> 滚滚江流碧映天，风亭闲望水容鲜。
> 湍明素练萦窗外，山送清辉到槛边。
> 折柳时时闻短笛，凭栏一一数归船。
> 穿云欲采桐君药，瑶草芝英可驻年。

（九）丹灶遗址

在合江亭附近，有桐君炼丹的"丹灶遗址"。

"丹灶"一词本指道家术士炼丹时所用的炉灶。炼丹是道教主要道术之一，分为炼制外丹与修炼内丹两种。外丹术源于先秦神仙方术，是在丹炉中烧炼矿物以制造"仙丹"，据说服用后可使人延年益寿，长生不老，羽化登仙。由于外丹术需要结灶炼丹，许多道家人物寻遍名山大川，炼制外丹，因此留下了诸多丹灶遗迹或传说。

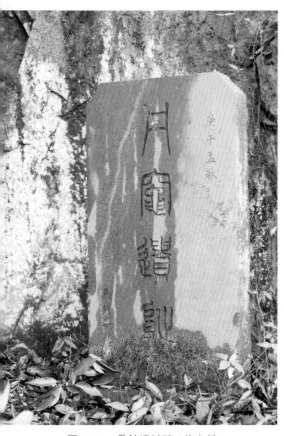

图 5-12　丹灶遗址碑 / 作者摄

相传桐君曾在桐君山结庐炼丹。虽无明确的遗址，但前人在诗文中屡屡想象提及。如元代徐舫有诗："晓上桐君宿雾收，岚光苍翠恣夷犹。丹炉秘诀归仙子，清景吟怀属士流。"周希虞《桐君山》载："烟合仙灶杳何寻，只见空山古木森。风送晓钟随鹤唳，清江明月映丹岑。"王摅《桐庐道中》载："钓矶才下子陵台，又到桐君药灶来。"汪若懿《桐君山》载："丹灶寂寥空有录，青霞倜诡亦殊观。"翁心存《桐庐道中》载："欲访桐君丹灶室，依稀犹在最高峰。"江肇墺《君山怀古》载："世外无丹灶，人间有白头。道旁寻石刻，仙迹几行留。"

丹灶遗迹能发激发诗人诗兴，也更易使游人兴起怀古之情。1990 年 6 月，经有关专家实地踏勘考证，认定桐君山合江亭附近为昔桐君丹灶遗址，遂进行仿古建复，以鹅卵石、茅草构成庐舍。1990 年 10 月，于丹灶遗址附近树"丹灶遗址"碑，文字为我国著名的医史文献专家马继兴先生所书。

（十）别一洞天（附竞秀阁）

别一洞天位于桐君祠右侧，是一座古色古香的传统建筑。原名"凤鸣高阁"，据民国《桐庐县志》记载，为明万历五年（1577）知县李绍贤所建，与诸生会课于此。1981 年重建，易额"别一洞天"，开设为药膳堂，向游人提供滋补性药膳。

当时桐君祠左侧还有一座二层楼房名为竞秀阁，为双层宫式攒尖建筑，是 1982 年建成的。古代的竞秀阁原本在山麓觉渡禅院右边，曾有"宋四书家"之一的米芾题额。重建的竞秀阁，楼上为四方药局，是中成药销售部，由重庆桐君阁、杭州胡庆余等数家著名中药厂联合在此供应名优中成药。楼下为桐庐县历史文物陈列室。

现竞秀阁不存，别一洞天改建为以桐君中医药文化为主题的展厅。

二、碑刻楹联

桐君山上有不少碑刻楹联，其中与桐君相关者尤多。近年为进一步丰富山上的中医药文化，又增添了不少医药名家题字。现对山上有关碑刻楹联文字内容及来历略作介绍。

（一）摩崖石刻

桐君山南面临水的悬崖陡壁有摩崖石刻多处，题刻时间自唐代持续至近代民国年间。

桐君山摩崖石刻由于处在绝壁之上，下临江水，藤蔓遮掩，所以鲜为人知，以前未见著录。清咸丰二年（1852）县人袁世经发现后，并予拓印。光绪二十四年（1898）金石学家陈伯衡又得完整的拓片，并予释文，其于戊戌（1898）年冬跋曰："唐周宽之、独孤勉、崔浚、程济等题名与宋苏才翁题名一纸同拓最为罕见，此同拓本真可宝贵。""桐君山唐人题名最精之二份，内有一份唐宋两题同拓一纸尤为难得。"金石学家余绍宋是陈伯衡先生的老友，因而得到一份，精心考查订正，写成《桐君山题名摩崖跋》，发表在《金石书画》1936 年总第 62 期上。

现存最早的是唐代大历年间桐庐县令独孤勉等题名及题记。此处主摩崖为唐代宗大历八年（773），桐庐县令独孤勉、殿中侍御史崔颀等的篆书、楷书题名摩崖，可辨者共四十字。其下左侧有独孤勉等题记一则。释文分别为：

殿中侍御史崔颀，桐庐县令独孤勉，尉李税，前尉崔泌、崔浚、崔淑、崔沅。大历八年九月廿二日记，崔浚篆。（篆书）

桐庐县令独孤勉，前左金吾兵曹薛造，处士崔浚、崔淑，桐庐县尉程济。大历八年十月廿四日题。（行楷）

贞元十六年（800），桐庐县令刘文会等人亦刻石题名：

县令刘文会、主簿李青霞、进士张季昌。贞元十六年（800）七

月二日。（楷书）

北宋时期的摩崖石刻原有三处，分别为北宋景祐四年（1037）□仲熙子琼题记，北宋治平元年（1064）周宽之题记两行，以及宋仁宗皇祐二年（1050）苏才翁的楷书观后题名。释文分别为：

　　□仲熙子琼善安知，景祐四年八月十二（日），偕游此题记。（楷书）

　　周宽之，治平初秋九月游。（楷书）

　　皇祐庚寅夏，苏才翁来观。（行楷）

其中苏才翁（1006—1054），名舜元，字子翁、叔才，号才翁，四川中江人。苏易简之孙。其为人精悍任气，歌诗豪健，尤善草书。官至尚书度支员外郎，三司度支判官。著有诗集一卷。

近年又新发现宋代石刻一处，为北宋庆历八年（1048）桐庐县令程迪等人游桐君山的题记。

元代的摩崖石刻有4处。其中，张可久相关的有两处，已见前述。另有俞颐轩至元五年（1339）《潇洒桐庐郡》题诗石刻：

　　潇洒桐庐郡，江山景物妍。问君君不语，指木是何年。至元后己卯三月十一日，俞颐轩拉道友王□远、袁景升以记岁月。（行书）

"问君君不语，指木是何年"，所指即桐君之事。

明代摩崖石刻一处，为明代吴绅"古桐江山"石刻：

　　古桐江山。莆田吴绅书。（行书）

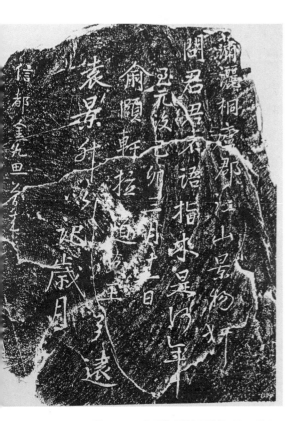

图 5-13　俞颐轩题诗石刻拓片／引自西泠印社出版社《桐庐石刻碑志精粹》2017 年

民国有四处摩崖石刻，分别为民国沈之道桐君山题记、民国"江山一览"摩崖、民国"避雨县"摩崖、民国"中坚题记"摩崖：

> 中华民国五年冬，偕黄子小亭归自严陵，适山阴徐以愻访碑到此，王子印若并拓，袁子寄庵餐。余等于山寺披荆扪石，发见元明题崖四则。此中殆有因缘，与海昌查人伟志。沈之道书。（行草）

> 江山一览。（隶书）

> 己未重九，偕王君霁亭同游。杭州王潜楼题，王墨林镌。（行楷）

> 避雨县。（隶书）

> 有石巉巉，有水潺潺。中坚到此，勒名而还。（行书）

（二）旧有碑刻楹联

桐君山上有不少碑刻楹联，有的历经数百年，有的则是历次整修时增添的。

1.《桐庐县桐君祠记》 作者楼钥（1137—1213），字大防，又字启伯，号攻媿主人，宋代明州鄞县（今浙江宁波）人。南宋隆兴元年（1163）进士及第，授温州教授，迁起居郎兼中书舍人。后拜吏部尚书，迁端明殿学士。嘉定初年，同知枢密院事，升参知政事，授资政殿大学士，提举万寿观。卒后谥号宣献，赠少师。正文如下：

> 荆州多荆，蓟州多蓟，豫章以木氏都，酸枣以棘名邦。兹邑以一桐之大，垂盖如庐。古有隐者采药求道于此，或问其姓，则指桐以示之，人因称为桐君。故桐江、桐溪、桐岘皆以此得名。既以为县，又因以名郡焉。大溪澄澈横其前。又一溪出天目，至此而会。一山岿然耸于溪之东，林樾秀润，号小金山。上有祠宇，肖君之像，盖一方之绝境也。新婺州贰车詹君民以书来曰：家来严陵郡中，慕桐君之高风，来寓邑下。念古祠之芜废，思有以兴起之未能也。邑尉赵君叶公为一新之，士民称美，思有登载传后，求记于余。昔未冠时，尝侍亲过其下，虽甚爱山川之清淑，曾不能登嵘嵘，以致一觞之荐，徒诵庐公招仙之词而去之，至今犹属梦境也。夫所谓隐者，正欲逃名于世。严之高士有三人，严子陵隐于汉，风节最高，而其名终不可泯。方干隐于唐，又以诗显。桐君不知为何人，身既隐而姓名竟不传，其殆最优

乎？余既喜詹赵二君之好事，有契夙心，因书之俾刻焉。宋兴隆进士同知枢密院参知政事楼钥撰。

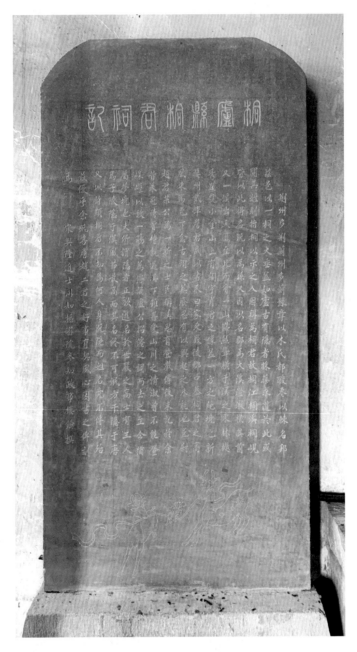

图5-14 《桐庐县桐君祠记》碑/作者摄

2. 桐君亭匾　匾文"桐君亭"，署"庚午范行准"。

范行准（1906—1998），现代著名医史文献专家，浙江省汤溪县（今属金华县）人。毕生致力于访求医书，其藏书室名曰"栖芬室"。著有《明季西洋传入之医学》《中国预防医学史》《中国病史新义》，主编影印出版了《中国古典医学丛刊》，辑录两汉至元明间的医学佚书为《全汉三国六朝唐宋医书》《元明医学钩沉》。

3. 桐君亭联　联文："夺得一江风月处，至今不许别人分"。署："京华时庚午初秋。明孙纲题，扬州耿鉴庭录"。

耿鉴庭（1915—1999），现代著名中医耳鼻喉科专家、医史学家、文献学家。出生于江苏扬州六代中医世家。其父耿蕉麓为扬州著名儒医，名噪大江南北，所居里巷，名之为"耿家巷"。耿鉴庭幼承家学，18岁开始独立应诊。20岁入江苏省立医政学院（今南京医科大学）学习，中西医兼通。新中国成立后被推举为扬州市人民代表，1955年奉卫生部调令，赴京参加卫生部中医研究院的建院工作。筹组了中国中西医结合耳鼻喉科学会，参与建设上海医史博物馆。曾任卫生部医学科学委员会委员、中华医学会医史学会副主任委员、《中华医史杂志》副总编辑、全国中医中心图书馆副馆长、中医古籍出版社副社长兼总编辑等。

4. 药祖圣地碑　正面文字："药祖圣地"，署"农历庚午年正月　董建华敬题"。

碑阴文字："桐君采药求道，结庐炼丹，止于是山。黄帝尝命处方盟饵，湔澣刺治，定三品药物，创君臣佐使之经，撰药性及采药录，人得以永年，乃中医药始祖。"

董建华（1918—2001），中国工程院院士，上海青浦人。曾任北京中医学院附属医院内科主任、副院长，中华全国中医学会常务理事，北京中医学院学位评定委员会副主任，全国政协第五届委员，全国人大第六、七届常委等。著有《董建华医案选》《温热病论治》《中医内科学》《中医内科急症医案辑要》《中国现代名医医案精华》等。

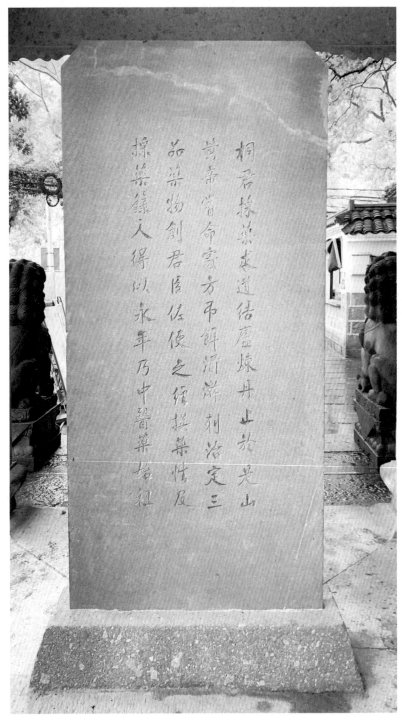

桐君采药求道结庐炼丹此於是山
黄帝尝命寡方而饵涓澄剂治定三
品药物剉君臣佐使之经撰药性及
操药录人得以永年乃中医药始祖

图 5-15　董建华书"药祖圣地"碑碑阴文字／作者摄

5. 丹灶遗址碑　文字"丹灶遗址"。署"庚午孟秋，马继兴题"。

马继兴（1925—2019），著名中医文献学家、中国中医科学院资深研究员，创建了中医文献学科，在中国针灸史与针灸文献、本草史与本草文献、出土中医药文献等诸多研究领域做出了突出贡献。全国第三批全国老中医药专家学术经验继承工作指导老师，享受国务院政府特殊津贴，并荣获全国先进工作者和全国民族团结进步模范称号。

6. 洪燧卿碑　正文"桐君采药济黎民，乡人感念祀为神。结草成庐桐树下，指桐为姓不留名。事载本草纲目序，功继神农第下人。山水郡县随其姓，瞻仰仙祠洗俗尘。"署"七三针叟洪燧卿，甲子重九游桐君祠作并书。"

洪燧卿（1913—1997），浙江省桐庐县桐君乡人，出身于书香门第、中医世家。是桐庐县中医学术的先驱，也是桐庐县针灸学科的奠基人。

7. 四人题字碑　碑上有四人题字。

其一题字"济人济世"，署"苗子"。

黄苗子（1913—2012），当代知名漫画家、美术史家、美术评论家、书法家、作家。曾任人民美术出版社编辑，中国书协常务理事，中国美协理事，民革中央监察委会常委，全国文学艺术界联合会委员、中国美术家协会理事、中国书法家协会常务理事等。是第五、六、七届全国政协委员。

其二题字"德垂华夏"，署"上海张镜人"。

张镜人（1923—2009），中医内科专家。出生于上海中医世家，为张氏内科第十二代传人。历任上海市第一人民医院中医科暨中医气血理论研究室主任，上海医科大学教授，上海市卫生局副局长、顾问，全国中医药学会副会长、上海市科学技术协会委员、上海市中医药学会理事长、顾问。曾任全国政协第七、八届委员会委员、政协上海市第六届委员会常务委员，中国民主同盟中央委员会委员，民盟上海市委员会副主任委员。

其三题字"桔井泉香"，署"贺华夏中药节，北京中医学院龙致贤，一九八九年四月"。

龙致贤（1935—2017），曾任北京中医药大学校长，《中华养生保健》杂志社社长。

其四题字"恩泽万民",署名不详。

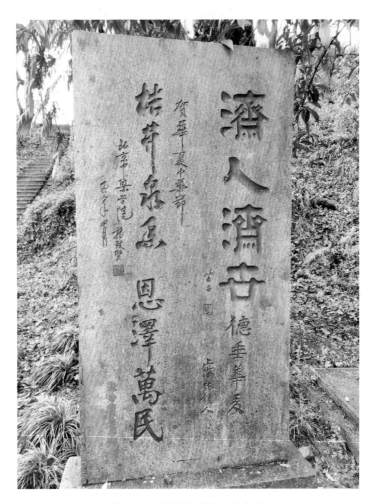

图 5-16　四人题字碑 / 作者摄

8. 药祖之乡牌坊题字　正面题字"药祖之乡",背面题"功在华夏",署"罗元恺题"。

罗元恺(1914—1995),中医妇科学家。1956 年参与筹办广州中医学院,先后任金匮教研组、妇儿科教研组及妇产科教研室主任,副院长兼学术委员会主任、学位评议委员会主席,国务院学位委员会医学学科评议组成员。从医执教 50 余年,长于内、儿、妇科,尤精于妇科。曾获卫生部科技成果乙等奖。为第五、六届全国人大代表。

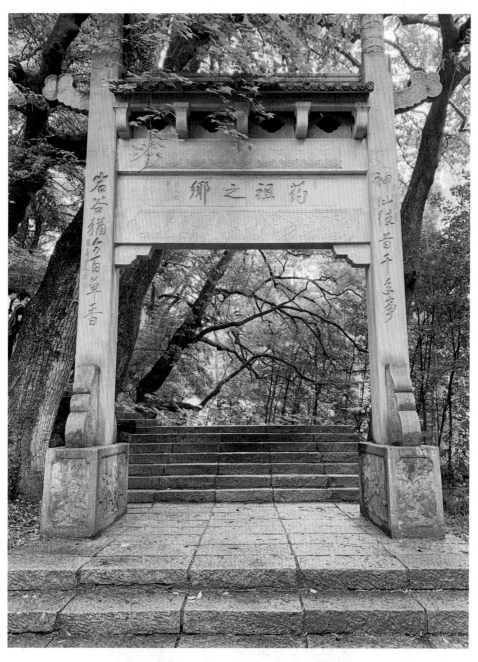

图 5-17　药祖之乡牌坊 / 作者摄

9.**牌坊联** 文字"神仙往昔千年事，岩谷犹今百草香"，署"富春山人书"。具体不详。

10.**源远流长匾** 题字正文："源远流长"。署"齐谋甲　刘永纲　金同珍　石岠　王远题"。

齐谋甲：原国家医药管理总局副局长、国家医药管理局局长。

刘永纲：原国家医药管理局副局长。

金同珍：原国家医药管理局副局长。

石岠：原国家医药管理局副局长。

王远：原国家医药管理局副局长。

11.**中药鼻祖碑及匾** 正文"中药鼻祖"。署"九二老人叶橘泉题"。此碑立于山道边，亦制成匾悬于桐君祠内。

叶橘泉（1896—1989），浙江吴兴人，中医中药学家，中国科学院学部委员（院士）。曾先后兼任江苏省中医研究所所长，中国医学科学院江苏分院副院长，南京药学院副院长，农工民主党第八、九届中央副主席和中央咨监委员，第五、六、七届全国政协常委。

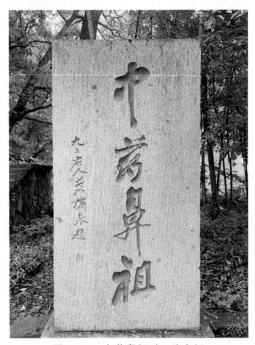

图 5-18　中药鼻祖碑 / 作者摄

12. 桐荫问道匾　正文"桐荫问道",署"舒同题"。

舒同（1905—1998），现代书法大师,中国书法事业的继承和开拓者、中国书法家协会的创始人和第一届主席。

13. 桐君祠匾　正文"桐君祠",署"一九八一年九月,叶浅予"。

叶浅予（1907—1995），原名叶纶绮,浙江桐庐人。中央美院教授,中国艺术家、中国漫画和生活速写的奠基人。曾任中国美协副主席、中国文联委员、中国画研究院副院长。擅人物、花鸟、插图、速写等。笔墨顿挫自如,豪放爽朗,形象生动传神,风格独具,成就显著。

14. 孙纲诗碑　正文"以桐为姓以庐名,世世代代是隐君。夺得一江风月处,至今不许别人分"。署"扬州耿鉴庭录孙纲诗于京华,时庚午初秋"。

（三）新征集的名家碑刻

2021年,有关部门向中医药名家征集题字,用于桐君山改造立碑,共有9份新题字,其中包括1位院士,7位国医大师,1位全国名中医等。

1. 陈可冀题字　上款"为桐君山题",正文"本草求真",署"二○二一年八月于北京陈可冀"。

作者简介：陈可冀（1930—　　），教授,博士研究生导师,中国科学院院士,第二届国医大师。著名中西医结合内科、心脑血管科专家,享受国务院政府特殊津

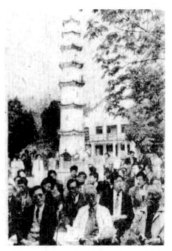

图 5-19　1989年叶浅予（前排右一）在桐君山出席庆典/引自《风景名胜》杂志1989年第5期

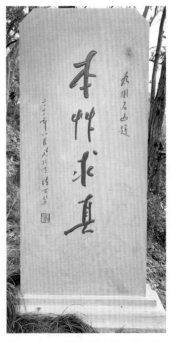

图 5-20　陈可冀题字碑/作者摄

贴。现任中国中医科学院首席研究员，中国中医科学院心血管研究所名誉所长，中国医师协会中西医结合医师分会会长，北京大学医学部兼职教授，世界中医药学会联合会高级专家顾问委员会主席。第七、八、九届全国政协委员。

2. 刘敏如题字　正文"数千年前有无名药人棲此山桐树下，为民采药疗疾，民传千古，尊称为药祖桐君，真人足迹，千秋神在。今桐庐县府为之建博物馆，盛世也，民意也。桐君，中医药人之典范，传承义深，永垂今效也"，署"八十九岁医翁刘敏如书，辛丑年农历五月夏至"。

刘敏如（1933—　），女，成都中医药大学教授，博士生导师，第二届国医大师，中国中医科学院学部委员，全国中医药杰出贡献奖获得者，中华中医药学会中医妇科专业委员会荣誉主委，世界中医药联合会养生专业委员会终生荣誉会长。

3. 葛琳仪题字　上款"为纪念桐君"，正文"桐君山药祖地"，署"葛琳仪辛丑年夏月"。

葛琳仪（1933—　），女，主任中医师、教授，第三届国医大师，国务院特殊津贴专家、全国老中医药专家学术经验继承指导老师、浙江省首批国医名师、浙江省首届"医师终身荣誉"获得者，曾任浙江省中医院院长、浙江中医学院（现浙江中医药大学）院长、浙江省名中医研究院院长、浙江省中医药学会副会长等职。

4. 张大宁题字　正文"药祖桐君故里　本草先驱圣地"，署"辛丑夏日张大宁书"。

张大宁（1944—　），主任医师、教授、博士生导师，第二届国医大师，天

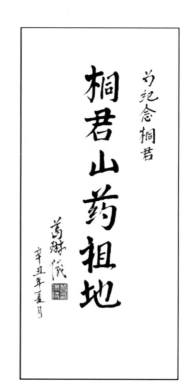

图 5-21　葛琳仪题字／浙江中医药博物馆供图

津市中医药研究院名誉院长，著名中医肾病学家，中央文史馆馆员。曾任农工党中央副主席、天津市政协副主席，天津市中医药研究院院长。

5. 刘祖贻题字　正文"君以桐名山以君名，功比神农泽及万民"，署"辛丑夏刘祖贻撰书"。

刘祖贻（1937—　　），男，主任医师、研究员，第二届国医大师。曾任湖南省中医药研究院院长、国家新药评审委员会委员、国家中医药管理局专家咨询委员会委员等职，为第八届全国人大代表。国家首批、第六批老中医药专家学术经验继承工作指导老师，湖南省防治"非典"中医专家组组长，荣获"首届中医药传承特别贡献奖"。

6. 金世元题字　正文"药道致诚　本草垂范"，署"为纪念桐君金世元题"。

金世元（1926—　　），主任中药师、教授，全国老中医药专家学术经验继承工作指导老师，第三届国医大师。曾任中华全国中医学会中药学会副主任委员、中国药学会中药和天然药物学会委员、北京中医学会常务理事、中药专业委员会主任委员、北京市新药审评委员会委员、《中华本草》编委等职。

7. 薛伯寿题字　正文"桐下结草庐，丹灶闻药香"，署"二零二一年冬薛伯寿为桐君山书"。

薛伯寿（1936—　　），主任医师，教授，博士生导师，第三届国医大师，全国老中医药专家学术经验继承工作指导老师，首都国医名师，国家级有突出贡献的中医专家，全国医德标兵。任国际中西药学会副会长、中国中医研究院专家委员会委员等职务。荣获"首届中医药传承特别贡献奖"。

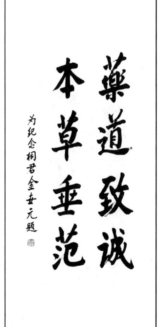

图 5-22　金世元题字 / 浙江中医药博物馆供图

8.连建伟题字　正文"药辨草木性味　方论君臣佐使"，署"纪念药祖桐君连建伟书"。

连建伟（1951—　），主任医师，教授，博士生导师，国家级名老中医，原浙江中医药大学副校长，现任中华中医药学会方剂学分会名誉主任委员。第七届、第八届浙江省政协常委，第十届、十一届全国政协委员。第三批、第四批、第五批、第六批全国老中医药专家学术经验继承工作指导老师，浙江省首批"国医名师"，第二届全国名中医。

9.林乾良题字　正文"桐君黄帝之时大医学家，众称药祖"，署"林乾良九十"。

林乾良（1932—　），浙江中医药大学教授，中药学专家，书法篆刻专家。中国书法家协会会员，西泠印社资深社员，任浙江甲骨文学会副会长，浙江省篆刻创作委员会顾问、龙渊印社及美国金石社名誉社长等职。

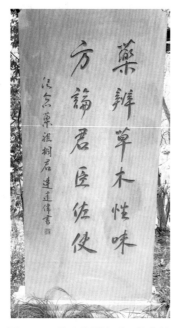

图5-23　连建伟题字碑 / 作者摄

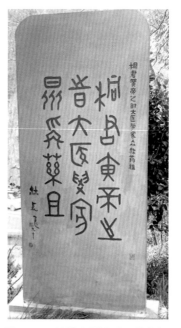

图5-24　林乾良题字碑 / 作者摄

第六章　文化影响

桐君作为传统文化意象符号，有着丰富的内涵。特别是桐君在中医药行业中具有崇高的地位，影响非常深远。而与桐君有密切关系的浙江桐庐，近数十年来更着力弘扬桐君中医药文化，使"药祖"形象品牌进一步打响。

第一节　历史上对桐君的崇祀

"桐君"作为上古的医药圣贤，一直为历代人们所纪念。在历史上，尊崇人物的主要方式是建祀设像，古代除桐庐建桐君祠外，其他地方供奉桐君的现象也不少见，并且遍及官方和民间，它们见证了桐君中医药文化在历史上的影响。

一、元明清三代桐君配祀三皇庙

元代，开始以三皇庙作为祭拜医药圣贤的场所，桐君作为上古名医之一被列为配祀。

元代对医学教育相当重视，曾下令各地，要求普遍设立医学校，并以三皇庙为活动场所。医学校之所以置于三皇庙，是因传说中三皇均为医学的始祖。传说中伏羲画八卦、制九针，神农尝百草，黄帝论医学，均与医学有渊源。所以元代三皇庙除了是医学校教学的场所外，每年春季三月初三和秋季九月初九，还要举行由医药界主持的大祭。

三皇庙仅祭祀伏羲、神农和黄帝这三皇，显得有些单薄。于是在元大德三年（1299），太医院官员提出仿照儒学孔庙的形制，"以黄帝臣俞跗、桐君、鬼臾区、岐伯之属十大名医，视孔子十哲配享庙廷"。桐君位列于太医院所选定的十大名医之中。不过当时有些文人反对此举，他们持传统观念，认为医药乃小道，而三皇是汉民族的圣贤，其贡献不仅仅在于医药，如果只用名医配祀，似乎降低了三皇的身份。《元典章》卷30《礼部三·配享三皇体例》记载了当时的反对意见：

> 今乃援引夫子庙堂十哲为例，拟十代名医，从而配食。果若如此，是以三皇大圣限为医流专门之祖，揆之以礼，似涉太轻；兼十代名医，考之于史，亦无见焉。

意见中，除了认为以名医配祀不够隆重外，还认为桐君等人"考之于史，亦无见焉"，即缺乏翔实史料为据。因此当时朝廷没有采纳配祀的建议。不过随着时间推移，支持的意见逐渐占了上风。元至大元年（1308），湖广行省再次提出类似动议，得到了元政府的同意。元代文人揭傒斯的《增城三皇庙记》记载了这一变化：

> 至大元年，中书又以湖广行省言，如太医院所请配享事下礼部议，请以十名医视孔庙诸大儒列祀两庑，遂著为令。

所选的十大名医中仍然包括桐君，因为配祀者一般应该与主神有关系，故选择的都是远古时期传说中的名医。

浙江各地所建三皇庙均依此例，以桐君从祀，例如民国《台州府志》卷55《祠祀略二》载：

> 三皇庙在县治东一百步，元成宗始命郡县立庙祀伏羲，以句芒配神农，以祝融配黄帝，以风后、力牧配，又以黄帝臣俞跗、桐君十六人名医从祀两庑。邑初以桃源驿厅设像行奠，后圮。至顺二年主簿阎克润即驿址建庙。

以上人物中，句芒、祝融、风后、力牧是黄帝时的大臣，并非医药人物，他们居于三皇像两侧，这样可以更加全面地体现出三皇的贡献。

到了明代，初期仍照元代三皇庙旧制实行拜祭之礼。不过由于明代没有将医学校设置在三皇庙中，很多地方的庙宇无人打理，逐渐冷落，有的被改建为其他庙宇了。但在紫禁城中的三皇庙，始终保持着供奉三皇和名医的制度。该庙建在太医院附近，每年由太医主持祭礼。明代中期，嘉靖二十一年（1542）因庙制狭小，朝廷下令展拓，并将从祀者增加到二十八人。明代佚名所著的《太常续考》卷6《三皇庙》载：

> 三皇庙，建于太医院之北，名景惠殿，前为景成门，门东为神库，西为神厨，殿中奉安伏羲、神农、黄帝，皆南向；勾芒、祝融、风后、力牧（东西相向配）。东庑僦贷季、鬼臾区、天师岐伯、俞跗、伯高、少俞、少师、桐君、太乙雷公、马师皇、伊尹、神应王扁鹊、仓公淳于意、张机，西庑王叔和、华陀、皇甫谧、巢元方、抱朴子葛洪、真人孙思邈、药王韦慈藏、启玄子王冰、钱乙、朱肱、刘完素、张元素、李杲、朱彦修从祀。

以上人物中，除勾芒、祝融、风后、力牧外，其余28位配祀人物仍为医家。其中东庑从僦贷季到马师皇10人，都是传说中黄帝时期的医药人物，其中包括桐君，他们是最早配祀的10位名医。从伊尹开始的4人以及西庑的14人，是新增加的18位名医，覆盖了从商周到元代的时间段。

明代三皇庙每年春秋两季祭祀，均有制度。根据明代俞汝楫编《礼部志稿》卷29《祠祭司职掌·群祀·先医》中记载，祭祀时"陈设分为三坛，每坛豕一、笾豆各六、簠簋各一、酒盏五、爵三、帛一、篚一"。明代《太常续考》还绘有祭祀时的陈设图。见图6-1。

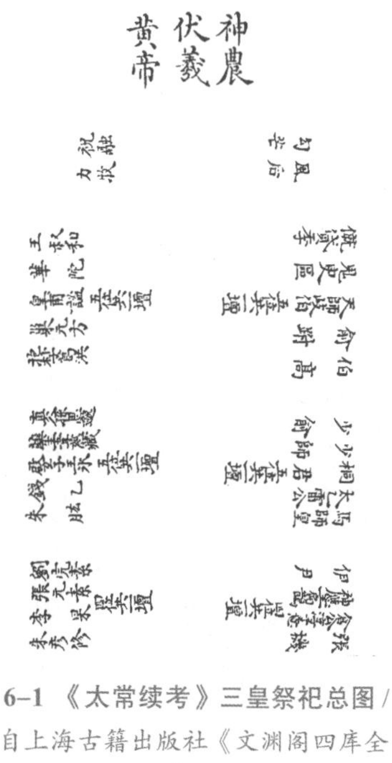

明代官方三皇庙的做法，对民间也有很大影响。陕西药王山上现存有《孙真人三方碑》，碑阴附刻有嘉靖

图6-1 《太常续考》三皇祭祀总图／引自上海古籍出版社《文渊阁四库全书》1987年影印本）

二十一年（1542）葛大宾、葛大臣施立的"历代名医神碑"，共分13栏，依次记载从三皇至元代的名医近200人。其中三皇时期的名医10人，就是僦贷季、天师岐伯、俞跗、鬼臾区、少师、少俞、伯高、桐君、太乙雷公、马师皇。桐君位居其间。

到了清代，太医院三皇庙祭祀先医的传统仍在延续。《清代档案史料选编》记载，清顺治十年（1653）十月制作的"三皇殿配殿医师神牌"，大者4件，为风后之神、力牧之神、祝融之神、勾芒之神；小者28件，包括太乙雷公之神、神应王扁鹊之神、马师皇之神、少师之神、少俞之神、伯高之神、僦贷季之神、天师岐伯之神、鬼臾区之神、伊尹之神、桐君之神、张机之神、仓公淳于意之神、俞跗之神、华陀之神、皇甫谧之神、朱彦修之神、抱朴子葛洪之神、真人孙思邈之神、朱肱之神、刘完素之神、巢元方之神、启玄子王冰之神、药王韦慈藏之神、李杲之神、钱乙之神、王叔和之神、张元素之神。并注明32件均"系半清半汉字"，即用满汉两种文字供奉。另据《永宪录续编》记载，清宫祭祀三皇庙的做法，均沿用明嘉靖时的制度。

从元至清，桐君一直以上古名医的身份配祀于三皇庙，表明其地位得到官方的肯定。

二、近代广州的桐君庙及碑刻

浙江桐庐桐君山上有桐君祠。无独有偶，南方广东省广州市中据载也有桐君庙，并且得到道光皇帝的敕封。

广州市下九路西来后街五眼井右侧墙壁上，现存一方《敕封广济桐君庙碑》，刻立于清道光二十九年（1849），光绪二十一年（1895）重修。碑高215厘米，宽95厘米，为清道光皇帝御赐龙碑。碑文为楷书。内容记载第一次鸦片战争期间，英军入侵广州，时天降大雨，淋湿英军火药枪械，使之无法使用，乡民因而得以平安的史实。当时人民将此功德归于平日所祠的桐君。碑文如下：

　　敕封广济桐君庙碑

　　道光二十六年三月己巳，兵部侍郎都察院左副都御史广东巡抚臣恩彤奏言：礼无淫祀，凡功德斯民而御灾捍患者，乃著之典，所司以闻。[1]间者英夷披猖，蹂躏水陆，窜入附郭，乘风施炮，犯城北隅。居民皇皇，相率祷神，时天冥晦，如有神物空际往来，或见羽葆幢幡者，俄尔反风灭炮，甚雨如注，民赖以安。佥曰神之灵甚著，应甚速也。

谨按神桐君，黄帝时人，著《桐君药录》，隋唐书《经籍志》著录三卷，《本草纲目》多引其说，位次先医庙西庑，载在祀典。今庙后大树，围径合抱，病者撷叶入煎，饮之辄瘳，故灾疹疾疫，祈祷者众。神无位号，民不敢名，率呼为藻圣庙云。或曰神名藻圣，号桐君。夫上古淳朴，号谥缺略，且事绝依据，窃揆未然，虔奉之意，矧敢蔑称，宜按礼典，亟办理正也。数百余年，庙儿（貌）赫赫，既追配古皇，光昭祀事，今又御灾捍患，有功德于民甚大，允协礼经，而遭遇熙朝，封号未加，罔答神贶，流俗称戴，无当名实，瞻仰不肃，黎庶懵焉。愿下所司议行，臣恩彤敢昧死以闻。皇帝曰俞（谕）礼部臣外其祥典礼，礼臣如奏奏上，制报曰可，赐封广济。其明年新庙址，又明年告成。翰林院编修臣同新时奉恩命视学楚南，恭纪其事贻里人，俾寿诸石，且铭曰：

惟皇抚运，昭宣百灵。邃古荒忽，舞天未庭。

先零甘拜，冉駹邛莋。西塞北庭，敬关绝漠。

昔贺兰夷，驾失前驱。金门厦门，实为骚除。

蠢尔种人，昏不若彼。爝火操烟，见晛消灼。

当犯城日，民呼吁神。恍兮忽兮，天霾昼昏。

灵之来也，电制霆激。灵之去也，雨绝烽息。

庶类咨仰，徒隶惕息。入告九重，都俞动色。

古皇鞭药，惟神司之。先医陪位，惟神尸之。

明季天启，肇降此祠。桔柑柴胡，含甘吮滋。

于铄垣方，旧书之碑。乃著甲申，疫流比户。

---

[1] 据底稿，此处尚有"窃见广州府南海县会城之西有桐君神庙，经始明季，灵应甚著"一句。见黎如玮.半村草堂文钞[M]//桑兵主编.清代稿钞本：第30册.广州：广东人民出版社，2007：458.

相国臣元，时督东土。无沦骨亡，俾寿而康。

祀事昭假，傍著堂皇。匪能福民，亦克报国。

一二僵臣，负神神责，歼我鬼蜮，夷我蛟鼍。

愿告海若，无为扬波。岿然灵光，式廓制度。

乃缔新宫，乃崇征号。伊南海丞，惟臣禹泉。

终始厥事，例书以传。

里人番禺梁同新敬撰

道光二十九年岁次己酉仲春吉旦立

光绪二十一年岁次乙未重修

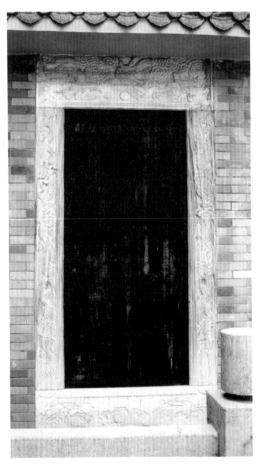

图 6-2　敕封广济桐君庙碑 /

引自广州出版社《广州市文物普查汇编：荔湾区卷》2006 年

实际上，该庙原名藻圣庙，虽然是乡人平时供奉祈病的地方，但并不叫桐君庙。在此次战争中因显示"神迹"，于是得到道光皇帝赐碑，并认为"藻圣"就是黄帝时之桐君。此说何来？后来有学者进行了考证。颜嵩年《越台杂记》载：

> 西来初地藻圣王庙，相传雍正间有桐君轩在此席地卖药廿余年矣，殁后时形树下，因立庙祀之。嘉庆丁丑，佛山富翁某患痼疾，数年未愈。忽有医士叩门，询姓名，则曰：西关王胜祖也，世居西来初地。授药一裹，越日遂瘳。月余，翁以鼓吹送扁致谢，异至，遍访邻里，迄无其人。好事者扬言于众曰：此间只有藻圣王，并无王胜祖。得非桐君显灵而颠倒其音，以作姓名耶？翁悟，赴庙顶礼，扁（匾）悬庙中，至今尚存。由是远近哄传，香火大盛。道光甲辰，里人附会于先医桐君，呈请封号，大吏据以入奏，敕加广济二字。[①]

此事虽说属于附会，但确实起因于一个号为"桐君轩"的卖药者。加之"藻圣王"来历不详，而桐君于史有据，于是皇帝正式加封时，将此庙定名为桐君庙。这件事也说明桐君信仰影响之大。目前广州此庙已不存。

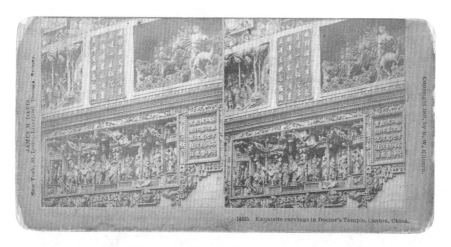

图 6-3　晚清明信片中的藻圣大王庙内景 / 浙江中医药博物馆供图

① 颜嵩年. 越台杂记 [M]// 吴绮，罗天尺，李调元，等. 林子雄点校. 清代广东笔记五种. 广州：广东人民出版社，2006：508.

第二节　桐君文化与中药产业

除了在精神上和文化上纪念桐君，更值得重视的是在事业上传承和发扬桐君药学知识，为民众造福。由于桐君作为医药象征流传甚广，古今药业中均出现了不少"桐君"为号的药堂。其中最著名的是重庆桐君阁药厂和浙江桐君堂药业有限公司。

一、重庆桐君阁药厂

重庆桐君阁药厂创于晚清，延续发展至今，是以"桐君"为号的最著名药厂。

（一）药厂创立

重庆桐君阁药厂创立于清光绪三十四年（1908），创办者是重庆药材商人许建安。他在早期经营戒烟丸的基础上，1907 年联络兄弟集资筹备，次年在重庆正式开设药房，冠以"桐君阁"三字，名曰"桐君阁熟药厂"。"熟药"即是经过加工炮制的中药材，也包括中成药。

桐君阁熟药厂的首个门店设在重庆的鱼市口。据载其外形高大气派，为三层双亭的形制，大门悬有烫金大匾，内部装修也富丽堂皇。本来鱼市口是重庆官府处决犯人之处，在桐君阁开张之日正逢行刑，以致后来流传"杀人开张"的说法，"该地许姓所贸之桐君阁药号，适当其事，故遐迩皆知"[①]。这种巧合也使桐君阁成为民众谈资，更广为人知。

许建安早年曾到各地贩卖药材，有丰富的经营经验。他着意要将桐君阁打造成全国一流的中药店铺，因此注重在选料上精益求精，并加大宣传力度。为此他邀请名医陈玉书编著了《丸药提要》一书，共印制了 2 万册，凡是到桐君阁买药的病家，均免费赠送一册。在书前有许建安所作的

① 刘残音.重庆通信箱汇刊：第 1 集 [M].重庆：重庆商务日报社，1937：165.

《桐君阁药室自序》说：

> 自文明进步，卫生之学日跻于完备。海外以医学名家者不可更仆数，理奥技神，迈越前古，遂乃鄙夷傲视，若除此外皆不足以言医。噫！岂其然哉！吾国医学一道，圣圣相传，罔之或替。神农轩岐为医家鼻祖，《内经》《素问》诸书历千古不可磨灭。周秦以除，卢扁、叔和、仲景诸先辈继踵代兴，类皆造诣入神，著述宏富，门人弟子遍天下，洎今而其道弗衰。一孔之士，悬壶售技，尝试人命，谬种流传，寖不可收拾。而药商射利，以伪淆真，马浡牛溲，方自珍贵，迨方药杂投，险危立见，亦君归咎于医。夫以医之有败类，而谓医学之不良；以药品之失真，而谓药不足以治病 —— 医与药皆不任其过也。

> 鄙人以药材贩贸，足迹遍江淮闽粤诸地，精心殚力，以穷究医之奥旨，采中外良方，择其历经试验而有奇效者，不敢自秘，以贡于人。一切膏丹丸散、胶酒油露之属，皆取诸囊中而具备。顾蒙虽不敏，亦颇知医药所关，动及于种族家国之大，欲挽医界之颓风，登士民于康乐，尚虑愿宏而力弗逮，惟研求不已，或庶几其有当然。若以牟利测鄙人，则殊失区区之用心也。

由于桐君阁药厂开办于晚清中西文化碰撞之际，故许建安强调医药关乎"种族家国之大"，以提倡我国文化为己任。虽然文中并未明确提到因何取名为"桐君阁"，但全文历数医药前贤的功业，足以反映出他对传统的尊崇。厂名冠以传统药业祖师之名，既体现着弘扬我国固有医药的宗旨，又包含了要坚守药业道德和确保药材质量的理念。正如为其桐君药室作跋的唐风俭所言："主人此举，愿普桐君妙诀，故即以是名。"另一官员刘宇泰为其所作《桐君阁药室序》也赞扬说：

> 今有蜀东许君者，力除晚近浇风，廓清从前积习，不妄以医术鸣高，恐其草菅孟浪，贻患不小，专采道地药材，经心督率，并延一时负名望者，研考古今中外贤哲所汇纂经验方书，择其屡试而获奇效者，且参以己见，驳正归真，不惜巨赀，精炼制为膏丹丸散、咀片胶酒油露之属，以供医家病家临时迫不及办之需用品。蓄愿既宏，奏效必伟，许君之心思魄力，亦何挚且壮哉！

《丸药提要》一书共收录了229种成药名称，并列有功效说明和价格。所收录的多为传统古方，也包括源自广东的"冯了性药酒"，还有的是独特验方。功效说明中常常强调该号的制作特点。如"下乳涌泉丸"说明中说："小记得名人传授，炼制合法，能理气和血，通经利窍，最宜常服。""参贝陈皮"说明中说："本药房制炼陈皮，乃师传良方，拣选上品参贝配合，各药如法炮制。"有的名贵药物特别强调来源正宗，如"黑驴皮胶"说明中说："小记采买真正黑驴皮，亲自督工熬炼，存心可问，服者自知。""真虎骨胶"说明中说："小记不惜工本，亲身督工熬炼，存心可以对天。"有的药物剂型参考西药蒸馏制法，如"金银花露"说明中说："小记仿泰西化学，用机器调和火候，精气上升，流汁成露。"

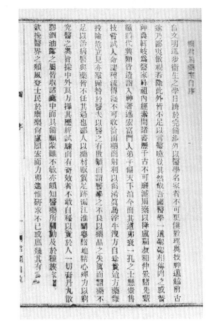

图6-4 《丸药提要·桐君阁药室自序》书影／太极集团重庆桐君阁药厂有限公司供图

（二）发展沿革

在许建安的努力经营下，桐君阁熟药厂很快声名鹊起。不幸的是，药厂开业仅半年，许建安在重庆病逝。药房经理曾会嘉接管了桐君阁，继续经营发展，经售的膏、丹、丸、散等多达240余种，炮制饮片达400余种，成为西南地区有名的药店。民国初年，曾会嘉辞去桐君阁经理之职，药厂由许氏家族继续经营。1934年请著名书法家王璋重新书写"桐君阁"招牌，后作为商标使用。当时的桐君阁在广州、汉口等地都开设有经营点。

抗战期间，由于重庆屡遭日机轰炸，许氏家族成员多避难在外，股东会议决定委托从小在桐君阁当学徒的兰肃雍担任经理，使之继续维持发展。当时桐君阁已经成为陪都重庆最知名的熟药店之一。据记载：

（重庆）市上熟药铺子的范围，大小不一，大的店面布置也很宏敞，有七八个以至十多个伙友，所售的药品也较道地……在渝市此项熟药铺数量最多，不下七八百家，范围最大者，当推桐君阁、壶中春等数家。[1]

《重庆医药工业大事记》载，1949年重庆市医药工业总产值约为24万元，而其中产值最高的就是桐君阁药厂，约11万元，占46%。

中华人民共和国成立后，1951年桐君阁与当地的光华、国新、胜利、亚西五家药房合并，获重庆市工商局批准成立"桐君阁药厂股份有限公司"，对外称"重庆桐君阁药厂"，1952年药厂从重庆渝中区储奇门迁至南岸区海棠溪敦厚坡。1955年重庆桐君阁药厂实行公私合营，1964年正式转为国营企业。

桐君阁药厂的发展，离不开一批技艺精湛的药工。许建安的徒弟陈席璋、左泽安，以及第三代传人毛辑熙、何泽钧，均是药界著名专家。陈席璋在1956年当选为中国药学会理事，1959年当选为中国药典委员会委员，精于认药辨药，有"药王菩萨"之称；何泽钧是其弟子，为传承桐君阁制丸技艺做出重要贡献。毛辑熙师从左泽安，精于药材鉴别和加工炮制，在1965年起草制订了《重庆市中药成方制剂标准（草案）》，后又完成了1977年版《中国药典》中12个产品工艺和四川省药品标准中约100个品种的起草工作。

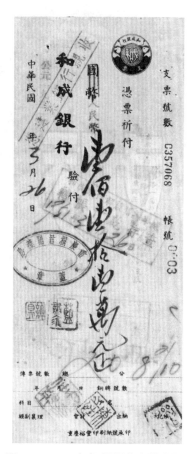

图6-5　1952年桐君阁药房的支票/浙江中医药博物馆供图

---

[1] 吴济生. 新都见闻录 [M]. 上海：光明书局，1940：228.

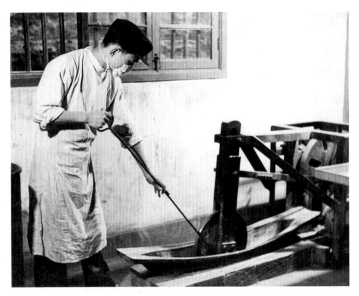

图 6-6　1975 年重庆桐君阁药厂白药车间加工冰片 /
太极集团重庆桐君阁药厂有限公司供图

　　改革开放后，重庆桐君阁药厂几经转制，不断发展。1981 年，国家
医药管理局将重庆桐君阁列为 21 家全国重点中药厂之一。1984 年，该厂
被重庆市定为大中型骨干企业。1985 年，该厂在北京王府井大街开设了桐
君阁药厂北京分店，打响知名度。1987 年，该厂开展股份制改革，与重庆
中药材站等 14 家中药企业联合组建全国第一家中药股份制企业重庆中药
股份有限公司。1996 年 2 月 8 日"重庆中药"在深交所上市。经过数年发
展，1998 年进行资产重组，加盟太极集团，重庆中药更名桐君阁股份有限
公司，企业实施了技术改造，规模和利润均大幅增长。其后太极集团为整
合资源，对桐君阁实施脱壳重组，变为非上市的全资子公司，2006 年改制
成为太极集团重庆桐君阁药厂有限公司。2009 年该公司迁入重庆市南岸茶
园新区新厂址。

　　重庆桐君阁一直应用古法生产销售乌鸡白凤丸、大活络丸、局方至
宝丹、安宫牛黄丸等传统产品，此外还有根据名医冉小峰祖传验方开发
的"雄狮丸"、专利产品"一粒止痛丹""四川白药"等。20 多个品种先
后获国家、省、市优质产品奖，鼻窦炎口服液、生力雄丸、嫦娥加丽丸等

十一个品种获国家中药保护。该公司还组建了"桐君阁大药房"商业连锁网点。

2011年5月，桐君阁传统丸剂制作技艺作为"中医传统制剂方法"的组成部分，被评为第三批国家级非物质文化遗产，毛辑熙成为代表传承人。

（三）文化传承

重庆桐君阁与浙江桐庐的桐君文化重新关联是在20世纪80年代。据《桐庐文史资料·第一辑》中潘裕成《从寻祖到朝宗——药祖桐君圣地记胜》一文记载，重庆桐君阁制药厂一直有寻找命名之祖的愿望，但不知桐君故里何在，曾经到洞庭湖君山寻访，并无所获。1983年，该厂一位上海籍职员回沪省亲，偶然来游览桐庐"瑶琳仙境"，途中听导游员介绍富春江畔有"桐君"结庐炼丹胜地"桐君山"。回厂陈述后，药厂派人来到浙江桐庐深入了解，从此将桐君文化作为企业文化的重要组成部分。

1984年，桐君阁药厂厂区内建成了"桐君苑"，内有桐君亭。桐君阁药厂迁到新厂址后，又将新厂内一个人工湖命名为"桐幸湖"，湖畔建有桐君阁亭。2012年又在湖边落成桐君老人汉白玉塑像。

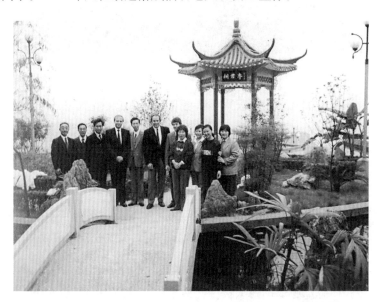

图6-7　1984年桐君阁药厂建成桐君亭 / 太极集团重庆桐君阁药厂有限公司供图

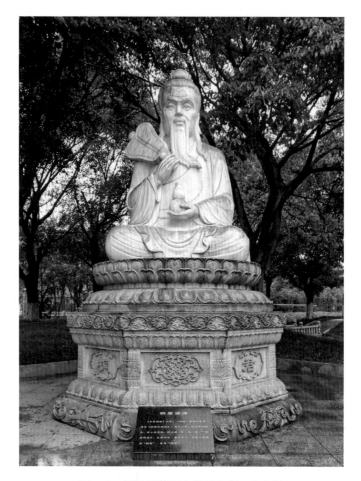

图6-8　桐君阁药厂内的桐君像／作者摄

在重庆桐君阁药厂有限公司办公楼正门内，悬挂着《桐君阁赋》艺术木雕，赋文内容如下：

> 皇皇中华兮，人杰地灵；初祖炎黄兮，始创人文。黄帝有臣兮，号曰桐君；尊为药祖兮，黎庶蒙恩。有许公字建安兮，效药祖以爱民，悬药壶于渝城兮，以桐君为阁名。修合虽无人见兮，世间岂无公论？诚心自有天知兮，苍天不负真心。数药界之风流兮，唯我桐君！

赋文强烈地表达了传承桐君文化、壮大中药事业的企业宗旨。2022年，重庆太极集团总部建成国药太极中药标本馆，桐君阁的历史文化与相关藏品也成为其中的重要内容，成为弘扬桐君文化的又一处场所。

二、桐君堂药业有限公司

2005 年，桐君堂药业在桐君山脚下新兴崛起。该公司发扬桐庐县的中药商业传统，建成在以传统技艺为基础积极创新发展的现代中药企业，并致力于弘扬桐君中医药文化，成功地使"桐君中医药文化"成为国家级非物质文化遗产。

（一）前身演变

浙江省桐庐县药业历史悠久，有史记载的最早可上溯至明洪武十七年（1384），境内设有惠民药局。清康熙二十二年（1634），桐庐设药材会馆。1927 年，分水县成立国药业同业公会。1940 年时，全县有药店 42 家，包括寿全药店、成大参燕号、太和堂、永应堂等。1941 年桐庐县城遭日机轰炸，许多药店被毁。抗战后始逐渐恢复。

中华人民共和国成立后，1956 年全县中药全行业公私合营，桐庐城关镇的康寿堂、太和堂、延寿堂、陈大生号、保康新、三泰、协盛七家药店组成桐庐城关健康药店。1958 年桐庐县与分水县合并成新的桐庐县，1959 年成立桐庐县商业局中新药采购批发站，设立业务批发部、中药批发、西药批发、中药材生产收购、中药材加工炮制、药材种植场和健康药店。1960 年 6 月桐庐县商业局中新药采购批发站更名为桐庐县中西药公司，由桐庐城关健康药店的职工汪云来、董樟泉等 6 人组建公司所属于药材饮片饮炮制加工部。1978 年桐庐县中西药公司改名为桐庐县医药公司。20 世纪 80 年代该公司有医药贸易中心、医药商场和中药批发部、西药批发部、中药材收购部、中药材饮片炮制加工部等。

1998 年 4 月桐庐县医药公司更名为桐庐县医药药材有限公司，并设中药饮片厂。2002 年注册了中药材中药饮片"药祖桐君"图文商标。2004 年建设新厂区，扩增生产规模，同时成立了企业营销部。

（二）发展沿革

2005 年，桐庐县医药药材有限公司进行改制，成立以"桐君堂"为字号的杭州桐君堂医药药材有限公司。2007 年注册成立了桐君堂中药饮片有限公司。2015 年该公司更名为桐君堂药业有限公司，该公司在开发和经营上，借助于当地丰富蕴藏的药材资源及在全国各地结合农户开展的道地药材基地种植，形成研发—种植—生产—销售一体化的产业链模式，主要经营"药祖桐君"牌中药饮片系列产品及精品中药材。

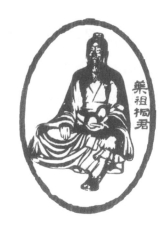

图 6-9　药祖桐君商标图案 /
浙江中医药博物馆供图

以"桐君"为字号，意味着桐君堂药业有限公司把传承桐君中药文化作为企业重要使命。他们在新的历史时期提出了传承桐君文化的新理念，即要传承中药鼻祖桐君老人的"悬壶济世，求真济人"的精神以及坚持"做好人、做好事、做好药"的企业核心文化建设，并提出了"中药质量干系大众百姓，从严把关莫负药祖桐君"的口号。2010 年、2011 年该公司销售总额分别达到 2.81 亿元和 3.36 亿元。旗下桐君堂中药饮片厂生产的"药祖桐君"牌中药饮片系列产品销售范围覆盖上海、江苏、杭州、嘉兴、宁波、温州等地。该公司还注意培育优质有机药材，开发中药新产品，保护药材资源，扶持并开发了桐庐县瑶琳鸡

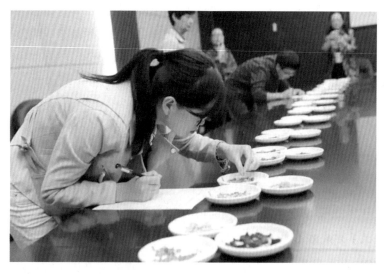

图 6-10　2018 年第三届"桐君堂"杯中药材真伪鉴别全国大赛现场 /
浙江桐君堂中药饮片有限公司供图

笼山 500 亩白术种植基地，分水镇高联村 300 亩元胡、白芍、贝母等种植基地，并于 2008 年 7 月 23 日成立了桐庐金宝堂中药材专业合作社，组织收购、销售成员及同类生产经营者的地产中药材，形成研发—基础种植—生产—销售一体化的产业模式。该公司进行以红曲、百药煎、六神曲、胆南星、建曲、淡豆豉等为代表的发酵中药工艺创新，很多成为浙江省的质量标准和炮制工艺。

2014 年，该公司创办每两年一届的"桐君堂"杯中药材（中药饮片）真伪鉴别全国大赛，在全国产生较大的影响，2017 年中国中药协会将此项大赛永久性落户浙江桐庐，此后连续举办。2016 年 11 月，浙江桐君堂中药饮片有限公司总经理申屠银洪在首届"紫禁城"杯中华老字号文化创意大赛中荣获"中华老字号杰出工匠奖"。中央电视台大型中药文化纪录片《本草中国》的开篇之作《时间》第一节还详细介绍了"桐君堂"的"红曲制作工艺"，高度赞扬中国工匠精神。

近年桐君堂药业有限公司不断发展，先后以合作或分设的方式，成立了安徽桐君堂药业有限公司、河南桐君堂药业有限公司、河南桐君堂道地药材有限公司、温州桐君堂药材有限公司等，进一步扩大"桐君"的当代影响。

（三）文化传承

桐君堂药业有限公司致力于桐君中药文化的挖掘、整理和保护，投入 800 余万元建成了桐君中医药文化博物馆，于 2012 年 11 月 1 日开馆，占地面积 1000 余平方米。该公司还制作了桐君中药文化墙长廊、桐君百草园、药祖广场，设有红曲生产工艺复原场景等。

2012 年，桐君堂药业有限公司申报的"桐君中药文化"被浙江省人民政府列入省级非物质文化遗产名录。2021 年，"桐君传统中药文化"又被列为第五批国家级非物质文化遗产。桐君故里的文化建设结出了硕果。

这里需要说明的是，非遗名称"桐君传统中药文化"与本书所用的"桐君中医药文化"，在概念和内涵上不完全一样。国家对于非物质文化遗产的评定有相应要求。《中华人民共和国非物质文化遗产法》第二条指出："本法所称非物质文化遗产，是指各族人民世代相传并视为其文化遗产组

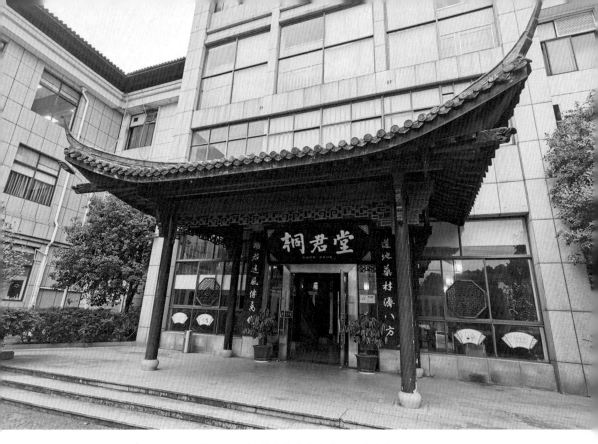

图 6-11　桐君堂药业有限公司 / 作者摄

成部分的各种传统文化表现形式，以及与传统文化表现形式相关的实物和场所。"学术界对于何谓非物质文化遗产，有这样的认识："所谓非物质文化遗产，应该特指那些人类在历史上创造，并以活态形式原汁原味传承至今的，具有重要历史价值、艺术价值、文化价值、科学价值和社会价值的知识类、技术类与技能类传统文化事项。"正因为强调知识、技术和技能，所以，非物质文化遗产保护实行传承人制度，桐庐县选择以"桐君传统中药文化"来申报非物质文化遗产，是基于对非物质文化遗产理念的认识，注重其中的中药制药技艺。

桐君堂药业有限公司申报的国家非遗"桐君传统中药文化"，其定位与桐庐县的桐君传说、桐君文化紧密联系在一起，其内涵为：桐君中药文化是以中药采集与炮制技艺为核心内容，包括桐君历史传说、《桐君采药录》文献、桐君山文化遗址、药祖桐君祭祀活动等一系列由历史遗迹、民间信仰、习俗、技艺而形成独特的传统医药文化。

作为国家非遗"桐君传统中药文化"重要组成部分的"桐君历史传说"在本书中已有详细介绍。主要内容为：桐君为黄帝时臣子，前来富春江畔结庐，采百草，识药味，定三品，立君臣佐使，著《桐君采药录》。被后人尊为"药祖"，桐庐县因而得名，至今仍留存纪念桐君的山、祠塔、碑亭、摩崖石刻、历代名人题词等，并流传着桐君各种传说，当地有以桐君命名的地名，举办桐君祭祀活动等。

国家非遗"桐君传统中药文化"另一重要组成部分，是桐君堂药业有限公司延续的中药采集与炮制技艺。桐君堂药业有限公司提出秉承桐君"结庐采药，修制惠民"的精神，采集采购中药材讲究道地，注重传承中药古法炮制，尤其是该公司通过堆放及温度湿度的特定差异管控和曲菌活性变化的中药发酵工艺，特色鲜明，成为"浙帮发酵"的代表，主要产品百药煎、六神曲等荣获"浙产名药"。此外，桐君堂在河南温县、安徽亳州、山东平邑、辽宁桓仁等全国多地建有中药材种植基地。

国家非遗"桐君传统中药文化"还突出了地理环境条件方面的优势。桐庐县位于浙江省西部，地处钱塘江中游，文化底蕴深厚，风光优美，动植物野生资源丰富。桐庐山地、丘陵面积约占86.3%，平原、水域占13.7%，属亚热带季风气候，四季分明，光照充足，温暖湿润，雨量充沛。桐庐动植物野生资源丰富，经鉴定动物种类共174科，1121种；植物种类共157科、1149种，植被型组完备；另外山茱萸、杭白芍等多种地产药材，因其蕴藏丰富、道地质优而名扬四方，有"中药资源库"之称，历来从事采药、种植、炮制的人员众多。桐庐自古交通便捷，物流顺畅，借富春江和分水江之水运，为京都、省城通往闽、广、赣、徽之通道。国道、高速公路、高铁贯穿桐庐。是"三通一达"快递的发源地，被誉为"中国快递之乡"。借助于高速发展的通讯优势，有助于促进桐君中药文化传播海内外。2022年，桐庐县中药材产业协会成立大会暨第一届会员大会在桐庐举行，会上提议并通过了白术、覆盆子、山茱萸、六神曲、红曲、白及、黄精等"桐七味"道地药材。

在保护传承方面，国家非遗"桐君传统中药文化"的中药古法炮制技艺一脉相承，代有传人。其传承谱系如下：第一代许仲凡（1897—1972），第二代汪云来（1903—1965），第三代傅关洪（1941—2014），第四代申屠银洪（1967—　　），第五代胡剑霞（1975—　　）、方正（1979—　　）等，将桐君中药文化弘扬传承。其中，第四代传承人申屠银洪先后担任桐君堂中药饮片厂总经理或技术总监，从事中医药行业 30 多年，师从第三代传承人傅关洪，刻苦钻研中药炮制技术，对中药材真伪鉴别、基源鉴定和炮制过程控制等方面的研究有较深造诣。他为了改变传统中药生产落后的生产方式，针对不同品种提出联动线生产、半联动到线的方式，独创了切、炒、蒸、煮、洗、泡等一系列机械化生产方式，大大提高了生产效率和产品质量，目前国家授权发明专利"一种全自动中药停顿式输送切割机"等 11 项，实用新型专利"火焰式中药烘炒机"等 12 项。他还经常受到有关媒体邀请，宣传、普及和弘扬中医药的文化知识、专业知识、技能技艺。

　　为了传承"桐君传统中药文化"，申屠银洪创立了"桐君堂古法炮制传承班"并任班主任，培养出 100 余人的传承人群。又开展校企合作模

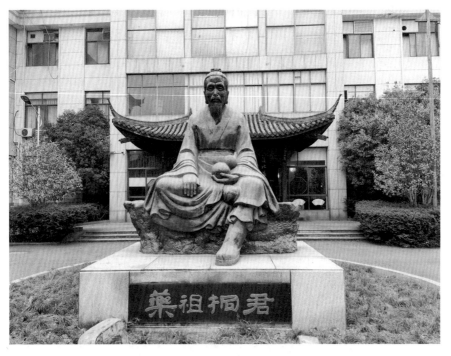

图 6-12　桐君堂药业有限公司院内的药祖桐君像 / 作者摄

式，成立中药炮制课程班，推广中药炮制技能，与杭州第一技师学院签订中药实训基地，与桐庐县职业技术学校建立中药制作专业班级，被特聘为客座教师，将中医药炮制技艺和中医药文化传承给更多立志从医从药的青年学生，力求发挥更广更深的社会效应。申屠银洪先后被授予了"杭州市劳模""杭州工匠""全国最美药师"等荣誉。2022年当选为桐庐县中药材产业协会协会第一届会长。

桐庐申报的"桐君传统中药文化"，强调以药祖桐君的精神为基础，以桐庐县为中心，以钱塘江流域为辐射源，从江南扩散到华南、西南等地。这体现了其影响力。"桐君传统中药文化"申报国家级非物质文化遗产成功，可以说是桐庐政府、企业和文化界弘扬桐君中医药文化的重大贡献。

三、其他与"桐君"有关的药业机构

从古至今，其他曾使用"桐君"名号或崇尚桐君文化的药业机构还有很多，不少中药老字号也将桐君作为企业文化的一部分。

（一）上海雷桐君堂

晚清时，上海曾出现一间名为"雷桐君"的药号。该药号是苏州著名中药堂雷诵芬堂的分支。雷诵芬堂始创于1734年，其创始人雷大升（1696—1779），字允上，号南山，早年业医，在苏州兼设药铺诵芬堂。清嘉庆年间，雷氏第三代雷少彭又在苏州设立桐君堂。咸丰年间，以上药号均在太平天国与清兵的战争中被毁，后来诵芬堂逐渐恢复，并到上海设店。至清光绪十六年（1890），雷氏后裔雷滋蕃（文衍）到上海，在小东门的方浜路重设桐君堂，又称"雷桐君堂"。该堂的名称，应是有意借用古代雷公、桐君并称的典故，以体现其学有渊源。

雷桐君堂自称"其制合药剂，恪遵先代遗法"，又编辑发行《雷桐君堂丸散全集》一书，共分十六门，载药物295种。其中新研发的"六神丸"，以牛黄、麝香、蟾酥等名贵细料药材修合而成，具有镇痛、消炎、解毒等功能，对烂喉丹痧、咽喉肿痛、喉风喉痛、单双乳蛾、乳痈乳癌以及无名肿毒等感染性疾病均有良好疗效。雷桐君堂大打广告，使"雷滋蕃

牌六神丸"行销一时，远及日本和南洋各地。

雷桐君堂的兴起引起雷氏族人不满。按雷氏族规，其子孙不得在雷允上诵芬堂之外独设分号。后经协商，雷氏各房达成协议，上海雷桐君堂即行关闭，其制丸技师及职工并入上海雷诵芬堂，六神丸更名为"九芝图牌六神丸"。苏州、上海两地诵芬堂每年销售六神丸的金额，均提取一定比例给雷滋蕃及其兄弟。而"雷桐君堂"名号从此消失了。

（二）杭州胡庆余堂

杭州著名中药老字号胡庆余堂流传着一个桐君老人托梦的故事。据说该药号生产的"龙虎丸"内含剧毒药品砒霜，虽然用量不多，但如制药不均匀则容易

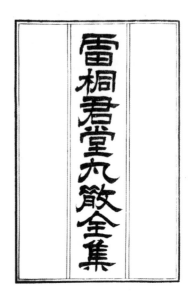

图6-13 《雷桐君堂丸散全集》书影 / 引自北京科技出版社《栖芬室藏中医典籍精选》第二辑2017年影印本

出事故。怎样能保证让砒霜分布均匀呢？在当时只能让工人反复多次搅拌来实现。为了确保做到这点，胡庆余堂创始人胡雪岩想出了一个办法。他宣称夜得桐君托梦，传授了一种妙法，制此药时让药工在密室中将药粉摊在竹匾上，再用木棍在上面反复书写龙、虎二字，共书写999遍。[①]这实际上是借用桐君仙人的名义，使药工崇信而不会偷懒，以保证充分的搅拌。从中可见桐君对药业同人的影响。

（三）济南宏济堂

著名的山东济南宏济堂药号，其建于1920年的宏济堂西记商号的南楼建筑上，有四块牌匾，内容分别是"法遵岐伯""韩康遁迹""抱朴游仙""采授桐君"。"采授桐君"意为采药制药均遵照桐君的传授。可见桐君作为医药学史上四位代表性人物之一，受到当地药业的敬仰。

① 顾希佳.杭州市非物质文化遗产大观：民间文学卷 [M].杭州：西泠印社出版社，2010：166.

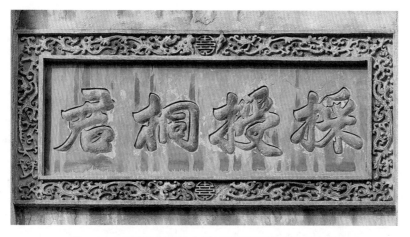

图 6-14　宏济堂旧建筑上的"採授桐君"匾 / 作者摄

（四）杭州华润老桐君药业有限公司

浙江桐庐在 20 世纪中后期兴办药业机构时，也曾使用桐君品牌。1980 年桐庐县农经委开办了加工蜂产品营养滋补品的桐庐县蜂业公司，1985 年该公司与杭州中药二厂（今杭州正大青春宝公司）联营成立杭州中药二厂桐庐分厂，1990 年正式挂牌为杭州桐君制药厂，1990 年产值达到 400 万元，生产十滴水、蜂乳口服液、四逆汤口服液等。发展到 1995 年，年产值达到 1500 万元，生产小儿咳喘灵口服液、银黄口服液、生晒参胶囊、阳春玉液、七宝美髯胶囊、安胃胶囊等。1999 年底因企业改制，更名为杭州洁康药业有限公司。2003 年该公司通过了 GMP 认证。至 2011 年，又更名为杭州老桐君制药有限公司，以弘扬药祖桐君的精神。2014 年 11 月该公司被华润三九全资收购，更名为杭州华润老桐君药业有限公司。目前该公司致力于打造成为华润三九口服液生产基地，主打品种抗病毒口服液是首批入选"国家中药品种保护"的药品之一。

此外，1960 年福建长泰县引种砂仁建立基地时，曾建立"桐君药材培植场"，后改名"桐君砂仁培植场"。曾使用过"桐君"名号的医药相关企业还有浙江九信桐君堂中药有限公司（后更名为浙江九信中药有限公司）、上海桐君堂生物科技有限公司、河南桐君堂中医馆有限公司、都江堰桐君堂中药饮片有限公司等，反映出桐君在医药业中的影响既广泛又深入。

第三节 桐庐擦亮"药祖"品牌

浙江桐庐作为桐君所居之地，对桐君老人的感情是最为深厚的。桐庐人民不仅继承了历代供奉桐君的传统，而且为发扬桐君文化做了大量的工作，在当代重新擦亮了"药祖"这一文化品牌。

一、开发文化旅游

桐君山一直是桐庐民众休憩登临的胜地。20世纪80年代，随着国家改革开放，经济文化都出现了兴旺的迹象。桐君山在政府的重视下，开始了新的改造，开发成旅游胜地。

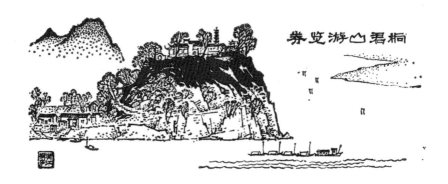

图 6-15　桐君山早期游览券 / 浙江中医药博物馆供图

改革开放后，浙江桐庐县即着手开发瑶琳仙境、桐君山、严子陵钓台等旅游景观。1979年9月—10月，对桐君山等景点进行了重新设计，1980年开设施工，至1982年底桐君山景点第一期工程完成。随后，对桐君山的景观美化也有新的创举。据包明颐《景观美化片断》一文回忆，1984年11月，桐庐县旅游部门邀请浙江电视台来桐拍摄一部风光片。导演史践凡邀请了浙江省话剧团、浙江丝绸学院、浙江美术学院和杭州市城市雕塑设计室的美术创作人员来桐君山考察，提出一项建议：把桐君山上"竞秀阁"楼中的"历史文物陈列室"改建为"四方药局"——与我国东南西北四方名厂家合作，销售名贵、紧俏中成药的药店；在"桐君祠"内绘制一幅壁画，介绍中药（医）发展史，突出桐君老人在中药（医）史中的地位。

此项建议被桐庐县旅游部门采纳后，很快得以实施。山上改建的"四方药局"，为60余平方米的木制传统构筑，中间是一个休息厅，两侧有四个销售窗口。桐君山管理处负责人赴重庆与桐君阁药厂洽谈好开办销售门市部有关业务，不久，杭州胡庆余堂、杭州第二中药厂、杭州民生药厂也同意来设销售专柜。于是1985年11月中旬"四方药局"正式开张，销售"人参再造丸""牛黄安宫丸""六神丸""全鹿丸""西黄丸"等39种名贵中成药，成为山上的一大特色。

1984年底，经招标后，浙江丝绸学院和浙江省美术学院的青年教师组成的壁画创作组开始创作桐君祠内壁画。创作组经过充分研究，利用1985年2月春节假期上山作画，完成了这幅长二十五米，宽三米半的历史长卷。壁画共分两大部分。第一部分，着重描绘了桐君老人的传说。画面参考华喦的《桐荫问道图》，绘着大桐树下茅庐旁，百姓前来求医的场面，还绘了老人指桐为名这个历史情节。第二部分，描绘了九位著名的医药学家：黄帝时臣桐君，战国的扁鹊，东汉的张仲景，三国时的华佗，东晋的葛洪，隋唐的孙思邈，北宋的王惟一，明代的李时珍，清代的王清任。壁画以不同的道具、服饰，形象说明了历史的变迁。

壁画的问世，为桐君山增添了人文风采。后来由于壁画渐显暗旧，为使有关内容更加突出，有关部门易图画为大型立体雕塑群像，在桐君祠中制作了除桐君之外的8位医药学家雕像，左右分立在桐君像两侧。

为了弘扬桐君文化，1989—1991年桐庐连续三年举办"华夏中药节"。2004年，桐庐民间又举办了盛大的祭祀桐君活动。2006年，杭州举办世界休闲博览会，作为活动之一，桐庐县举行中药鼻祖朝圣活动。2008年，桐庐县举办"朝拜中药鼻祖，探游药祖圣地"活动。2012年，桐庐县政府以"弘扬药祖文化、打造养生福地、发展特色产业"为目标，进一步传承国药精粹，突出养生理念，倡导健康休闲，大力引进和培育以中医药养

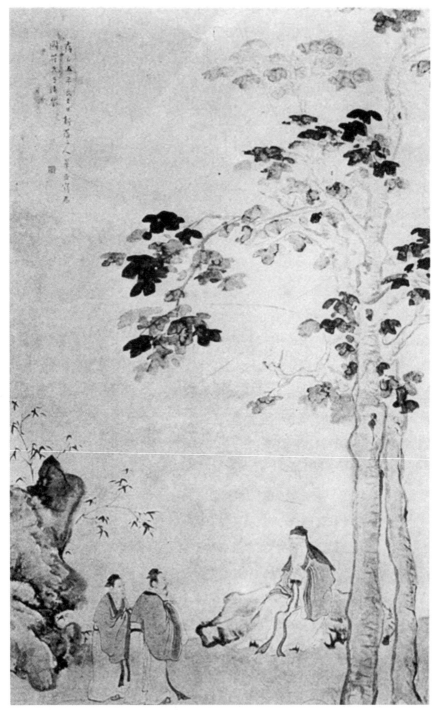

图6-16　清代华嵒《桐荫问道图》/引自天津美术出版社《华嵒研究》1984年

生为主体的养生旅游产业，决定举办"首届华夏中医药养生文化旅游节"。此后连续举办多次。后又连续举办药祖桐君中医药文化节。随着这些活动的举办以及一系列发展养生旅游的措施，桐庐先后获得了"华夏养生福地""中国养生保健基地""中国长寿之乡""世界养生基地"等多项荣誉。

二、系列节庆活动

桐庐举办的历次纪念桐君文化的庆典，均有声有色。简介历次情况如下。

（一）三届华夏中药节

桐君文化在桐庐源远流长，迤逦至今。到了现代，为了弘扬中医药业，光大中药文化，提高桐庐在国内外的知名度，促进桐庐经济的发展，20世纪80年代末至90年代初，浙江桐庐举办了多次"华夏中药节"，大力弘扬药祖桐君文化。

该活动早在1986年就已开始构思。是年11月，桐庐县有关领导专程去南京拜望著名中医大师叶橘泉先生，年逾九十的叶老对桐庐县举办中药节这一举动表示赞赏，并题字"中药鼻祖"。此后，东方中药企业集团参与到筹办活动中。1988年2月底，桐庐县旅游局组织有关人员去北京拜访了一些全国著名中医药专家，得到了他们的热情支持。3月29日，由中华新闻文化促进会牵头，桐庐县人民政府在北京惠中饭店召开我国首届中药节论证会和新闻发布会，中国中医研究院（今中国中医科学院）、中国社会科学院、北京中医学院（今北京中医药大学）等单位的多位专家教授参与论证。著名医药史学家、中国医史文献研究所研究员马继兴介绍《桐君采药录》的一些佚文，认为在桐君故里桐庐县举办中药节，对世界各地的炎黄子孙会产生一种凝聚力，桐庐可望成为世界信服中医药文化人士的朝拜之地。著名老中医董建华教授赞成在桐庐举办中药节，认为可吸引外宾，把我国优秀的中成药介绍给世界人民。著名中药学家、中国药学会名誉会长楼之岑教授说，举办中药节，就是要让中药文化在当代人手里得以发扬光大，让国药驰名世界。专家们讨论了活动命称，定名为"华夏中药节"，确定于每年5月5日举办，同时5月2—8日为"特色旅游活动周"。

第二天，新华通讯社、人民日报、中国日报、光明日报、中国旅游报等十余家报社发布了《桐庐举办首届华夏中药节》通电稿。

1. 第一届华夏中药节 1989 年 5 月 2—8 日，中国首届华夏中药节在浙江桐庐县举行。全国各地的宾客云集桐庐县城，并有来自全国的 37 位中医名家在桐庐县城"挂牌"，为 1200 多位病人开诊处方。5 月 5 日这天，在桐君山顶举行了我国历代名医先驱的金色雕塑群像落成典礼，北京、江苏、广东、上海、四川、浙江、吉林等 20 多个省市的中药界人士前来参会。同时杭州中药二厂、广州羊城制药厂、重庆桐君阁药厂、南京同仁堂制药厂、哈尔滨中药厂、兰州佛慈制药厂、吉林抚松制药厂等 17 家中药厂前来在桐君山设优质名贵中成药销售点。桐庐县还举办地方工业产品、农用物资、土特产等经贸交易会和丰富多彩的民间文艺演出活动。《人民日报》、《瞭望》杂志、中国新闻社等 23 家新闻单位前来采访了中药节。

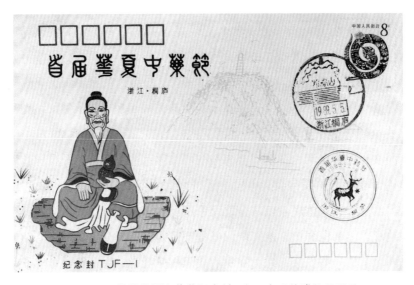

图 6-17 首届华夏中药节纪念封 / 浙江中医药博物馆供图

2. 第二届华夏中药节 1990 年 10 月 26—28 日，桐庐县举办了第二届华夏中药节。当地以"中药节"为中心，开展融"经济、文化、旅游"于一体的全方位多层次的综合性活动。整个活动分为广场开幕式、文艺演出、民间艺术、各种展览、电影、闭幕灯会等六大块。

在桐君山上，举行了中医药朝圣活动。来自全国医史医药界、历史文化界、风景园林界的有关领导参加了活动。同时，北京、天津、上海、杭州等地的26位医学、医史界专家、学者参加了由中国医药会上海分会（现上海市中医药学会）和浙江分会（现浙江省中医药学会）联合召开的第二届华夏中药节医药史研讨会，会议围绕桐君其人和《桐君采药录》等展开了学术讨论。来自上海、南京、浙江的32位名老中医，在桐庐中医院、桐庐人民医院、桐君医院挂牌门诊，为群众处方治病1600余人次。桐庐县医药公司开设了药材、药品展馆，展出名贵地产药材和中药饮片、中成药等近千种，接待了上万人次的参展者，中药材购销成交额达360多万元。

节日期间，桐庐县工业、二轻、商业、乡镇、供销、外贸、教委、医药分别开设了8个展馆，展出了丝绸、皮革、玩具、服装、百货、针织、医药、轻工机械、土特产品等20余个大类的千余种产品，接待客商3400多人，商交会成交额达1.2亿元。有20多个新闻单位的40多位记者前来采访。《人民日报》《浙江日报》等报刊杂志发表了100余篇（幅）关于第二届华夏中药节的文章和图片，浙江电视台四次报道第二届华夏中药节的情况。

3. 第三届华夏中药节　于1991年10月26—28日举行，节日活动与桐庐富春江大桥通车典礼同时进行，邀请到了国家交通部、浙江省党政领导、新闻单位记者等200余位嘉宾。活动期间，举办了中医药朝圣、名中医坐堂开诊、工艺品展销等专项活和丰富多彩的民间文艺演出活动。

华夏中药节举办了三次后，由于种种原因没有再办下去。

（二）三届养生旅游节

21世纪，随着国家对中医药的高度重视，中医药事业的持续兴旺，桐庐县结合本地区旅游业发展的良好态势，多次主办华夏中医药养生旅游节。

1. 首届华夏中医药养生旅游节　2013年1月27日在桐庐举办。由国家中医药管理局、中国旅游协会指导，杭州市人民政府、浙江省旅游局、浙江省卫生厅、浙江省食品药品监督管理局、浙江省中医药管理局联合主办，桐庐县人民政府、杭州市旅游委员会、杭州市卫生局、杭州市贸易局、杭州市食品药品管理局等单位承办、中国保健协会等单位支持举办，同时还举办了"潇洒桐庐·养生福地"专题推介会。活动期间举行了"华夏药祖朝圣典礼暨桐庐养生精品线路体验游""养生美食大赛""中医药养生旅游文化论坛""中药名优产品联展"等活动。中国保健协会理事长张凤楼为桐庐县授"中国养生保健基地"牌匾，吴刚为桐庐县授"华夏养生福地"牌匾。

2. 第二届华夏中医药养生旅游节　2014 年 11 月 28 日在桐庐县开幕，为期三天。此次旅游节由国家中医药管理局、中国旅游协会、世界养生委员会指导，杭州市人民政府、浙江省旅游局、浙江省卫生和计划生育委员会、浙江省食品药品监督管理局、浙江省中医药管理局、浙江省中医药学会主办，桐庐县人民政府、杭州市旅游委员会、杭州市卫生和计划生育委员会、杭州市商务委员会、杭州市市场监督管理局承办，杭州胡庆余堂集团有限公司、杭州桐君堂医药药材有限公司、杭州颐居智慧养生园有限公司、江南养生文化村开发有限公司协办。活动主题为"弘扬药祖文化，打造养生福地"，其间举办了第二届华夏中医药养生旅游节开幕式暨"富春山健康城"专题推介会、第二届华夏中医药养生旅游节文化论坛、首届"桐君堂"杯中药材真伪鉴别全国大赛暨《常用中药饮片鉴别检索手册》首发仪式、华夏药祖桐君朝圣典礼、慢生活体验区绿道开骑仪式暨"养生福地"旅游线路推介活动、2014 杭州（桐庐）养生产品集中展销活动、2014 中国（桐庐）养生美食大赛、"福润画城"健康养生知识进万家活动、"福泽桐庐"知名中医义诊等一系列丰富多彩的活动。

3. 第三届华夏中医药养生旅游节　2016 年 11 月 5 日，中国健康养生大会暨第三届华夏中医药养生旅游节在桐庐县开幕。大会在国家卫生和计划生育委员会、国家中医药管理局、国家旅游局的指导下，由健康报社、中国中医药报社、中国健康促进与教育协会等单位共同举办。开幕式上举行了现场授牌，桐庐县被授予中国（桐庐）健康养生研究院、全国健康促进优秀实践试点建设单位等；国医大师孙光荣学术经验传承（浙江）工作室落户桐庐。开幕式后，2016 中国健康养生大会举行主题报告。国医大师孙光荣等国内知名养生界专家、学者就健康养生产业发展和养生养老问题进行了探讨交流。

（三）转型中医药文化节

从 2018 年开始，桐庐改为举办桐君中医药文化节。承接以上六届活动，桐君中医药文化节从"第七届"开始。

1. 第七届药祖桐君中医药文化节　2018 年 10 月 19 日上午，由中国中药协会、浙江省中医药学会、桐庐县人民政府主办的第七届药祖桐君中医药文化节开幕式暨药祖桐君祭祀典礼在桐庐县学圣广场亲水平台举行。开幕式上，进行了"桐君堂杯中药材真伪鉴别全国大赛永久性基地""中国药祖圣地桐君民俗文化研究传承基地"授牌仪式。同时还举行了桐君祭祀仪式。活动中举办了第三届中药材真伪全国鉴别大赛及颁奖仪式、"浙产名药"品牌传播论坛、首届"桐君定三品"中药饮片展、"福泽桐庐"大型健康义诊活动、中医养生保健进农村文化礼堂活动、健康养生旅游产品推介活动和莪山畲族乡畲医药文化系列活动。

2. 第八届药祖桐君中医药文化节　2020 年 10 月 31 日在桐庐县城中心广场开幕。开幕式上，发布了本届药祖桐君中医药文化节系列活动、健康产业基金和"药祖桐君"杯第三届全国中医药高等院校大学生创新创业大赛。系列活动中包括桐庐县中医院举行名中医工作室揭牌、拜师仪式并开展中医义诊活动，在桐庐县城中心广场展示展演"传统医药""养生食品"等健康养生类非遗项目和非遗点茶道，同时还举办"浙产名药"展览、第四届"桐君堂"杯中药材真伪鉴别全国大赛、中药发酵技术与创新交流峰会等。

结　语

　　"文化"有一个鲜明特色，即寻根性。"桐君"作为一种传统符号，一种文化意象，已深深烙在历史之中。"桐君中医药文化"有两个鲜明的特色：

　　一是有地域之"根"。桐庐人民注重寻根，格外缅怀为乡土命名的隐者桐君，并且不断衍化桐君的事迹与文化。桐君中医药文化以浙江省桐庐县为"祖庭"，幅射各地，越来越具有全国影响。

　　二是有行业之"根"。中医药注重"寻根"，尊重早期创造和发展医药知识的前贤，例如黄帝、神农、扁鹊等，当然也包括桐君。古代桐君传说虽然也有一些神话色彩，但"桐君中医药文化"主要立足于健康文化，弘扬其济世精神，其影响力超越了时间和空间。

　　现今的桐庐县桐君山，遍布着全国中医药名家的题咏，这充分说明桐君中医药文化是整个中医药行业的共同财富；而耸立山上为历代民众虔心礼祀并反复修葺的桐君祠和桐君塔等，又表明桐君文化更是桐庐人民的精神家园，是浙江的文化品牌。桐君中医药文化正如同传说的古桐一样，根深叶茂，德泽四方。因此，"浙派中医丛书"将"桐君中医药文化"列入品牌系列，一方面，为了彰显它在浙江中医药文化中的地位，另一方面，也可以对其他地区中医药文化名人品牌的树立和弘扬，提供一些启迪。在中医药文化品牌的发展中，学术研讨、文化传承和产业推动，可以说是三位一体、相得益彰的。

　　桐君中医药文化根基深厚，内涵深刻，未来必将更加发扬光大。

附录一 桐君著作资料广辑

桐君著作的有关情况已见于第二章。虽然有关著作没有流传下来，但由于历史文献中存在一些零散的桐君言论或出自《桐君采药录》的引文，对它们进行辑集是研究桐君文化必不可少的一环。

2005 年《中医文献杂志》第 4 期，马继兴发表《〈桐君采药录〉辑校》一文，是最早辑集桐君著作的专题文献。该文共辑本草条文 52 条，附方 1 条。原则上是将古籍中（主要是《太平御览》所引《吴氏本草》）记载的出自"桐君"的条文辑集起来，然后参考陶弘景《本草经集注》的体例，分为序录和草、木、石、虫各部。

然而正如本书前面所提到的，《桐君采药录》这本书可能是两晋南北朝时分化出来的，在《吴氏本草》的年代，可能并无此书。但在当时，存在各种各样的"本草经"，其中也包括"桐君"的"本草经"。因此，《吴氏本草》形成一种集注式的体例，桐君的观点就已包括在其中。从这种角度来说，这部分佚文或可称为"桐君本草经"佚文。当然，古代未正式见有"桐君本草经"的书名。而后分化来的《桐君采药录》，其内容结构究竟如何，无人得知。其中也不排除收录了"桐君本草经"的内容。从这个角度而言，马继兴先生将其辑成《桐君采药录》，也无不妥。

由于《吴氏本草》引录的"桐君"之语仅局限于药性，仅按此辑录，则桐君其他的观点就无法得知了。而按《桐君采药录》书名而言，其中关于药形的内容应该是主体，但目前明确出自"桐君"的此类佚文也极少。所以，马继兴按严谨文献原则完成的《〈桐君采药录〉辑校》一文，对于想系统了解"桐君"药学思想的人们来说，颇觉有憾。

本书拟以"广辑"的形式有所增补，主要基于以下认识：早期《本草经》中，既有个性认识，也有通用共识。《太平御览》在每个药下面，有的先列《本草经》条文，后列《吴氏本草》条文。《本草经》条文是谈该药的药效、主治，《吴氏本草》主要谈关于药性、产地的不同观点，部分还涉及药物形态。这两部分，似有互补的关系。即《吴氏本草》中诸家药性观点虽不同，但可能关于功效主治均以《本草经》为共识。所以，《太平御览》所引的《本草经》条文，也是"桐君"所认可的内容，从旁参研究来说，可以作为桐君著作的参考文字。而《吴氏本草》条文中关于药物形态的内容，其体例上未说明出自何人，本书认为属于"桐君"的可能性亦大，只因没有别家观点，所以不做说明而已。对这一猜想，"芎䓖"条似可作为证据，前面已经述及。马氏辑本对此类情况，选择区别对待的方式，即紧连着"桐君"药性观点的其他内容，就将其作为"桐君"之文；如后面有其他人观点隔开，则不收录。这前后相比似乎缺乏统一原则。本书则将这部分内容均作为"广辑"参证资料。

参照以上原则，本次研究以马继兴辑本为蓝本，一是有所增减，增补附方 1 条，减少本草 2 条半。二是增加"广辑"内容。在结构上，按序录、上品、中品、下品、附方分为五部分。

辑录的文字大部分出自以下二书：一是《重修政和经史证类备急本草》1249 年张存惠重刊本影印本，同时参考了尚志钧等校点的《证类本草》1993 年华夏出版社校点本，但个别断句和标点有调整（在下文均简称《证类本草》）；二是《太平御览》清嘉庆十四年（1809）刊本和上海商务印书馆 1935 年影印本，同时参考了孙雍长、熊毓兰、雷方之校点的河北教育出版社 1994 年校点本，对个别文字、断名和标点在参考研究资料基础上也有修改。

一、序录研究

（一）马氏辑本

马氏辑本原文如下：

序录

神农氏作赭鞭、钩𨱔，从六阴阳与太一（乙），升五岳。四渎土地所生，草、木、石、骨、肉、虫、皮、毛，万种千类皆鞭问之。则检其能主治，当其五温冷。故甘草先被呼问。附子后见将岳。众药皆谐，各记所能。

桐君乘绛云之车，唤诸药精，悉遣述其功能，因则录之，呼为《桐君药录》。

（二）内容研究

本条出自日本医书《医家千字文注》，载《皇汉医学丛书》。本书作者为日本学者惟宗时俊。成书于日本永仁元年（1293），1936年陈存仁收入《皇汉医学丛书》。本书内容主要从中国唐宋时期的文献记载中，选取医事活动二百五十项，提纲挈领，编成四言两句韵语，详加注释。注文均有出处，利于查核。现存日本永仁四年刻本及日本清水滨臣校日本抄本。

原文为四字歌诀格式，关于药物起源如此描述：

以草为众，聚药有诸。

炎皇先尝，雷公后书。

君臣配隶，佐使备储。

根茎咸萃，花实岂除。

唤召各答，势力悉摅。

楸叶混梓，椿木纷樗。

茵芋华细，蹢躅苗殊。

庭槐宵烷，篱槿夕枯。

上文中有两处涉及桐君。如"炎皇先尝，雷公后书"条下注：

炎皇，神农氏也。《淮南子》曰：神农始尝百草之滋味，当此之时，一日而七十毒。《世本》曰：神农和药济人，则百药自神农始也。《医说》曰：雷公者，黄帝时臣也。陶景《本草序》曰：轩辕以前，文字未传，至如六爻指垂，画像稼穑，即事成迹，至于药性所主，当以识识相因，不尔者何由得闻？至桐、雷乃著在于篇简。

上述注文均注明出处，虽然个别文字与原文有异，但对于研究古代文献仍有较大价值。从引文来看，作者沿用了陶弘景的观点，即认为神农时期已有药物知识，但到黄帝时期才由桐君、雷公整理成书。不过在正文中只写了雷公，未写桐君。

在另一句"唤召各答，势力悉摅"的注文中，出现了《桐君录》的文字：

> 《桐君录》曰：神农氏乃作赭鞭钩铘，从六阴阳与太一，升五岳四渎，土地所生，草木石骨，肉虫皮毛，万种千类，皆鞭问之。则检其能主治，当其五温冷。故甘草先被呼问，附子后见将岳。众药皆诣，各记所能。《本草抄义》曰：桐君乘绛云之车，唤诸药精，悉遣述其功能，因则附口录之，呼为《桐君药录》。

此处注文分两部分，第一部分是《桐君录》的文字，有着明显的神仙道教色彩。文中神农以神灵形象出现，不是尝百草，而是用赭鞭"鞭问"百草，"百草"也被赋予为有灵性的事物形象，被"呼问"而回应，说出主治和寒温。第二部分则再注《桐君录》一书的来历，引《本草抄义》所说，仍然是类似于神话的故事，但其中呼唤药物精灵述其功能的人物变成了桐君。

上述注文中的《桐君录》文字，其实主要见于《太平御览》卷984，并注明出自《本草经》，原文谓：

> 《本草经》曰：太一子曰：凡药，上者养命，中药养性，下药养病。神农乃作赭鞭钩铘，从六阴阳与太乙升五岳四渎，土地所生，草石骨肉，心皮毛羽，万千类皆鞭问之。得其所能治主，当其五味，百（注：孙星衍认为当为"一日"）七十余毒。

后世也多有引用，如晋代干宝《搜神记》卷1中说："神农赭鞭鞭百草，尽知其平毒寒温之性，臭味所主，以播百谷，故天下号神农也。"唐代司马贞的《补史记·三皇本纪》中，则将尝百草与鞭百草的事结合起来说："神农以赭鞭鞭草木，始尝百草，始有百药。"唐初文人杨炯《晦日药园诗序》中："神农旋赤鞭而驱毒。"南宋罗泌著《路史》，卷12说神农"尝草木而正名之"，并注解说："夫草木之类，虽则散殊，然察其形色，嗅其臭味，自可别善恶，堪作某药，可治某病，固不待尝而后知。然圣人必逐一尝啖，制神鞭者，盖以重其事尔。"清代沈钦韩的《汉书疏证》卷26

中说:"《本草经》,神农作赭鞭钩鎁,从六阴与太一,升五岳四渎,土地所生,皆鞭问之,得其主治,一日遇七十毒。"

《本草抄义》一书作者不详。但从书名来看,其内容应该也是从本草著作中抄录而成的。所引的这一段文字也不见于现存中国著作。由于日本宇多天皇宽平三年(891)成书的《日本国见在书目录》中曾有"《桐君药录》"书名,表明此书在唐时曾传到日本。如果这段文字中的《桐君录》就是指日本所藏的《桐君药录》,那么对此书成书时代认定有很大帮助,它很可能是两晋南北朝时由道教学者把原来出自《本草经》等的内容重新整理而编成的,并突出了反映道教观念的内容。

另外,由于以上文字不是关于药物的条文,故马继兴仿《神农本草经》之例,称为"序录",至于原书是否有"序录"则不可知。本书仍采用此体例。

马继兴所辑的以上两段,均是明确标记与桐君有关的文字内容。本书从研究"桐君中医药文化"起见,认为序录的内容还可以有所扩大。例如历代提到"桐君"定三品药性和药性寒温等,虽然没有直接文字存留,但是不排除现在《神农本草经》序录中的相关文字,也体现着桐君的一些思想。为最大可能地了解桐君的中药学思想,本书采用"广辑"的形式将其辑在一起,以作参考。

(三)参考辑本

[正文]

序录

神农氏作赭鞭、钩鎁,从六阴阳与太一(乙),升五岳四渎。土地所生,草、木、石、骨、肉、虫、皮、毛,万种千类皆鞭问之,则检其能主治,当其五温冷。故甘草先被呼问。附子后见将岳。众药皆谐,各记所能。

桐君乘绛云之车,唤诸药精,悉遣述其功能,因则录之,呼为《桐君药录》。

[广辑]

上药……为君,主养命以应天,无毒,多服久服不伤人。欲轻身益气，不老延年者，本上经。

中药……为臣，主养性以应人，无毒、有毒，斟酌其宜。欲遏病补虚羸者，本中经。

下药……为佐、使，主治病以应地，多毒，不可久服。欲除寒热邪气，破积聚愈疾者，本下经。

药有君臣佐使，以相宣摄。合和者，宜用一君、二臣、五佐，又可一君、三臣、九佐也。

药有阴阳配合，子母兄弟，根叶华实，草石骨肉。有单行者，有相须者，有相使者，有相畏者，有相恶者，有相反者，有相杀者。凡此七情，合和视之。相须、相使者良，勿用相恶、相反者。若有毒宜制，可用相畏、相杀，不尔，勿合用也。

药有酸、咸、甘、苦、辛五味，又有寒、热、温、凉四气，及有毒、无毒，阴干、曝干，采治时月，生熟，土地所出，真伪陈新，并各有法。

以上增入了《神农本草经》序录有关内容。原文中上、中、下三品各有数目，合为 365 种。因陶弘景已明确说到这一数字是经他整理而成的，故删去。

二、上品条目研究

马继兴辑本未按三品分类，条目系按草、木、石、虫、附方分类。而按前人有关说法，"少师桐君……定三品药物"，因此本次辑录按三品分类，三品所属仍然按照《神农本草经》。

现就上品的药物条目中有关桐君的内容及后世的认识，分述如下。

（一）麦门冬

1. 马氏辑本　原文如下：

麦门冬，甘，无毒。

2. 内容研究　本条来源主要据《太平御览》卷 989 "麦门冬" 条：

《本草经》曰：麦门冬，味甘平。生川谷。治心腹结气、伤中、胃脉绝。久服轻身，不饥不老。生函谷山。

《吴氏本草》曰：麦门冬，一名羊韭。秦，一名乌韭；楚，一名马韭；越，一名羊韭；茅（齐），一名爱韭，一名禹韭，一名釁火冬，一名忍冬，一名忍凌，一名不死药，一名禹余粮，一名仆垒，一名随脂。神农、岐伯甘，平。黄帝、桐君、雷公甘，无毒。李氏甘，小温。扁鹊无毒。生山谷肥地。叶如韭，肥泽丛生。采无时。实青黄。

在《证类本草》中"麦门冬"条如下：

麦门冬　味甘，平、微寒，无毒。主心腹结气，肠中伤饱，胃络脉绝，羸瘦短气，身重目黄，心下支满，虚劳客热，口干燥渴，止呕吐，愈痿蹶，强阴益精，消谷调中，保神，定肺气，安五脏，令人肥健，美颜色，有子。久服轻身，不老不饥。秦名羊韭，齐名爱韭，楚名马韭，越名羊蓍，一名禹葭，一名禹余粮。叶如韭，冬夏长生。生函谷川谷及堤坂肥土石间久废处。二月、三月、八月、十月采，阴干。（地黄、车前为之使，恶款冬、苦瓠，畏苦参、青蘘。）

陶隐居云：函谷即秦关。而麦门冬异于羊韭之名矣。处处有，以四月采，冬月作实如青珠，根似穬麦，故谓麦门冬，以肥大者为好。用之汤泽抽去心，不尔，令人烦，断谷家为要。二门冬润时并重，既燥即轻，一斤减四五两尔。

今按：陈藏器《本草》云：麦门冬，《本经》不言生者，按生者本功外。去心煮饮，止烦热消渴，身重目黄，寒热体劳，止呕开胃，下痰饮。干者入丸散及汤用之，功如《本经》。方家自有分别。出江宁小润，出新安大白；其大者苗如鹿葱，小者如韭叶。大小有三四种，功用相似，其子圆碧。久服轻身明目。和车前子、干地黄为丸，食后服之，去温瘴，变白，明目，夜中见光。

臣禹锡等谨按：《吴氏》云：一名马韭，一名釁（音门）火冬，一名忍冬，一名忍陵，一名不死药，一名仆垒，一名随脂。神农、岐伯甘，平。黄帝、桐君、雷公甘，无毒。季氏甘，小温。扁鹊无毒。生山谷肥地，叶如韭，肥泽，丛生，采无时，实青黄。《药性论》云：麦门冬，使，恶苦芙，畏木耳。能治热毒、止烦渴，主大水，面目肢节浮肿，下水，治肺痿吐脓，主泄精，疗心腹结气，身黑目黄，心下苦支满，虚劳客热。《日华子》云：治五劳七伤，安魂定魄，止渴，肥人，时疾热狂，头痛，止嗽。

在《证类本草》中，出现"桐君"字样的一般见于宋臣掌禹锡引《吴氏》（即《吴普本草》，或称《吴氏本草》）的文字中。本条中，与《太平御览》相比，在别名方面有所删减，例如删去了"秦，一名乌韭；楚，一名马韭。越，一名羊韭；齐，一名爱韭"，因为相关内容在首段正文中已经出现过了。药性方面，《证类本草》对诸家观点有所取舍，如不采李氏性温之说，而定为微寒，又加上了桐君等人"无毒"的说法。

马继兴仅辑了"甘，无毒"三字作为《桐君采药录》原文，这体现了学术上的严谨。但本书从研究"桐君中医药文化"起见，认为《吴普本草》书中之所以在药性部分要标明"桐君"，是因为有相异观点，在其他内容中没有标示的内容，其实代表着共识，可能是包括桐君在内均认可的观点，特别是关于形态、产地、收采等内容，更有可能出自《桐君采药录》。

如前所述，本书旨在最大可能地了解桐君中药学思想，因此对《太平御览》，或《证类本草》所引的《本草经》《吴普本草》中有关内容，除明确与桐君无关者之外，均将其辑在一起，作为"参考辑本"的形式供研究。以下各条均同。

3. 参考辑本

[正文] 麦门冬，甘，无毒。

[广辑] 治心腹结气、伤中、胃脉绝。久服轻身，不饥不老。生山谷肥地。叶如韭，肥泽丛生。采无时。实青黄。

（二）卷柏

1. 马氏辑本　原文如下：

卷柏，甘，生山谷。（《太平御览》"谷"前缺"山"字，《证类本草》缺"生谷"二字。）

2. 内容研究　本条来源主要据《太平御览》卷989"卷柏"条：

《本草经》曰：卷柏，一名万岁，味辛温，生山谷，治五脏邪气。

《吴氏本草》曰：一名豹足，一名求股，一名万岁，一名神投时。神农甘，平。桐君、雷公甘。生谷。

在《证类本草》中"卷柏"条如下：

卷柏　味辛、甘，温、平、微寒，无毒。主五脏邪气，女子阴中寒热痛，癥瘕，血闭，绝子，止咳逆，治脱肛，散淋结，头中风眩，痿蹶，强阴益精。久服轻身和颜色，令人好容颜。一名万岁，一名豹足，一名求股，一名交时。生常山山谷石间。五月、七月采，阴干。

陶隐居云：今出近道。丛生石土上，细叶似柏，卷屈状如鸡足，青黄色。用之，去下近石有沙土处。

臣禹锡等谨按：范子云：卷柏出三辅。《吴氏》云：卷柏，神农辛，平。桐君、雷公甘。《建康记》云：建康出卷柏。《药性论》云：卷柏，君。能治月经不通，尸疰鬼疰，腹痛，去百邪鬼魅。《日华子》云：镇心治邪，啼泣，除面皯，头风，暖水脏。生用破血，炙用止血。

《证类本草》中的《吴氏本草》引文中，药性方面神农"辛"与《太平御览》所引"甘"不同，而桐君和雷公也认为是"甘"。《证类本草》此药的正文中，药性综合了数家之说。

3. 参考辑本

[正文]卷柏，甘，生山谷。

[广辑]治五脏邪气。

（三）细辛

1. 马氏辑本　原文如下：

细辛，辛，小温。

2. 内容研究　本条来源主要据《太平御览》卷989"细辛"条：

《本草经》曰：细辛，一名少辛，味温，生山谷。治咳逆，明目，通利九窍，久服轻身，生华阴。

《吴氏本草》曰：细辛，一名少辛，一名细辛。神农、黄帝、雷公、相（桐）君辛，小温。岐伯无毒。李氏小寒。如葵叶，赤色，一根一叶相连，二月、八月采根。

在《证类本草》中"细辛"条如下：

细辛　味辛，温，无毒。主咳逆，头痛脑动，百节拘挛，风湿痹痛，死肌，温中下气，破痰，利水道，开胸中，除喉痹，齆鼻，风痫癫疾，下乳结，汗不出，血不行，安五脏，益肝胆，通精气。久服明目，利九窍，轻身长年。一名小辛。生华阴山谷。二月、八月采根，阴干。（曾青、枣根为之使，得当归、芍药、白芷、芎䓖、牡丹、藁本、甘草共疗妇人，得决明、鲤鱼胆、青羊肝，共疗目痛。恶狼毒、山茱萸、黄芪，畏消石、滑石，反藜芦。）

陶隐居云：今用东阳临海者，形段乃好，而辛烈不及华阴、高丽者。用之去其头节。人患口臭者，含之多效，最能除痰，明目。

臣禹锡等谨按：范子云：细辛出华阴，色白者善。《吴氏》云：细辛，一名细草。神农、黄帝、雷公、桐君辛，小温。岐伯无毒。季氏小寒。如葵叶赤黑，一根一叶相连。《药性论》云：细辛，臣，忌生菜，味苦、辛。治咳逆上气，恶风风头，手足拘急，安五脏六腑，添胆气，去皮风湿痒，能止眼风泪下，明目，开胸中滞，除齿痛，主血闭，妇人血沥腰痛。《日华子》云：治嗽，消死肌疮肉，胸中结聚。忌狸肉。

《证类本草》本条中的《吴氏本草》引文与《太平御览》也小有不同。药性方面，除了李氏（误作季氏）的"小寒"之说未采用外，对其他进行了综合。

3. 参考辑本

[正文] 细辛，辛，小温。

[广辑] 治咳逆，明目，通利九窍，久服轻身，生华阴。生山谷。如葵叶，赤色，一根一叶相连，二月、八月采根。

（四）薯蓣

1. 马氏辑本　原文如下：

薯豫（薯蓣），甘，无毒。或生临朐、钟（《御览》脱此字，据

《本草纲目》补）山。始生赤茎，细蔓。五月花白，七月实青黄，八月熟，落根中，白皮黄，类芋。（《证类本草》无以下诸字）二月、三月、八月采根。恶甘遂。

2. 内容研究 本条来源主要据《太平御览》卷989"署豫"条：

《本草经》曰：署豫，一名山芋，味甘，温。生山谷。治伤中虚羸，补中，益气力，长肌肉，除邪气寒热，久服轻身，耳目聪明，不饥，延年。山（生）嵩高。

《吴氏本草》曰：署豫，一名诸署。秦、楚名玉延，齐、越（鲁）名山羊（芋），郑、赵名山羊。一名玉延，一名修脆，一名儿草。神农甘，小温。桐君、雷公甘，无毒。或生临朐、钟山。始生赤茎细蔓。五月华白，七月实青黄，八月熟落，根中白，皮黄，类芋。二月、三月、八月采根，恶甘遂。

在《证类本草》中"薯蓣"条如下：

薯蓣 味甘，温，平，无毒。主伤中，补虚羸，除寒热邪气，补中益气力，长肌肉，主头面游风，头风眼眩，下气，止腰痛，补虚劳羸瘦，充五脏，除烦热，强阴。久服耳目聪明，轻身，不饥，延年。一名山芋。秦、楚名玉延，郑、越名土藷，生嵩高山谷。二月、八月采根，暴干。（紫芝为之使，恶甘遂。）

陶隐居云：今近道处处有，东山、南江皆多掘取食之以充粮。南康间最大而美，服食亦用之。唐本注云：薯蓣，日干捣细，筛为粉，食之大美，且愈疾而补。此有两种：一者白而且佳，一者青黑，味亦不美。蜀道者尤良。

臣禹锡等谨按：《吴氏》云：薯蓣，一名藷署，齐、越名山羊，一名修脆，一名儿草。神农甘，小温。桐君、雷公甘，无毒。或生临朐、钟山，始生赤茎细蔓，五月华白，七月实青黄，八月熟落，根中白，皮黄，类芋。《药性论》云：薯蓣，臣。能补五劳七伤，去冷风，止腰疼，镇心神，安魂魄，开达心孔，多记事，补心气不足，患人体虚羸，加而用之。《异苑》云：薯蓣，野人谓之土藷。若欲掘取，嘿（默）然则获，唱名便不可得。人有植之者，随所种之物而像之也。《日华子》云：助五脏，强筋骨，长志，安神，主泄精，健忘。干者功用同前。

薯蓣即山药，《吴氏本草》中诸家药性观点相近，《证类本草》中作了综合，把桐君和雷公提出的"无毒"列入。形态方面，马本断句有误，予重新标点。

3. 参考辑本

[正文] 署豫（薯蓣），甘，无毒。或生临朐、钟山。始生赤茎，细蔓。五月花白，七月实青黄，八月熟、落，根中白，皮黄，类芋。二月、三月、八月采根。恶甘遂。

[广辑] 治伤中虚羸，补中，益气力，长肌肉，除邪气寒热，久服轻身，耳目聪明，不饥，延年。生嵩高，生山谷。

（五）人参

1. 马氏辑本　原文如下：

人参，苦。

2. 内容研究　本条来源主要据《太平御览》卷991"人参"条：

《本草》曰：人参，味甘，微寒。生山谷。主补五脏，安定精神魂魄，除邪止惊，明目，开心益智，久服轻身延年。生上党。

《吴氏本草》曰：人参一名土精，一名神草，一名黄参，一名血参，一名久薇，一名玉精。神农甘，小寒。桐君、雷公苦。岐伯、黄帝甘，无毒。扁鹊有毒。或生邯郸。三月生，叶小锐，核黑，茎有毛。三月、九月采根。根有头、足、手，面目如人。

在《证类本草》中"人参"条如下：

人参　味甘，微寒，微温，无毒。主补五脏，安精神，定魂魄，止惊悸，除邪气，明目，开心益智，疗肠胃中冷，心腹鼓痛，胸胁逆满，霍乱吐逆，调中，止消渴，通血脉，破坚积，令人不忘。久服轻身延年。一名人衔，一名鬼盖，一名神草，一名人微，一名土精，一名血参。如人形者有神。生上党山谷及辽东。二月、四月、八月上旬采根，竹刀刮，暴干，无令见风。（茯苓为之使，恶溲疏，反藜芦。又云：马蔺为使，恶卤咸。）

陶隐居云：上党郡在冀州西南。今魏国所献即是，形长而黄，状如防风，多润实而甘。俗用不入服，乃重百济者，形细而坚白，气味薄于上党。次用高丽，高丽即是辽东。形大而虚软，不及百济。百济今臣属高丽，高丽所献兼有两种，止应择取之尔。实用并不及上党者，其为药切要，亦与甘草同功，而易蛀蚛。唯内器中密封头，可经年不坏。人参生一茎直上，四五叶相对生，花紫色。高丽人作人参赞曰：三桠五叶，背阳向阴。欲来求我，椵树相寻。椵树叶似桐，甚大阴广，则多生阴地。采作甚有法。今近山亦有，但作之不好。唐本注云：陶说人参苗乃是荠苨、桔梗，不悟高丽赞也。今潞州、平州、泽州、易州、檀州、箕州、幽州、妫州并出，盖以其山连亘相接，故皆有之也。今注：人参，见用多高丽、百济者。潞州太行山所出，谓之紫团参，亦用焉。陶云俗用不入服，非也。

臣禹锡等谨按：《药性论》云：人参，恶卤咸。生上党郡，人形者上，次出海东新罗国，又出渤海。主五脏气不足，五劳七伤，虚损瘦弱，吐逆不下食，止霍乱烦闷、呕哕，补五脏六腑，保中守神。又云：马蔺为之使，消胸中痰，主肺萎吐脓及痫疾，冷气逆上，伤寒不下食，患人虚而多梦纷纭，加而用之。萧炳云：人参和细辛密封，经年不坏。《日华子》云：杀金石药毒，调中治气，消食开胃，食之无忌。

《证类本草》"人参"条中，没有直接引用《吴氏本草》，药性中也没有采用桐君味苦的说法。人参口尝是略带苦味的，但从药效来说，药性"苦"则与"补五脏"不匹配。

3. 参考辑本

[正文] 人参，苦。

[广辑] 主补五脏，安定精神魂魄，除邪止惊，明目，开心益智，久服轻身延年。生山谷。生上党，或生邯郸。三月生，叶小锐，核黑，茎有毛。三月、九月采根。根有头、足、手，面目如人。

（六）落（络）石

1. 马氏辑本　原文如下：

落（络）石，甘，无毒。

2. 内容研究　本条来源主要据《太平御览》卷993 "落石" 条：

《本草经》曰：落石，一名鲮石，味苦，温。生川谷。治风热，久服轻身，明润目泽，好色，不老延年。生太山。

《吴氏本草经》曰：落石，一名鳞石，一名明石，一名县石，一名云华，一名云珠，一名云英，一名云丹。神农苦，小温。雷公苦，无毒。扁鹊、桐君甘，无毒。李氏大寒。云药中君。采无时。

在《证类本草》中 "络石" 条如下：

络石　味苦，温，微寒，无毒。主风热，死肌，痈伤，口干舌焦，痈肿不消，喉舌肿不通，水浆不下，大惊入腹，除邪气，养肾，主腰髋痛，坚筋骨，利关节。久服轻身，明目，润泽，好颜色，不老延年，通神。一名石鲮，一名石蹉，一名略石，一名明石，一名领石，一名悬石。生太山川谷，或石山之阴，或高山岩石上，或生人间。正月采。（杜仲、牡丹为之使，恶铁落，畏贝母、菖蒲。）

陶隐居云：不识此药，仙、俗方法都无用者，或云是石类。既云或生人间，则非石，犹如石斛等，系石以为名尔。唐本注云：此物生阴湿处，冬夏常青，实黑而圆，其茎蔓延绕树石侧。若在石间者，叶细厚而圆短；绕树生者，叶大而薄。人家亦种之，俗名耐冬，山南人谓之石血，疗产后血结，大良。以其苞络石木而生，故名络石。《别录》谓之石龙藤，主疗蝮蛇疮，绞取汁洗之，服汁亦去蛇毒心闷。刀斧伤诸疮，封之立差。今按：陈藏器《本草》云：络石煮汁服之，主一切风，变白宜老。在石者良，在木者随木有功。生山之阴，与薜荔相似。更有木莲、石血、地锦等十余种藤，并是其类，大略皆主风血，暖腰脚，变白不衰。若呼石血为络石，殊误尔。石血叶尖，一头赤，络石叶圆，正青。

臣禹锡等谨按：蜀本《图经》云：生木石间，凌冬不凋，叶似细橘，蔓延木石之阴，茎节着处，即生根须，包络石傍，花白，子黑。今所在有，六月、七月采茎、叶，日干。《药性论》云：络石，君，恶铁精，杀蝼毒。味甘，平。主治喉痹。陈藏器云：地锦，味甘，温，无毒。主破老血，产后血结，妇人瘦损，不能饮食，腹中有块，淋沥不尽，赤白带下，天行心闷。并煎服之，亦浸酒。生淮南林下，叶如鸭掌，藤蔓着地，节处有根，亦缘树石，冬月不死，山人产后用之。一名地喋。苏恭注曰：络石，石血，亦此类也。又云：扶芳藤，味苦，小温，无毒，主一切血，一切气，一切冷，去百病，久服延年，变白不老。山人取枫树上者为附枫藤，亦如桑上寄生，大主风血。一名滂藤。隋朝稠禅师作青饮，进炀帝以止渴。生吴郡。采之忌冢墓间者。取茎叶细剉，煎为煎，性冷，以酒浸服。藤苗小时如络石、薜荔夤缘树木，三五十年渐大，枝叶繁茂，叶圆长二三寸，厚若石韦。生子似莲房，中有细子，一年一熟，子亦入用，房破血。一名木莲，打破有白汁，停久如漆，采取无时也。又云：土鼓藤，味苦。子，味甘，温，无毒。主风血，羸老，腹内诸冷，血闭，强腰脚，变白。煮服，浸酒服。生林薄间，作蔓绕草木，叶头尖，子熟如珠，碧色正圆。小儿取藤于地，打作鼓声，李邕名为常春藤。《日华子》云：木莲藤汁，傅白癜、疬疡及风恶疥癣。又云：常春藤，一名龙鳞薜荔。

《证类本草》此条未收《吴氏本草》文。药性方面，沿用《本草经》的苦味，而不采用桐君的甘味。另，《太平御览》引《本草经》文字中的"明润目泽好色"文句不通，以《证类本草》中的"明目润泽好颜色"为是。

3. 参考辑本

[正文] 落（络）石，甘，无毒。

[广辑] 治风热，久服轻身，明润目泽好色（明目润泽好颜色），不老延年。生川谷。生太山。采无时。

（七）房葵

1. 马氏辑本　原文如下：

房葵，苦，无毒。

2. 内容研究　本条来源主要据《太平御览》卷993"房葵"条：

《本草经》曰：房葵，一名犁盖。味辛。冬生川谷。久服坚骨髓，益气。生临淄。

《吴氏本草经》曰：房葵，一名梁盖，一名爵离，一名房苑，一名晨草，一名利如，一名方盖。神农：辛，小寒。桐君、扁鹊：无毒。岐伯、雷公、黄帝：苦，无毒。茎叶如葵，上黑黄。二月生根，根大如桔梗，根中红白，六月华白，七月、八月实白。三月三日采根。

房葵在《证类本草》中作"防葵"，该条部分内容如下：

防葵 味辛，甘、苦，寒，无毒。主疝瘕，肠泄，膀胱热结，溺不下，咳逆，温疟，癫痫，惊邪狂走，疗五脏虚气，小腹支满，胪胀，口干，除肾邪，强志。久服坚骨髓，益气轻身。中火者不可服，令人恍惚见鬼。一名梨盖，一名防慈，一名爵离，一名农果，一名利茹，一名方盖。生临淄川谷，及嵩高、太山、少室。三月三日采根，暴干。

陶隐居云：北信断，今用建平间者，云本与狼毒同根，犹如三建，今其形亦相似。但置水中不沉尔，而狼毒陈久亦不能沉矣。唐本注云：此药上品，无毒，久服主邪气惊狂之患。其根叶似葵花子根，香味似防风，故名防葵。采依时者，亦能沉水，今乃用枯朽狼毒当之，极为谬矣。此物亦稀有，襄阳、望楚、山东及兴州西方有之。其兴州采得乃胜南者，为邻蜀土也。

臣禹锡等谨按：《药性论》云：防葵，君，有小毒，能治疝气，痃癖气块，膀胱宿水血气，瘤大如碗，悉能消散。治鬼疟，主百邪鬼魅精怪，通气。

《证类本草》本条未直接引《吴氏本草》，不过其药性部分已吸收了《吴氏本草》诸家的"苦""寒""无毒"，并采录了收采时间。

3. 参考辑本

[正文]房葵，苦，无毒。

[广辑]久服坚骨髓，益气。冬生川谷。生临淄。茎叶如葵，上黑黄。二月生根，根大如桔梗，根中红白，六月华白，七月、八月实白。三月三日采根。

（八）牛膝（删）

1. 马氏辑本　原文如下：

牛膝，酸，无毒。

2. 内容研究　本条恐有疑问。马继兴注明该条内容来自《太平御览》据《吴氏本草》转引。然而在《太平御览》卷992"牛膝"条中只有如下内容：

《本草经》曰：牛膝，一名百倍。味苦，辛。生川谷。治伤寒湿痿痹，四肢拘挛，膝痛不可屈伸。久服轻身能老。生河内。

《吴氏本草》曰：牛膝，神农甘。一经酸。黄帝、扁鹊甘。季氏温。雷公酸，无毒。生河内，或临邛。叶如夏蓝，茎本赤。二月、八月采。

这里说"酸，无毒"是出自雷公，而非桐君。马氏另一文《〈桐君采药录〉考察》中，详列了《太平御览》收录的桐君佚文，其中也没有牛膝。

再看其他本草著作，如《证类本草》中"牛膝"条：

牛膝　味苦、酸，平，无毒。主寒湿痿痹，四肢拘挛，膝痛不可屈伸，逐血气，伤热火烂，堕胎，疗伤中少气，男子阴消，老人失溺，补中续绝，填骨髓，除脑中痛及腰脊痛，妇人月水不通，血结，益精，利阴气，止发白。久服轻身，耐老。一名百倍。生河内川谷及临朐。二月、八月、十月采根，阴干。（恶萤火、陆英、龟甲，畏白前。）

陶隐居云：今出近道蔡州者最长大，柔润，其茎有节似牛膝，故以为名也。乃云有雌雄，雄者茎紫色而节大为胜尔。唐本注云：诸药八月以前采者，皆日干、火干乃佳，不尔，饐烂黑黯。其十月以后至正月，乃可阴干。

臣禹锡等谨按：《药性论》云：牛膝，臣，忌牛肉。能治阴痿，补肾填精，逐恶血流结，助十二经脉。病人虚羸，加而用之。《日华子》云：牛膝，治腰膝软怯冷弱，破癥结，排脓止痛，产后心腹痛并血晕，落死胎，壮阳。怀州者长白，近道苏州者色紫。

这些文献中，都没有提到桐君对此药的认识。因此，此条应删去。

3. **参考辑本** 无。

（九）奄闾

1. **马氏辑本** 原文如下：

> 奄闾（菴蕳），苦，小温，无毒。

2. **内容研究** 本条来源主要据《太平御览》卷991"奄闾"条：

> 《本草经》曰：奄闾，味苦，微寒。生川谷。治风寒湿痹，身体诸痛。久服轻身不老。生雍州。

> 《吴氏本草经》曰：奄闾，神农、雷公、桐君、岐伯苦，小温，无毒。李氏温。或生上党。叶青厚，两两相当。七月华白，九月实黑。七月、九月、十月采。驴马食仙去。

在《证类本草》中"菴蕳子"条如下：

> 菴蕳子 味苦，微寒、微温，无毒。主五脏瘀血，腹中水气，胪胀留热，风寒湿痹，身体诸痛，疗心下坚，膈中寒热，周痹，妇人月水不通，消食，明目。久服轻身，延年不老，驱驴食之神仙。生雍州川谷，亦生上党及道边。十月采实，阴干。（荆实、薏苡为之使。）

> 陶隐居云：状如蒿、艾之类，近道处处有。《仙经》亦时用之。人家种此辟蛇也。

> 臣禹锡等谨按：《药性论》云：菴蕳，使，味辛、苦。益气，主男子阴痿不起，治心腹胀满，能消瘀血。《日华子》云：治腰脚重痛，膀胱疼，明目及骨节烦痛，不下食。

《证类本草》中未引《吴氏本草》，但正文中的药性似已进行综合，以致出现微温、微寒并见的矛盾情况。

3. **参考辑本**

[正文]奄闾（菴蕳），苦，小温，无毒。

[广辑]治风寒湿痹，身体诸痛。久服轻身不老。生川谷。生雍州，或生上党。叶青厚，两两相当。七月华白，九月实黑。七月、九月、十月采。驴马食仙去。

（十）委萎

1. 马氏辑本 原文如下：

> 委萎（萎蕤），甘，无毒。

2. 内容研究 本条来源主要据《太平御览》卷991"委萎"条：

> 《吴氏本草经》曰：委萎，一名葳蕤，一名王马，一名节地，一名虫蝉，一名乌萎，一名荧，一名玉竹。神农苦，一经甘。桐君、雷公、扁鹊甘，无毒。黄帝辛。生太山山谷。叶青黄，相值如姜。二月、七月采。治中风、暴热，久服轻身。

在《证类本草》中"女萎"条如下：

> 女萎 萎蕤，味甘，平，无毒，主中风暴热，不能动摇，跌筋结肉，诸不足，心腹结气，虚热温毒，腰痛，茎中寒及目痛眦烂泪出。久服去面黑皯，好颜色，润泽，轻身不老。一名荧，一名地节，一名玉竹，一名马薰。生太山山谷及丘陵。立春后采，阴干。（畏卤咸。）

> 陶隐居云：按《本经》有女萎，无萎蕤，《别录》无女萎，有萎蕤，而为用正同，疑女萎即萎蕤也，惟名异尔。今处处有，其根似黄精而小异。服食家亦用之。今市人别用一种物，根形状如续断茎，味至苦，乃言是女青根，出荆州。今疗下痢方，多用女萎，而此都无止泄之说，疑必非也。萎蕤又主理诸石，人服石不调和者，煮汁饮之。唐本注云：女萎功用及苗、蔓与萎蕤全别，列在中品。今《本经》朱书是女萎能效，墨字乃萎蕤之效。今以朱书为白字。

> 臣禹锡等谨按：《尔雅》云：荧，委萎。释曰：药草也，一名荧，一名委萎。叶似竹，大者如箭竿，有节，叶狭长而表白里青，根大如指，长一二尺，可啖。《药性论》云：萎蕤，君。主时疾寒热，内补不足，去虚劳客热，头痛不安，加而用之良。陈藏器云：女萎、萎蕤，二物同传，陶云同是一物，但名异耳。下痢方多用女萎，而此都无止泄之说，疑必非也。按女萎，苏又于中品之中出之。云主霍乱，泄痢肠鸣，正与陶注上品女萎相会，如此即二萎功用同矣，更非二物，苏乃剩出一条。苏又云：女萎与萎蕤不同，其萎蕤一名玉竹，为其似竹；

一名地节，为其有节。《魏志·樊阿传》青粘一名黄芝，一名地节，此即萎蕤，极似偏精。本功外，主聪明，调血气，令人强壮。和漆叶为散，主五脏，益精，去三虫，轻身不老，变白，润肌肤，暖腰脚。惟有热不可服。晋嵇绍有胸中寒痰，每酒后苦唾，服之得愈。草似竹，取根、花、叶阴干。昔华佗入山，见仙人所服，以告樊阿，服之寿百岁也。萧炳云：萎蕤，补中益气，出均州。《日华子》云：除烦闷，止渴，润心肺，补五劳七伤虚损，腰脚疼痛，天行热狂，服食无忌。

《证类本草》未引《吴氏本草》，但药性同于桐君等人所说的甘、无毒。

3. 参考辑本

[正文] 委萎（萎蕤），甘，无毒。

[广辑] 治中风、暴热，久服轻身。生太山山谷。叶青黄，相值如姜。二月、七月采。

（十一）天门冬

1. 马氏辑本　原文如下：

天门冬，叶有刺，蔓生。五月花白，十月实黑，根连数十枚，如此殊相乱，而不复更有门冬，恐门冬自一种，不即是浣草耶？又有百部根亦相类，而苗异尔。门冬蒸，剥去皮，食之甚甘美，止饥。虽暴干，犹脂润难捣。必须薄切，暴于日中，或火烘之也。俗人呼苗为棘刺，煮作饮，乃宜人，而终非真棘刺尔。服天门冬，禁食鲤鱼。

2. 内容研究　《太平御览》有"天门冬"条，但未引《本草经》或《吴氏本草》内容。

在《证类本草》中"天门冬"条如下：

天门冬　味苦、甘，平、大寒，无毒。主诸暴风湿偏痹，强骨髓，杀三虫，去伏尸。保定肺气，去寒热，养肌肤，益气力，利小便，冷而能补。久服轻身益气，延年。不饥。一名颠勒。生奉高山谷。二月、三月、七月、八月采根，曝干。（垣衣、地黄为之使，畏曾青。）

陶隐居云：奉高，太山下县名也。今处处有，以高地大根味甘者为好。张华《博物志》云：天门冬逆捋有逆刺。若叶滑者名絺休，一名颠棘。可以浣缣，素白如绒（纻类）。金城人名为浣草。擘其根，温汤中接之，以浣衣胜灰。此非门冬相似尔。案如此说，今人所采，皆是有刺者，本名颠勒，亦粗相似，以浣垢衣则净。《桐君药录》又云：叶有刺，蔓生，五月花白，十月实黑，根连数十枚。如此殊相乱，而不复更有门冬，恐门冬自一种，不即是浣草耶？又有百部，根亦相类，但苗异尔。门冬蒸剥去皮，食之甚甘美，止饥。虽曝干，犹脂润，难捣。必须薄切，曝于日中，或火烘之也。俗人呼苗为棘刺，煮作饮乃宜人，而终非真棘刺尔。服天门冬，禁食鲤鱼。

此条所引陶弘景语中引用了《桐君药录》文字，但本书认为从"如此殊相乱"起，是后人的议论，非桐君之文。

3. 参考辑本

　　[正文]天门冬，叶有刺，蔓生。五月花白，十月实黑，根连数十枚。

（十二）苦菜

1. 马氏辑本　原文如下（原有附注，略）：

　　苦菜，三月生扶疏，六月花从叶出，茎直黄，八月实黑、实落。根复生，冬不枯。

2. 内容研究　《太平御览》无此条。

在《证类本草》中"苦菜"条如下：

　　苦菜　味苦，寒，无毒。主五脏邪气，厌谷胃痹，肠澼，渴热中疾，恶疮。久服安心益气，聪察，少卧，轻身耐老，耐饥寒，高气不老。一名荼草，一名选，一名游冬。生益州川谷，山陵道旁，凌冬不死。三月三日采，阴干。

　　陶隐居云：疑此即是今茗。茗一名荼，又令人不眠，亦凌冬不凋，而嫌其止生益州。益州乃有苦菜，正是苦蘵尔。上卷上品白英下已注之。《桐君药录》云：苦菜，三月生扶疏，六月华从叶出，茎直黄，八月实黑、实落。根复生，冬不枯。今茗极似此，酉阳、武昌及庐江、晋熙皆好，东人正作青茗。茗皆有浡，饮之宜人。凡所饮物，有茗及木叶、天门冬苗，并菝葜，皆益人，余物并冷利。又巴东间别有真茶，火焴作卷结，为饮亦令人不眠，恐或是此。俗中多煮檀叶及大皂李作茶饮，并冷。又南方有瓜芦木，亦似茗，至苦涩。取其叶作屑，煮饮汁，即通夜不睡。煮盐人唯资此饮，而交、广最所重，客来先设，乃加以香芼辈。

唐本注云：苦菜，《诗》云：谁谓茶苦。又云：堇荼如饴，皆苦菜异名也。陶谓之茗，茗乃木类，殊非菜流。茗，春采为苦搽。搽，音迟遐反，非途音也。案《尔雅·释草》云：茶，苦菜。释木云：檟、苦荼，二物全别，不得为例。又《颜氏家训》按《易通卦验玄图》曰：苦菜生于寒秋，经冬历春，得夏乃成。一名游冬。叶似苦苣而细，断之有白汁，花黄似菊。此则与桐君略同，今所在有之。苦蕒乃龙葵尔，俗亦名苦菜，非茶也。

臣禹锡等谨按：蜀本《图经》云：春花夏实，至秋复生，花而不实，经冬不凋。陈藏器云：苦蕒，味苦，寒，有小毒。捣叶，傅小儿闪癖，煮汁服，去暴热目黄，秘塞。叶极似龙葵，但龙葵子无壳。苦蕒子有壳，苏云是龙葵，误也。人亦呼为小苦耽。崔豹《古今注》云：苦蕒一名蕒子，有实形如皮弁子，圆如珠。

此条据以上引文，属于《桐君录》的内容正如马氏所摘。

3. 参考辑本

[正文]苦菜，三月生扶疏，六月花从叶出，茎直黄，八月实黑、实落。根复生，冬不枯。

（十三）茯苓

1. 马氏辑本　原文如下：

茯苓，甘。

2. 内容研究　本条来源主要据《太平御览》卷989"茯苓"条：

《本草经》曰：茯苓，一名茯神，味甘，平。生山谷，治胸胁山气，忧患悸惊。生太山。

《吴氏本草》曰：茯苓，通神。桐君甘。雷公、扁鹊甘，无毒。或生益州大松根下，入地三尺一丈。二月、七月采。

《证类本草》"茯苓"条部分内容如下：

茯苓　味甘，平，无毒。主胸胁逆气，忧恚、惊邪、恐悸，心下结痛，寒热，烦满，咳逆，口焦舌干，利小便，止消渴，好睡，大腹淋沥，膈中痰水，水肿淋结，开胸腑，调脏气，伐肾邪，长阴益气力，保神守中。久服安魂养神，不饥延年。一名茯菟。其有抱根者，名茯神。

茯神　平。主辟不祥，疗风眩、风虚，五劳，口干，止惊悸，多恚怒，善忘，开心益智，安魂魄，养精神。生太山山谷大松下。二月、八月采，阴干。（马间为之使，得甘草、防风、芍药、紫石英、麦门冬共疗五脏。恶白蔹，畏牡蒙、地榆、雄黄、秦艽、龟甲。）

陶隐居云：按药无马间，或是马茎，声相近故也。今出郁州，彼土人乃假研松作之，形多小虚赤不佳。自然成者，大如三、四升器，外皮黑，细皱，内坚白，形如鸟兽、龟鳖者良。作丸散者，皆先煮之两、三沸，乃切，曝干。白色者补，赤色者利，俗用甚多。《仙经》服食，亦为至要。云其通神而致灵，和魂而炼魄，明窍而益肌，厚肠而开心，调荣而理胃，上品仙药也。善能断谷不饥。为药无朽蛀。尝掘地得昔人所埋一块，计应三十许年，而色理无异，明其贞全不朽矣。其有衔松根对度者为茯神，是其次茯苓后结一块也。仙方唯云茯苓而无茯神，为疗既同，用之亦应无嫌。唐本注云：季（李）氏本草云：马刀为茯苓使，无名马间者。间字草书实似刀字，写人不识，讹为间尔。陶不悟，云是马茎，谬矣。今太山亦有茯苓，白实而块小，而不复采用。第一出华山，形极粗大。雍州南山亦有，不如华山者。今注：马间当是马蔺，二注皆恐非也。臣禹锡等谨按：蜀本《图经》云：生枯松树下，形块无定，以似人、龟、鸟形者佳。今所在有大松处皆有，唯华山最多。范子云：茯苓出嵩高三辅。《淮南子》云：下有茯苓，上有菟丝。注云：茯苓，千岁松脂也。菟丝生其上而无根。一名女萝也。

典术云：茯苓者，松脂入地千岁为茯苓，望松树赤者下有之。《广志》云：茯神，松汁所作，胜茯苓。或曰：松根茯苓贯着之，生朱提汉阳县。《药性论》云：茯苓，臣，忌米醋。能开胃止呕逆，善安心神，主肺痿痰壅，治小儿惊痫，疗心腹胀满，妇人热淋，赤者破结气。又云：茯神，君，味甘，无毒。主惊痫，安神定志，补劳乏，主心下急痛坚满，人虚而小肠不利，加而用之。其心名黄松节，偏治中偏风，口面㖞斜，毒风筋挛不语，心神惊掣，虚而健忘。《日华子》云：茯苓，补五劳七伤，安胎，暖腰膝，开心益智，止健忘，忌酸及酸物。

《证类本草》未引《吴氏本草》，药性诸家均为味甘。《太平御览》引《本草经》说茯苓治"胸胁山气"，有人认为"山"字通假，当为"疝"。参考《证类本草》载茯苓治"胸胁逆气"，则"山"应为"逆"字之误。

3. 参考辑本

[正文] 茯苓，甘。

[广辑] 治胸胁山（逆）气，忧患悸惊。生山谷。生太山。通神。或生益州大松根下，入地三尺一丈。二月、七月采。

（十四）鬼箭

1. 马氏辑本 原文如下：

鬼箭，苦，无毒。叶如桃，如羽。正月、二月、七月采。阴干。或生野田。

2. 内容研究 本条来源主要据《太平御览》卷993"鬼箭"条：

《本草经》曰：卫矛，一名鬼箭。味苦，寒。生山谷。治女子崩中下血，腹满，汗出，除邪，杀鬼毒。生霍山。

《吴氏本草经》曰：鬼箭，一名卫矛。神农、黄帝、桐君苦，无毒。叶如桃，如羽。正月、二月、七月采，阴干。或生野田。

《证类本草》有"卫矛"条，部分内容如下：

卫矛 味苦，寒，无毒。主女子崩中下血，腹满汗出，除邪，杀鬼毒蛊疰，中恶腹痛，去白虫，消皮肤风毒肿，令阴中解。一名鬼箭。生霍山山谷。八月采，阴干。

陶隐居云：山野处处有。其茎有三羽，状如箭羽，俗皆呼为鬼箭。而为用甚稀，用之削取皮羽。今注：医家用鬼箭，疗妇人血气，大效。臣禹锡等谨按：《药性论》云：鬼箭，使，一名卫矛，有小毒。能破陈血，能落胎，主中恶腰腹痛及百邪鬼魅。《日华子》云：鬼箭羽，味甘、涩。通月经，破癥结，止血崩带下，杀腹脏虫及产后血咬肚痛。

《证类本草》未引《吴氏本草》，药性方面均认为味苦，而桐君等认为"无毒"也被载入。

3. 参考辑本

[正文] 鬼箭，苦，无毒。叶如桃，如羽。正月、二月、七月采，阴干。或生野田。

[广辑] 治女子崩中下血，腹满，汗出，除邪，杀鬼毒。生山谷。生霍山。

（十五）石胆

1. 马氏辑本　原文如下：

石胆，辛，有毒。

2. 内容研究　本条来源主要据《太平御览》卷987 "石胆" 条：

《本草经》曰：石胆，一名毕石，一名君石，生秦州、羌道山谷大石间，或出句青山。其为石也，青色多，白文，易破。状似空青，能化铁为铜，合成金银，炼饵食之，不老。

《吴氏本草经》曰：石胆，一名黑石，一名铜勒。神农酸，小寒。李氏大寒。桐君辛，有毒。扁鹊苦，无毒。生羌道或句青山。二月庚子、辛丑采。

在《证类本草》中 "石胆" 条如下：

石胆　味酸、辛，寒，有毒。主明目、目痛，金疮，诸痫痉，女子阴蚀痛，石淋寒热，崩中下血，诸邪毒气，令人有子，散癥积，咳逆上气，及鼠瘘恶疮。炼饵服之，不老，久服增寿神仙。能化铁为铜，成金银。一名毕石，一名黑石，一名棋石，一名铜勒。生羌道山谷、羡里句青山。二月庚子、辛丑日采。水英为之使，畏牡桂、菌桂、芫花、辛夷、白薇。

陶隐居云：《仙经》有用此处，俗方甚少，此药殆绝。今人时有采者，其色青绿，状如琉璃而有白文，易破折。梁州、信都无复有，俗用乃以青色矾石当之，殊无仿佛。《仙经》一名立制石。唐本注云：此物出铜处有，形似曾青，兼绿相间，味极酸、苦，磨铁作铜色，此是真者。陶云色似琉璃，此乃绛矾。比来亦用绛矾为石胆，又以醋揉青矾为之，并伪矣。真者出蒲州虞乡县东亭谷窟及薛集窟中，有块如鸡卵者为真。

臣禹锡等谨按：《吴氏》云：石胆，神农酸，小寒。季（李）氏大寒。桐君辛，有毒。扁鹊苦，无毒。《药性论》云：石胆，君。有大毒。破热毒，陆英为使。《日华子》云：味酸、涩，无毒。治蚘牙，鼻内息肉。通透清亮，蒲州者为上也。

《证类本草》中直接引用《吴氏本草》的内容只是一小部分，但其他内容实际已写到正文中。包括药性方面也采用了桐君所说的辛、有毒。

3. **参考辑本**

[正文] 石胆，辛，有毒。

[广辑] 生秦州、羌道山谷大石间，或出句青山。其为石也，青色多，白文，易破。状似空青，能化铁为铜，合成金银，炼饵食之，不老。二月庚子、辛丑采。

（十六）黑符（黑石脂）

1. **马氏辑本**　原文如下：

黑符（黑石脂），甘，无毒。

2. **内容研究**　本条来源主要据《太平御览》卷987"黑石脂"条：

《本草经》曰：黑石脂，味甘，无毒。主养肾气，强阴阳，蚀肠泄利。

《吴氏本草》曰：五石脂，一名青、赤、黄、白、黑符。神农甘。雷公酸，无毒。桐君辛，无毒。季（李）氏小寒。生南山，或海涯。

采无时。赤符，神农、雷公甘。黄帝、扁鹊无毒。季（李）氏小寒。或生少室，或生太山。色绛，滑如脂。黄符，季（李）氏小寒。雷公苦。或生嵩山。色如豚脑、雁雏，采无时。白符，一名随。岐伯、雷公酸，无毒。季（李）氏小寒。桐君甘，无毒。扁鹊辛。或生少室、天娄山，或太山。黑符，一名石泥。桐君甘，无毒。生洛西山空地。

在《证类本草》中"黑石脂"条如下：

黑石脂　味咸，平，无毒。主养肾气，强阴，主阴蚀疮，止肠澼泄痢，疗口疮咽痛。久服益气，不饥，延年。一名石涅，一名石墨。出颍川阳城。采无时。

陶隐居云：此五石脂如《本经》，疗体亦相似。《别录》各条，所以具载，今俗用赤石、白石二脂尔，《仙经》亦用白石脂，以涂丹釜。好者出吴郡，犹与赤石脂同源。赤石脂多赤而色好，惟可断下，不入五石散用。好者亦出武陵、建平、义阳。今五石散皆用义阳者，出鄳县界东八十里，状如豚脑，色鲜红可爱，随采复而生，不能断痢，而不用之。余三色脂有，而无正用，黑石脂乃可画用尔。唐本注云：义阳即申州也，所出者，名桃花石，非五色脂，色如桃花，久服肥人。土人亦以疗下痢，旧出苏州、余杭山大有，今不收采尔。

臣禹锡等谨按：《吴氏》云：五色石脂，一名青、赤、黄、白、黑符。青符，神农甘。雷公酸，无毒。桐君辛，无毒。季（李）氏小寒。生南山，或海涯。采无时。赤符，神农、雷公甘。黄帝、扁鹊无毒。季（李）氏小寒。或生少室，或生太山。色绛，滑如脂。黄符，季（李）氏小寒。雷公苦。或生嵩山。色如豚脑、雁雏，采无时。白符，一名随。岐伯、雷公酸，无毒。季（李）氏小寒。桐君甘，无毒。扁鹊辛。或生少室、天娄山，或太山。黑符，一名石泥。桐君甘，无毒。生洛西山空地。《日华子》云：五色石脂，并温，无毒。畏黄芩、大黄。治泻痢，血崩带下，吐血，衄血，并涩精、淋疬，安心，镇五脏，除烦，疗惊悸，排脓，治疮疖痔瘘，养脾气，壮筋骨，补虚损。久服悦色，文理腻，缀唇者为上也。

3. 参考辑本

[正文] 黑符，甘，无毒。

[广辑] 主养肾气，强阴阳，蚀肠泄利。生洛西山空地。

（十七）青符（青石脂）

1. 马氏辑本　原文如下：

青符（青石脂），辛，无毒。（《御览》缺此文。）

2. 内容研究　本条来源主要据《证类本草》"黑石脂"条内的引文，同时认为《太平御览》无青符。《太平御览》引《吴氏本草》中，没有"青符"。参考《证类本草》所引，第一个"神农"之前应有"青符"字样。《太平御览》卷 987"黑石脂"条中应是脱落了"青符"二字。即应为：

《吴氏本草》曰：五石脂，一名青、赤、黄、白、黑符。[青符]，神农甘。雷公酸，无毒。桐君辛，无毒。李氏小寒。生南山，或海涯。采无时。

另外《太平御览》卷 987"青石脂"条引有《本草经》内容如下：

《本草经》曰：青石脂，味酸，平，无毒，主养肝胆气。

《证类本草》中"青石脂"条部分内容如下：

青石脂　味酸，平、无毒。主养肝胆气，明目，疗黄疸，泄痢肠澼，女子带下百病，及疽痔，恶疮。久服补髓，益气，不饥，延年。生齐区山及海崖。采无时。

《证类本草》此处并未采用桐君的药性观点。

3. 参考辑本

[正文] 青符，辛，无毒。

[广辑] 主养肝胆气。生南山，或海涯。采无时。

（十八）白符（白石脂）

1. 马氏辑本　原文如下：

白符（白石脂），甘，无毒。

2. 内容研究　本条来源主要据《太平御览》卷 987"黑石脂"条，

见前。

另《太平御览》卷987"白石脂"条有引《本草经》，内容如下：

《本草经》曰：白石脂，味甘，无毒，主养肺气。

《证类本草》中"白石脂"条部分容如下：

白石脂　甘、酸，平，无毒。主养肺气，厚肠，补骨髓，疗五脏惊悸不足，心下烦，止腹痛下水，小肠澼热溏，便脓血，女子崩中，漏下，赤白沃，排痈疽疮痔。久服安心，不饥，轻身，长年。生泰山之阴。采无时。（得厚朴并米汁饮，止便脓。燕屎为之使，恶松脂，畏黄芩。）

唐本注云：白石脂，今出慈州诸山，胜于余处者。泰山左侧不闻有之。

臣禹锡等谨按：蜀本及萧炳云：畏黄连、甘草、飞廉。药性论云：白石脂，一名白符。（恶马目毒公。味甘、辛。涩大肠。）

《证类本草》本条兼采了岐伯、雷公和桐君的说法，定药性为甘、酸、无毒。

3. 参考辑本

[正文] 白符，甘，无毒。

[广辑] 主养肺气。生南山，或海涯。采无时。

（十九）黄符（黄石脂）

1. 马氏辑本　原文如下：

黄符（黄石脂），辛，无毒。（《证类》缺此文。）

2. 内容研究　本条当删。其来源仍是基于《太平御览》卷987"黑石脂"条，但原条引文中"黄符"下未提到桐君观点。

3. 参考辑本　无。

（二十）白矾石

1. 马氏辑本　原文如下：

白矾石（《御览》无"白"字），有毒。

2. **内容研究**　本条来源主要据《太平御览》卷987"礜石"条：

《本草经》曰：礜石，一名青分石，一名立制石，一名固羊石。味辛。生山谷。治寒热，鼠瘘蚀疮，除热，杀百兽。生汉中。

《吴氏本草》曰：白礜石，一名鼠卿，一名太白，一名泽乳，一名食盐。神农、岐伯辛，有毒。桐君有毒。黄帝甘，有毒。李氏大寒。主温热。生汉中，或生魏兴，或生少室。十二月采。

《证类本草》"矾石"条主要内容如下：

矾石　味酸，寒，无毒。主寒热，泄痢，白沃，阴蚀，恶疮，目痛，坚骨齿，除固热在骨髓，去鼻中息肉。炼饵服之，轻身、不老、增年。岐伯云：久服伤人骨。能使铁为铜。一名羽涅，一名羽泽。生河西山谷及陇西武都、石门。采无时。（甘草为之使，恶牡蛎。）

陶隐居云：今出益州北部西川，从河西来。色青白，生者名马齿矾。已炼成绝白，蜀人又以当硝石名白矾。其黄黑者名鸡屎矾，不入药，唯堪镀作以合熟铜，投苦酒中，涂铁皆作铜色。外虽铜色，内质不变。《仙经》单饵，丹方亦用。俗中合药，皆先火熬，令沸燥。以疗齿痛，多即坏齿，是伤骨之证，而云坚骨齿，诚为疑也。唐本注云：矾石有五种：青矾、白矾、黄矾、黑矾、绛矾。然白矾多入药用。青、黑二矾，疗疳及诸疮；黄矾亦疗疮生肉，兼染皮用之；其绛矾本来绿色，新出窟未见风者，正如琉璃，陶及今人谓之石胆，烧之赤色，故名绛矾矣。出瓜洲。今注：陶云蜀人用白矾当硝石，误也。

臣禹锡等谨按：《药性论》云：矾石，使，一名理石。畏麻黄，有小毒。能治鼠漏、瘰疬，疗鼻衄，治齆鼻，生含咽津，治急喉痹。《日华子》云：白矾，性凉。除风去劳，消痰止渴，暖水脏，治中风失音，疗癣。和桃仁、葱汤浴，可出汗也。

《证类本草》未引《吴氏本草》，药性云"酸、无毒"，与《本草经》及《吴氏本草》诸人均不一致。

3. **参考辑本**

[正文] 白矾石，有毒。

[广辑] 治寒热，鼠瘘蚀疮，除热，杀百兽。生山谷。生汉中。主温热。生汉中，或生魏兴，或生少室。十二月采。

三、中品条目研究

（一）知母

1. 马氏辑本　原文如下：

知母，无毒。补不足，益气。

2. 内容研究　本条来源主要据《太平御览》卷990"提母"条：

《吴氏本草》曰：[知]母，一名提母。神农、桐君无毒。补不足，益气。

《太平御览》此条未引《本草经》。《证类本草》中"知母"条主要内容如下：

知母　味苦，寒，无毒。主消渴热中，除邪气，肢体浮肿，下水，补不足，益气，疗伤寒，久疟，烦热，胁下邪气，膈中恶及风汗、内疸。多服令人泄。一名蚳母，一名连母，一名野蓼，一名地参，一名水参，一名水浚，一名货母，一名蝭母，一名女雷，一名女理，一名儿草，一名鹿列，一名韭逢，一名儿踵草，一名东根，一名水须，一名沉燔，一名薚。

臣禹锡等谨按：唐本：一名昌支。生河内川谷。二月、八月采根，暴干。

陶隐居云：今出彭城。形似菖蒲而柔润，叶至难死，掘出随生，须枯燥乃止。其疗热结，亦主疟热烦也。

臣禹锡等谨按：《尔雅》云：薚，莐藩。释曰：知母也，一名薚，一名莐藩。郭云：生山上，叶如韭。范子云：提母出三辅，黄白者善。《吴氏》云：知母，神农、桐君无毒，补不足，益气。《药性论》云：知母，君，性平。主治心烦躁闷，骨热劳往来，生产后蓐劳，肾气劳，憎寒虚损，患人虚而口干，加而用之。《日华子》云：味苦、甘。治热劳，传尸疰病，通小肠，消痰止嗽，润心肺，补虚乏，安心，止惊悸。

桐君的论述，均已纳入《证类本草》正文。

3. 参考辑本

[正文] 知母，无毒。补不足，益气。

（二）芍药

1. 马氏辑本　原文如下：

芍药，甘，无毒。

2. 内容研究　本条来源主要据《太平御览》卷990"芍药"条：

《本草经》曰：芍药，味苦，辛。生川谷。主治邪气腹痛，除血痹，破坚积，寒热瘕，止痛。

《吴氏本草经》曰：一名其积，一名解仓，一名诞，一名余容，一名白术。神农苦。桐君甘，无毒。岐伯咸。李氏小寒。雷公酸。二月、三月生。

在《证类本草》中"芍药"条如下：

芍药　味苦、酸，平、微寒，有小毒。主邪气腹痛，除血痹，破坚积，寒热疝瘕，止痛，利小便，益气，通顺血脉，缓中，散恶血，逐贼血，去水气，利膀胱、大小肠，消痈肿，时行寒热，中恶，腹痛，腰痛。一名白木，一名余容，一名犁食，一名解仓，一名铤。生中岳川谷及丘陵。二月、八月采根，暴干。（须丸为之使。）

臣禹锡等谨按：别本作雷丸，恶石斛、芒消，畏消石、鳖甲、小蓟，反藜芦。

陶隐居云：今出白山、蒋山、茅山最好，白而长大。余处亦有而多赤，赤者小利，俗方以止痛，乃不减当归。道家亦服食之，又煮石用之。今按：别本注云：此有两种，赤者利小便下气，白者止痛散血。其花亦有红、白二色。

臣禹锡等谨按：《吴氏》云：芍药，神农苦。桐君甘、无毒。岐伯咸。季（李）氏小寒。雷公酸。《药性论》云：芍药，臣。能治肺邪气，腹中疗痛，血气积聚，通宣脏腑拥气，治邪痛败血，主时疾骨热，强五脏，补肾气，治心腹坚胀，妇人血闭不通，消瘀血，能蚀脓。《日华子》云：治风补劳，主女人一切病，并产前后诸疾，通月水，退热除烦，益气，天行热疾，瘟瘴惊狂，妇人血晕，及肠风泻血，痔瘘，发背疮疥，头痛，明目，目赤胬肉。赤色者多补气，白者治血，此便是芍药花根。海盐、杭、越俱好。

《证类本草》此条的药性部分，没有采纳桐君的说法。

3.参考辑本

[正文] 芍药，甘，无毒。

[广辑] 主治邪气腹痛，除血痹，破坚积，寒热瘕，止痛。生川谷。二月、三月生。

（三）狗脊

1.马氏辑本　原文如下：

狗脊，甘，无毒。

2.内容研究　本条来源主要据《太平御览》卷990"狗脊"条：

《本草经》曰：狗脊，一名百丈，味苦，平。生川谷。治要（腰）背强，关机缓急，风痹寒湿膝痛，利老人。生常山。

《吴氏本草》曰：狗脊，一名狗青，一名草薜，一名赤节，一名强膂。神农苦。桐君、黄帝、岐伯、雷公、扁鹊甘，无毒。李氏温。如草薜茎，节如竹，有刺。叶圆青赤。根黄白，亦如竹根，毛有刺。岐伯、一经茎无节，根黄白，如竹根，有刺叶端圆赤，皮白有赤脉。二月采。

在《证类本草》中"狗脊"条如下：

狗脊　味苦，甘，平，微温，无毒。主腰背强，关机缓急，周痹寒湿膝痛，颇利老人，疗失溺不节，男子脚弱腰痛，风邪淋露，少气，目暗，坚脊利俯仰，女子伤中，关节重。一名百枝，一名强膂，一名扶盖，一名扶筋。生常山川谷。二月、八月采根，暴干。（草薜为之使，恶败酱。）

陶隐居云：今山野处处有，与菝葜相似而小异。其茎、叶小肥，其节疏，其茎大直，上有刺，叶圆有赤脉。根凹凸巃嵸如羊角，细强者是。唐本注云：此药，苗似贯众，根长多歧，状如狗脊骨，其肉作青绿色，今京下用者是。陶所说乃有刺草薢，非狗脊也，今江左俗犹用之。

　　臣禹锡等谨按：《吴氏》云：狗脊，一名狗青，一名赤节。神农苦。桐君、黄帝、岐伯、雷公、扁鹊甘，无毒。季氏：小温。如草薢茎，节如竹，有刺，叶圆赤，根黄白，亦如竹，根毛有刺。《岐伯经》云：茎无节，叶端圆青赤，皮白，有赤脉。《药性论》云：狗脊，味苦、辛，微热。能治男子、女人毒风，软脚邪气湿痹，肾气虚弱，补益男子，续筋骨。

《证类本草》本条中，掌禹锡引用《吴氏本草》时，将其中"岐伯、一经"合为"岐伯经"，有误。在药性方面，《证类本草》综合各家之说，苦、甘均为其味。在形态方面，《吴氏本草》此条列出两种说法，其中后一说法明确提到出自"岐伯"及"一经"，前一说法姑认为可能出自桐君，参考辑入。

　　3. 参考辑本

　　　　[正文] 狗脊，甘，无毒。

　　　　[广辑] 治腰背强，关机缓急，风痹寒湿膝痛，利老人。如草薢茎，节如竹，有刺。叶圆青赤。根黄白，亦如竹根，毛有刺。生川谷。生常山。二月采。

　　（四）丹参

　　1. 马氏辑本　原文如下：

　　　　丹参，苦，无毒。

　　2. 内容研究　本条来源主要据《太平御览》卷991"丹参"条：

　　　　《吴氏本草》曰：丹参，一名赤参，一名木羊乳，一名郗蝉草。神农、桐君、黄帝、雷公、扁鹊苦，无毒。李氏大寒。岐伯咸。生桐柏，或生太山山陵阴。茎华小方如荏，毛根赤。四月华紫，三月、五月采根，阴干。治心腹痛。

《太平御览》未引《本草经》。《证类本草》"丹参"条载：

丹参　味苦，微寒，无毒。主心腹邪气，肠鸣幽幽如走水，寒热积聚，破癥除瘕，止烦满，益气，养血，去心腹痼疾，结气，腰脊强，脚痹，除风邪留热。久服利人。一名郄蝉草，一名赤参，一名木羊乳。生桐柏山川谷及泰山。五月采根，曝干。（畏咸水，反藜芦。）

陶隐居云：此桐柏山，是淮水源所出之山，在义阳，非江东临海之桐柏也。今近道处处有。茎方有毛，紫花，时人呼为逐马。酒渍饮之疗风痹。道家时有用处，时人服多眼赤，故应性热。今云微寒，恐为谬矣。唐本注云：此药冬采良，夏采虚恶。

臣禹锡等谨按：蜀本《图经》云：叶似紫苏有细毛；花紫亦似苏花；根赤，大者如指，长尺余，一苗数根。今所在皆有，九月、十月采根。《药性论》云：丹参，臣，平。能治脚弱疼痹，主中恶，治百邪鬼魅，腹痛，气作声音鸣吼，能定精。萧炳云：酒浸服之，治风软脚，可逐奔马，故名奔马草，曾用有效。《日华子》云：养神定志，通利关脉，治冷热劳，骨节疼痛，四肢不遂，排脓止痛，生肌长肉，破宿血，补新生血，安生胎，落死胎，止血崩带下，调妇人经脉不匀，血邪心烦，恶疮疥癣，瘿赘肿毒，丹毒，头痛赤眼，热温狂闷。又名山参。

《证类本草》此条在药性方面采用神农、桐君等人观点，而未采用岐伯味酸之说。

3. 参考辑本

[正文] 丹参，苦，无毒。

[广辑] 生桐柏、或生太山山陵阴。茎华小方如荏，毛根赤。四月华紫，三月、五月采根，阴干。治心腹痛。

（五）玄参

1. 马氏辑本　原文如下：

玄参，苦，无毒。

2. 内容研究　本条来源主要据《太平御览》卷991"玄参"条。原条有如下内容：

《本草经》曰：玄参，一名重台。味苦微寒。生川谷。治腹中寒热，女子乳，补肾气，令人目明。生河间。

《吴氏本草》曰：玄参，一名鬼藏，一名正马，一名重台，一名鹿肠，一名端，一名玄台。神农、桐君、黄帝、雷公、扁鹊苦，无毒。岐伯咸。李氏寒。或生冤句山阳。二月生，叶如梅，有毛，四四相值。似芍药，黑茎，茎方。高四五尺，华赤，生枝间。四月实黑。

《证类本草》"玄参"条载：

玄参　味苦、咸，微寒，无毒。主腹中寒热积聚，女子产乳余疾，补肾气，令人目明，主暴中风，伤寒身热，支满狂邪，忽忽不知人，温疟洒洒，血瘕，下寒血，除胸中气，下水，止烦渴，散颈下核，痈肿，心腹痛，坚癥，定五脏。久服补虚，明目，强阴益精。一名重台，一名玄台，一名鹿肠，一名正马，一名咸，一名端。生河间川谷及冤句。三月、四月采根，曝干。（恶黄芪、干姜、大枣、山茱萸，反藜芦。）

陶隐居云：今出近道，处处有。茎似人参而长大。根甚黑，亦微香，道家时用，亦以合香。唐本注云：玄参根苗并臭，茎亦不似人参，陶云道家亦以合香，未见其理也。今注：详此药，茎方大，高四五尺，紫赤色而有细毛。叶如掌大而尖长。根生青白，干即紫黑，新者润腻，合香用之。俗呼为馥草，酒渍饮之，疗诸毒鼠瘘。陶云似人参茎，唐本注言根苗并臭，盖未深识尔。

臣禹锡等谨按：《药性论》云：玄参，使，一名逐马，味苦。能治暴结热，主热风头痛，伤寒劳复，散瘤瘿瘰疬。《日华子》云：治头风，热毒游风，补虚劳损，心惊烦躁劣乏，骨蒸传尸邪气，止健忘，消肿毒。

《证类本草》此条在药性方面综合了各家之说。

3. 参考辑本

[正文] 玄参，苦，无毒。

[广辑] 味苦微寒。治腹中寒热，女子乳，补肾气，令人目明。生川谷。生河间。或生冤句山阳。二月生，叶如梅，有毛，四四相值。

似芍药，黑茎，茎方。高四五尺，华赤，生枝间。四月实黑。

（六）防风

1. 马氏辑本　原文如下：

防风，甘，无毒。

2. 内容研究　本条来源主要据《太平御览》卷992"防风"条。原条有如下内容：

《本草经》曰：防风，一名铜芒，甘温。生川泽。治大风、头眩痛、目盲无所见、烦满、风行周身，骨节疼痛。久服轻身。生沙苑。

《吴氏本草》曰：防风，一名回云，一名回草，一名百枝，一名蕳根，一名百韭，一名百种。神农、黄帝、岐伯、桐君、雷公、扁鹊甘，无毒。李氏小寒。或生邯郸、上蔡。正月生，叶细圆，青、黑、黄、白。五月黄花，六月实黑。二月、十月采根，日干。琅琊者良。

《证类本草》载：

防风　味甘、辛，温，无毒。主大风，头眩痛，恶风，风邪，目盲无所见，风行周身，骨节疼痹，烦满，胁痛胁风，头面去来，四肢挛急，字乳，金疮，内痉。久服轻身。叶，主中风热汗出。一名铜芸，一名茴草，一名百枝，一名屏风，一名蕳根，一名百蜚。生沙苑川泽及邯郸、琅邪、上蔡。二月、十月采根，曝干。（得泽泻、藁本疗风，得当归、芍药、阳起石、禹余粮疗妇人子脏风，杀附子毒，恶干姜、藜芦、白蔹、芫花。）

陶隐居云：郡县无名沙苑。今第一出彭城、兰陵，即近琅邪者。郁州互市亦得之。次出襄阳、义阳县界，亦可用，即近上蔡者。唯实而脂润，头节坚如蚯蚓头者为好。俗用疗风最要，道方时用。唐本注云：今出齐州、龙山最善，淄州、兖州、青州者亦佳。叶似牡蒿、附子苗等。《别录》云：叉头者，令人发狂。叉尾者，发痼疾。子似胡荽而大，调食用之香，而疗风更优也。沙苑在同州南，亦出防风，轻虚不如东道者。陶云无沙苑，误矣。襄阳、义阳、上蔡，原无防风，陶乃妄注尔。

臣禹锡等谨按：蜀本《图经》云：叶似牡蒿，白花，八月、九月采根。《药性论》云：防风，臣。花主心腹痛，四肢拘急，行履不得，经脉虚羸，主骨节间疼痛。段成式《酉阳杂俎》云：青州防风子，可乱荜茇。《日华子》云：治三十六般风，男子一切劳劣，补中，益神，风赤眼，止泪及瘫缓，通利五脏，关脉，五劳七伤，羸损，盗汗，心烦体重，能安神定志，匀气脉。

《证类本草》未引《吴氏本草》内容，桐君等人所说的甘、无毒被列到正文药性中。

3.参考辑本

［正文］防风，甘，无毒。

［广辑］甘温。生川泽。治大风、头眩痛、目盲无所见、烦满，风行周身，骨节疼痛。久服轻身。生沙苑。或生邯郸、上蔡。正月生，叶细圆，青、黑、黄、白。五月黄花，六月实黑。二月、十月采根，日干。琅琊者良。

本条涉及到一些地名。沙苑属今陕西大荔，地名最早出处不详，按贾公彦《周礼义疏》说"古谓之囿，汉谓之苑"，有可能出现于汉代。邯郸之名最早见于古本《竹书纪年》，载商末殷纣王在邯郸建"离宫别馆"。上蔡在东汉灵帝中平中（184—198）析建城置县。也就是说这些地名在汉代可能均存在。

（七）续断

1.马氏辑本　原文如下：

续断，生蔓延。叶细。茎如荏，大根、本黄白，有汁。七月、八月采根。今皆用茎、叶，节节断。皮黄。皲状如鸡脚者（《纲目》引文此处有"又"字）呼为桑上寄生，恐皆非真（《纲目》引文无此四字）。时人又有接骨树，高丈余许。叶似蒴藋。皮主疗金疮。有此接骨，名疑或是。而广州又有一藤名续断（《纲目》引文作"续断藤"），一名诺藤。断其茎，器承其汁饮之（《纲目》引文作"以器承取汁饮"），疗虚损绝伤。用沐头，又（《纲目》无此字）长发。折枝插地即生，恐此又相类（《纲目》引文此句作："恐皆非真"）。

2. 内容研究　本条主要来自《证类本草》引录陶弘景转引《桐君药录》的内容。《证类本草》载：

续断　味苦、辛，微温，无毒。主伤寒，补不足，金疮，痈伤，折跌，续筋骨，妇人乳难，崩中漏血，金疮血内漏，止痛生肌肉及踠伤，恶血，腰痛，关节缓急。久服益气力。一名龙豆，一名属折，一名接骨，一名南草，一名槐。生常山山谷。七月、八月采，阴干。（地黄为之使，恶雷丸。）

陶隐居云：按《桐君药录》云：续断生蔓延，叶细，茎如荏大，根本黄白有汁。七月、八月采根。今皆用茎叶，节节断，皮黄皱，状如鸡脚者，又呼为桑上寄生。恐皆非真。时人又有接骨树，高丈余许，叶似蒴藋（音朔濯）。皮，主疗金疮，有此接骨名，疑或是。而广州又有一藤名续断，一名诺藤，断其茎，器承其汁饮之，疗虚损绝伤；用沐头，又长发。折枝插地即生，恐此又相类。李云是虎蓟，与此大乖，而虎蓟亦自疗血尔。唐本注云：此药所在山谷皆有。今俗用者，是叶似苎而茎方，根如大蓟，黄白色。陶注者非也。

臣禹锡等谨按：蜀本《图经》云：叶似苎，茎方，两叶对，花红白色，根如大蓟，一株有五六枝。《药性论》云：续断，君。主绝伤，去诸温毒，能通宣经脉。《日华子》云：助气，调血脉，补五劳七伤，破癥结瘀血，消肿毒，肠风，痔瘘，乳痈，瘰疬，扑损，妇人产前后一切病，面黄虚肿，缩小便，止泄精，尿血，胎漏，子宫冷。又名大蓟、山牛蒡。

《图经》曰：续断，生常山山谷。今陕西、河中、兴元府、舒、越、晋州亦有之。三月以后生苗，秆四棱，似苎麻，叶亦类之，两两相对而生。四月开花，红白色，似益母花。根如大蓟，赤黄色，七月、八月采。谨按《范汪方》云：续断即是马蓟，与小蓟叶相似，但大于小蓟耳。叶似旁翁菜而小厚，两边有刺，刺人，其花紫色，与今越州生者相类。而市之货者，亦有数种，少能辨其粗良。医人用之，但以节节断，皮黄皱者为真。

雷公云：凡使，勿用草茆根，缘真似续断，若误用服之，令人筋软。采得后横切剉之，又去向里硬筋了，用酒浸一伏时，焙干用。《外台秘要》：治淋，取生续断绞取汁服之，马蓟根是。《子母秘录》：治产后心闷，手足烦热，歆歆气欲绝，血晕，心头硬，乍寒乍热，增寒忍不禁。续断皮一握，剉，以水三升，煎取一升，分三服，温服。如人行三二里再服。无所忌。此药救产后垂死。

而《太平御览》卷 989 "续断"中有如下内容：

《本草经》曰：续断，一名龙豆。味苦，微温。生山谷。治伤寒，补不足；金疮、痈伤、折跌，续筋骨；妇人乳难，崩中，漏血。久服益力。生常山。

《吴氏本草》曰：龙刍，一名龙多，一名龙须，一名续断，一名龙木，一名草毒，一名龙华，一名悬莞。神农、李氏小寒。雷公、黄帝苦，无毒。扁鹊辛，无毒。生梁州。七月七日采。

马氏辑文主要参考陶弘景所引，但从"今皆用"起的文字，应是陶弘景语，不属于《桐君药录》。另外《太平御览》所引《吴氏本草》未提到桐君，但桐君既然提到此药，则引文中一些内容也可供参考。另外断句和标点也作了修订。

3. 参考辑本

[正文] 续断，生蔓延。叶细。茎如荏大，根本黄白，有汁。七月、八月采根。

[广辑] 味苦，微温。治伤寒，补不足；金疮、痈伤、折跌，续筋骨；妇人乳难，崩中，漏血。久服益力。生山谷。生常山。生梁州。七月七日采。

（八）水萍

1. 马氏辑本　原文如下：

水萍，五月有花，白色。即非今沟渠所生者。楚王渡江所得，非斯实也。

2. 内容研究　本条主要来自《证类本草》引录陶弘景转引《(桐君)药录》的内容。《证类本草》载：

> 水萍　味辛、酸，寒，无毒。主暴热身痒，下水气，胜酒，长须发，主消渴，下气。以沐浴，生毛发。久服轻身。一名水花，一名水白，一名水苏。生雷泽池泽。三月采，曝干。

> 陶隐居云：此是水中大萍尔，非今浮萍子。《药录》云：五月有花，白色。即非今沟渠所生者。楚王渡江所得，非斯实也。唐本注云：水萍者，有三种，大者名蘋。水中又有荇菜，亦相似，而叶圆。水上小浮萍，主火疮。今按陈藏器《本草》云：水萍有三种，大者曰蘋，叶圆阔寸许，叶下有一点如水沫，一名荶菜。曝干。与栝蒌等分，以人乳为丸，主消渴。捣绞取汁饮，主蛇咬毒入腹，亦可敷热疮。小萍子是沟渠间者。末敷面䵟，捣汁服之，主水肿，利小便。又人中毒，取萍子曝干，末，酒服方寸匕。又为膏，长发。《本经》云水萍，应是小者。

> 臣禹锡等谨按：《尔雅》云：苹，萍。其大者蘋。注：水中浮萍，江东谓之藻。陆机《毛诗义疏》云：其粗大者谓之蘋，小者曰萍。季春始生，可糁蒸为茹，又可苦酒淹以就酒。《日华子》云：治热毒风，热疾，热狂，熻肿毒，汤火疮，风疹。

而《太平御览》卷1000"水萍"中有如下内容：

> 《吴氏本草》曰：水萍，一名水廉，生池泽水上。叶圆小，一茎一叶，根入水。五月华白。三月采，日干之。

> 《本草经》曰：水萍，一名水华。味辛寒。生池泽水上。疗暴热、身痒，下水气，胜酒，长鬘发。久服轻身。

结合内容来看，陶氏引文与《吴氏(普)本草》相近，后者可能是《桐君采药录》的原文。但"即非今沟渠所生者。楚王渡江所得，非斯实也"可能是陶弘景语，不宜辑入。

3. 参考辑本

[正文] 水萍，五月有花，白色。

[广辑]味辛寒。生池泽水上。疗暴热、身痒，下水气，胜酒，长
鬓发。久服轻身。叶圆小，一茎一叶，根入水。三月采，日干之。

（九）芎䓖

1. 马氏辑本

原文如下：

芎䓖，苗似藁本。论说花、实皆不同。所生处异。今东山（《纲
目》引文作"山东"）别有藁本，形、气甚相似，惟长大尔。

2. 内容研究　此条据《证类本草》"藁本"条中以下文字辑出：

陶隐居云：（藁本）俗中皆用芎䓖根须，其形气乃相类。而《桐
君药录》说芎䓖苗似藁本。论说花、实皆不同。所生处，异。今东山
（《纲目》引文作"山东"）别有藁本，形、气甚相似，惟长大尔。

而《证类本草》"芎䓖"条内容如下：

芎䓖　味辛，温，无毒。主中风入脑，头痛，寒痹，筋挛缓急，
金疮，妇人血闭，无子，除脑中冷动，面上游风去来，目泪出，多涕
唾，忽忽如醉，诸寒冷气，心腹坚痛，中恶，卒急肿痛，胁风痛，温
中内寒。一名胡穷，一名香果。其叶名蘼芜。生武功川谷、斜谷西岭。
三月、四月采根，曝干。（得细辛疗金疮止痛，得牡蛎疗头风吐逆。白
芷为之使。）

陶隐居云：今唯出历阳，节大茎细，状如马衔，谓之马衔芎䓖。
蜀中亦有而细，人患齿根血出者，含之多瘥。苗名蘼芜，亦入药，别
在下说。俗方多用，道家时须尔。胡居士云：武功去长安二百里，正
长安西，与扶风狄道相近；斜谷是长安西岭下，去长安一百八十里，
山连接七百里。

唐本注云：今出秦州，其人间种者，形块大，重实，多脂润。山
中采者瘦细。味苦、辛。以九月、十月采为佳。今云三月、四月，虚
恶非时也。陶不见秦地芎䓖，故云唯出历阳，历阳出者，今不复用。

臣禹锡等谨按：蜀本《图经》云：苗似芹、胡荽、蛇床辈，丛
生，花白，今出秦州者为善，九月采根乃佳。吴氏云：芎䓖，神农、

黄帝、岐伯、雷公辛，无毒。扁鹊酸，无毒。季（李）氏生温，熟寒。或生胡无桃山阴，或泰山，叶香细，青黑文赤如藁本。冬夏丛生，五月华赤，七月实黑，茎端两叶，三月采，根有节，似马衔状。《药性论》云：芎䓖，臣。能治腰脚软弱，半身不遂，主胞衣不出，治腹内冷痛。《日华子》云：畏黄连。治一切风，一切气，一切劳损，一切血，补五劳，壮筋骨，调众脉，破癥结宿血，养新血，长肉，鼻洪，吐血及溺血，痔瘘，脑痛，发背，瘰疬，瘿赘，疮疥及排脓，消瘀血。

《证类本草》"芎䓖"条引《吴氏（普）本草》所列诸家药性中没有桐君名字，故无桐君对芎䓖的药性说法。而《证类本草》"藁本"条中，从"论说"起的文字恐为陶弘景语。

3. **参考辑本**

[正文] 芎䓖，苗似藁本。

[广辑] 或生胡无桃山阴，或泰山，叶香细，青黑文赤如藁本。冬夏丛生，五月华赤，七月实黑，茎端两叶，三月采，根有节，似马衔状。

（十）阳起石

1. **马氏辑本**　原文如下：

阳（《御览》作"羊"）起石，无毒。

2. **内容研究**　本条主要来自《太平御览》卷987，原文内容如下：

《本草经》曰：阳起石，一名白石，味酸微温。生山谷。治崩中，补足内孪、脏中血结、气寒热，腹痛，漏下无子，阴阳不合。生齐地。

《吴氏本草》曰：阳起石，（或作羊字。）神农、扁鹊酸，无毒。桐君、雷公、岐伯无毒。李氏小寒。或生太山，或阳起山。采无时。

《证类本草》相关内容如下：

阳起石　味咸，微温，无毒。主崩中漏下，破子脏中血，癥瘕结气，寒热，腹痛，无子，阴痿不起，补不足，疗男子茎头寒，阴下湿痒，去臭汗，消水肿。久服不饥，令人有子。一名白石，一名石生，一名羊起石，云母根也。生齐山山谷及琅邪或云山、阳起山。采无时。

（桑螵蛸为之使，恶泽泻、菌桂、雷丸、蛇蜕皮，畏菟丝。）

陶隐居云：此所出即与云母同，而甚似云母，但厚实尔。今用乃出益州与矾石同处，色小黄黑即矾石。云母根未知何者是？俗用乃稀。《仙经》亦服之。唐本注云：此石以白色、肌理似殷蘗，仍夹带云母滋润者为良，故《本经》一名白石。今有用纯黑如炭者，误矣。云母条中既云黑者名云胆，又名地涿，服之损人，黑阳起石必为恶矣。《经》言生齐山，齐山在齐州历城西北五六里，采访无阳起石，阳起石乃齐山西北六七里卢山出之。《本经》云或云山，云、卢字讹矣。今泰山、沂州唯有黑者，其白者独出齐州也。

臣禹锡等谨按：《吴氏》云：阳起石，神农、扁鹊酸，无毒。桐君、雷公、岐伯咸，无毒。李氏小寒。或生泰山。杨损之云：不入汤。《药性论》云：阳起石，恶石葵，忌羊血。味甘，平。主补肾气，精乏腰疼，膝冷湿痹，能暖女子子宫久冷，冷癥寒瘕，止月水不定。萧炳云：阳起石，臣。《南海药谱》云：阳起石唯泰山所出黄者绝佳，邢州鹊山出白者亦好。《日华子》云：治带下，温疫，冷气，补五劳七伤。合药时烧后水淬用，凝白者为上。

《证类本草》中所引《吴氏本草》中，桐君等3人的观点比《太平御览》所引多一个"咸"字。《证类本草》正文也采纳为基本药性，而纠正《本草经》味酸之说。"咸"字当辑入。

3. 参考辑本

[正文] 阳起石，咸，无毒。

[广辑] 味酸微温。治崩中，补足内孪、脏中血结、气寒热，腹痛，漏下无子，阴阳不合。生山谷。生齐地。或生太山，或阳起山。采无时。

（十一）石钟乳

1. 马氏辑本　原文如下：

钟乳，甘。

2. 内容研究　本条主要来自《太平御览》卷987，原文内容如下：

　　《本草经》曰：石钟乳，一名留公乳，味甘，温。生山谷，明目益精，治咳逆上气，安五脏百节，通利九窍，下乳汁。生少室。

　　《吴氏本草》曰：钟乳，一名虚中。神农辛，桐君、黄帝、医和甘。扁鹊甘，无毒。李氏大寒。或生太山。山谷阴处，岸下聚溜汁所成。如乳汁，黄白色，空中相通。二月、三月采，阴干。

《证类本草》相关内容如下：

　　石钟乳　味甘，温，无毒。主咳逆上气，明目，益精，安五脏，通百节，利九窍，下乳汁，益气，补虚损，疗脚弱疼冷，下焦伤竭，强阴。久服延年益寿，好颜色，不老，令人有子。不炼服之，令人淋。一名公乳，一名芦石，一名夏石。生少室山谷及泰山。采无时。（蛇床为之使，恶牡丹、玄石、牡蒙，畏紫石英、蕺草。）

　　陶隐居云：第一出始兴，而江陵及东境名山石洞亦皆有。唯通中轻薄如鹅翎管，碎之如爪甲，中无雁齿，光明者为善。长挺乃有一二尺者。色黄，以苦酒洗刷则白。《仙经》用之少，而俗方所重，亦甚贵。唐本注云：钟乳第一始兴，其次广、连、澧、朗、郴等州者，虽厚而光润可爱，饵之并佳。今峡州、青溪、房州三洞出者，亚于始兴。自余非其土地，不可轻服，多发淋渴，只可捣筛，白练裹之，合诸药草浸酒服之。陶云钟乳一二尺者，谬说。今按：别本注云：凡乳生于深洞幽穴，皆龙蛇潜伏，或龙蛇毒气，或洞口阴阳不匀，或通风气。雁齿涩，或黄或赤，乳无润泽，或其煎炼火色不调，一煎以后不易水，则生火毒，即令服人发淋。又乳有三种：有石乳、竹乳、茅山之乳。石乳者，以其山洞纯石，以石津相滋，阴阳交备，蝉翼文成，谓为石乳。竹乳者，以其山洞，遍生小竹，以竹津相滋，乳如竹状，谓为竹乳。茅山之乳者，山有土石相杂，遍生茅草，以茅津相滋为乳，乳色稍黑而滑润。石乳性温，竹乳性平，茅山之乳微寒。一种之中，有上、中、下色，余处亦有，不可轻信。凡乳，光泽为好也。

　　臣禹锡等谨按：《吴氏》云：钟乳，一名虚中。神农辛。桐君、黄帝、医和甘。扁鹊甘，无毒。生山谷阴处岸下。溜汁成如乳汁，黄白色，空中相通，二月、三月采，阴干。《药性论》云：钟乳亦名黄石砂，有大毒。主泄精，寒嗽，壮元气，建益阳事，能通声。忌羊血。萧炳云：如蝉翅者上，爪甲者次，鹅管者下。明白薄者可服。《日华子》云：补五劳七伤，通亮者为上。更有蝉翼乳，功亦同前。凡将合镇驻药，须是一气研七周时，点末臂上，便入肉不见为度。虑人歇，即将铃系于槌柄上，研常鸣为验。

《证类本草》中所引的"吴氏"，与《太平御览》所引《吴氏本草》文字有差异。本书主要从《太平御览》。文中"岸下"，有学者认为当为"崖下"，可从。

3. 参考辑本

[正文] 钟乳，甘。

[广辑] 味甘，温。生山谷，明目益精，治咳逆上气，安五脏百节，通利九窍，下乳汁。生少室。或生太山。山谷阴处，崖下聚溜汁所成。如乳汁，黄白色，空中相通。二月、三月采，阴干。

四、下品条目研究

（一）当归

1. 马氏辑本　原文如下：

当归，甘，无毒。

2. 内容研究　本条主要来自《太平御览》卷989，原文内容如下：

《本草经》曰：当归，一名子归。味甘温。生川谷。主治逆上气、温疟寒热。生陇西。

《吴氏本草》曰：当归，神农、黄帝、桐君、扁鹊甘，无毒。岐伯、雷公辛，无毒。李氏小寒。或生羌胡地。

《证类本草》相关内容如下：

当归　味甘、辛，温、大温，无毒。主咳逆上气，温疟寒热洗洗（音癣）在皮肤中，妇人漏下，绝子，诸恶疮疡（音羊），金疮，煮饮之。温中止痛，除客血内塞，中风，痉，汗不出，湿痹，中恶，客气虚冷，补五脏，生肌肉。一名干归。生陇西川谷。二月、八月采根，阴干。（恶菌茹，畏菖蒲、海藻、牡蒙。）

陶隐居云：今陇西叨阳黑水当归，多肉少枝，气香，名马尾当归，稍难得。西川北部当归，多根枝而细。历阳所出，色白而气味薄，不相似，呼为草当归，缺少时乃用之。方家有云真当归，正谓此，有好恶故也。俗用甚多，道方时须尔。唐本注云：当归苗有二种：于内一种，似大叶芎𦬼。一种似细叶芎𦬼，唯茎叶卑下于芎𦬼也。今出当州、宕州、翼州、松州，宕州最胜。细叶者名蚕头当归，大叶者名马尾当归，今用多是马尾当归，蚕头者不如此，不复用，陶称历阳者，是蚕头当归也。

臣禹锡等谨按：《尔雅》云：薛，山蕲。注《广雅》曰：山蕲，当归也。当归今似蕲而粗大。《吴氏》云：当归，神农、黄帝、桐君、扁鹊甘，无毒。岐伯、雷公辛，无毒。季氏小温。或生羌胡地。范子云：当归无枯者善。《药性论》云：当归，臣，恶热面。止呕逆，虚劳寒热，破宿血，主女子崩中，下肠胃冷，补诸不足，止痢腹痛。单煮饮汁，治温疟，主女人沥血腰痛，疗齿疼痛不可忍。患人虚冷，加而用之。《日华子》云：治一切风，一切血，补一切劳，破恶血，养新血及主癥癖。

《证类本草》此条药性综合了各家之说。桐君说法与大多数人一致。

3. 参考辑本

[正文] 当归，甘，无毒。

[广辑] 主治逆上气、温疟寒热。生川谷。生陇西。或生羌胡地。

（二）乌头

1. 马氏辑本　原文如下：

乌头，甘，有毒。正月始生。叶厚，茎方，中空。叶四面（《证类本草》作"四四"）相当，与蒿（蒿）相似。

2. 内容研究　本条主要来自《太平御览》卷990，原文内容如下：

《本草经》曰：乌头，一名乌喙，一名叶毒，一名荝。味辛温。

生川谷。主治风中恶洗，出汗除寒温。生朗陵。

《吴氏本草》曰：乌头，一名茛，一名千秋，一名毒公，一名果负，一名耿子。神农、雷公、桐君、黄帝甘，有毒。正月始生，叶厚，茎方中空，叶四面相当，与蒿（蒿）相似。

《证类本草》相关内容如下：

乌头　味辛、甘，温、大热，有大毒。主中风恶风，洗洗出汗，除寒湿痹，咳逆上气，破积聚寒热，消胸上痰冷，食不下，心腹冷疾，脐间痛，肩胛痛，不可俯仰，目中痛，不可久视。又堕胎。其汁煎之，名射罔，杀禽兽。

射罔　味苦，有大毒。疗尸疰癥坚，及头中风痹痛。一名奚毒，一名即子，一名乌喙。

臣禹锡等谨按：中蛊通用药云：射罔，温，大热。

乌喙（音讳）　味辛，微温，有大毒。主风湿，丈夫肾湿阴囊痒，寒热历节，掣引腰痛，不能行步，痈肿脓结。又堕胎。生朗陵山谷，正月、二月采，阴干。长三寸以上为天雄。（莽草为之使，反半夏、栝楼、贝母、白蔹、白及，恶藜芦。）

陶隐居云：今采用四月乌头与附子同根，春时茎初生，有脑形似乌鸟之头，故谓之乌头。有两歧，共蒂状如牛角，名乌喙。喙即乌之口也。亦以八月采，捣筰茎取汁，日煎为射罔。猎人以敷箭，射禽兽，中人亦死，宜速解之。唐本注云：乌喙，即乌头异名也。此物同苗，或有三歧者，然两歧者少。纵天雄、附子有两歧者，仍依本名。如乌头两歧，即名乌喙，天雄、附子若有两歧者，复云何名之？

臣禹锡等谨按：《吴氏》云：乌头一名茛，一名千秋，一名毒公，一名果负，一名耿子。神农、雷公、桐君、黄帝甘，有毒。正月始生，叶厚，茎方中空，叶四四相当，与蒿相似。又云乌喙，神农、雷公、桐君、黄帝有毒。十月采。形如乌头，有两歧，相合如乌之喙，名曰乌喙也。所畏、恶、使，尽与乌头同。《尔雅》云：茛，堇草。注：即乌头也，江东呼为堇（音靳）。崔实《四民月令》云：三月可采乌头。

《药性论》云：乌头，使，远志为之使，忌豉汁，味苦、辛，大热，有大毒。能治恶风憎寒，湿痹逆气，冷痰包心，肠腹疠痛，痃癖气块，益阳事，中风洗洗恶寒，除寒热，主胸中痰满，冷气，不下食，治咳逆上气，治齿痛，破积聚寒，主强志。又云：乌喙，使，忌豉汁，味苦、辛，大热。能治男子肾气衰弱，阴汗，主疗风温湿邪痛，治寒热痈肿岁月不消者。陈藏器云：射罔本功外。主瘘疮，疮根结核，瘰疬，毒肿及蛇咬。先取药涂肉四畔，渐渐近疮，习习逐病至骨。疮有熟脓及黄水出，涂之。若无脓水，有生血，及新伤肉破，即不可涂，立杀人。亦如杀走兽，敷箭镞射之，十步倒也。《日华子》云：土附子，味瘁、辛，热，有毒。生去皮，捣滤汁澄清，旋添，晒干取膏，名为射罔。猎人将作毒箭使用，或中者，以甘草、蓝青、小豆叶、浮萍、冷水、荠，皆可御也。

《证类本草》此条的药性综合了诸家之说，包括桐君所说的"甘、有毒"。另外，《太平御览》中的《本草经》引文内"主治风中恶洗出汗"一句不通，参考《证类本草》或应为"主治中风恶风洗洗出汗"。"洗洗"意为寒栗貌。

3. 参考辑本

[正文] 乌头，甘，有毒。正月始生。叶厚，茎方，中空。叶四面相当，与蒿（嵩）相似。

[广辑] 主治（中）风恶[风]，洗[洗]出汗，除寒温。生朗陵。

（三）乌喙

1. 马氏辑本　原文如下：

乌喙，有毒。（《御览》无以下诸字。）十月采。形如乌头，有两歧，相合如乌之喙，名曰乌喙也。所畏、恶、使尽与乌头同。

2. 内容研究　本条主要来自《太平御览》卷990，附于"乌头"条下，相关内容如下：

《本草经》曰：乌头，一名乌喙，一名叶毒，一名煎。味辛温。生川谷。主治风中恶洗，出汗除寒温。生朗陵。

《吴氏本草》又曰：乌喙，神农、雷公、桐君、黄帝有毒。李氏小寒。十月采。形如乌头，有两枝相合，如乌之喙，名曰乌喙也。所畏恶使尽与乌头同。一名侧子，一名莨。神农、岐伯有大毒，李氏大寒。八月采，阴干，是附子角之大者，畏恶与附子同。

《证类本草》内容见上条。马氏辑文括注中说《太平御览》所无的文字，实际上有的。

3. 参考辑本

[正文]乌喙，有毒。十月采。形如乌头，有两枝相合，如乌之喙，名曰乌喙也。所畏恶使尽与乌头同。

[广辑]八月采，阴干，是附子角之大者，畏恶与附子同。

（四）虎掌

1. 马氏辑本　原文如下：

虎掌，辛，有毒。立秋、九月采(《御览》无“九月”二字)。生泰（太）山，或宛句(《证类》无此六字)。

2. 内容研究

本条主要来自《太平御览》卷990，相关内容如下：

《本草经》曰：虎掌，味苦温，生山谷。治心痛寒热。

《吴氏本草》曰：虎掌，神农、雷公无毒。岐伯、桐君辛，有毒。或生太山，或宛句。立秋九月采。

《证类本草》如下：

虎掌　味苦，温、微寒，有大毒。主心痛，寒热结气，积聚伏梁，伤筋痿拘缓，利水道，除阴下湿，风眩。生汉中山谷及冤句。二月、八月采，阴干。(蜀漆为之使，恶莽草。)

陶隐居云：近道亦有。形似半夏，但皆大。四边有子如虎掌。今用多破之或三四片尔。方药亦不正用也。唐本注云：此药是由跋宿者。其苗一茎，茎头一叶，枝丫（音鸦）胦（古协切）茎。根大者如拳，小者如鸡卵，都似扁柿，四畔有圆牙，看如虎掌，故有此名。其由跋是新根，犹大于半夏二三倍，但四畔无子牙尔。陶云：虎掌似半夏，即由跋，以由跋为半夏，释由跋苗，全说鸢尾，南人至今犹用由跋为半夏也。

臣禹锡等谨按：蜀本《图经》云：其茎端有八九叶，花生茎间。根周遭有芽，然若兽掌也。吴氏云：虎掌，神农、雷公苦，无毒。岐伯、桐君辛，有毒。立秋，九月采。《药性论》云：虎掌，使，味甘。不入汤服，能治风眩目转，主疝瘕肠痛，主伤寒时疾，强阴。

《证类本草》此条未引《吴氏本草》，也未采纳桐君认为味辛的观点。

3. 参考辑本

[正文] 虎掌，辛，有毒。或生太山，或宛句。立秋九月采。

[广辑] 生山谷。治心痛寒热。

（五）贯众

1. 马氏辑本　原文如下：

贯众，苦。一（此处疑脱"经"字，"一经"应指另本）：甘，有毒。《证类》此药缺。

2. 内容研究　本条主要来自《太平御览》卷990，相关内容如下：

《本草经》曰：贯众，一名贯节，一名百头，一名贯渠，一名虎卷，一名扁符。味苦微寒，生山谷。治腹中邪气诸毒，杀三虫。生玄山，亦生宛句。

《吴氏本草》曰：贯众，一名贯来，一名贯中，一名渠母，一名贯钟，一名伯芹，一名药藻，一名扁符，一名黄钟。神农、岐伯苦，有毒；桐君、扁鹊苦，一经甘，有毒；黄帝咸酸，一经苦，无毒。叶青黄，两两相对。茎黑，毛聚生。冬夏不死。四月华白，七月实黑，聚相连卷旁行。生三月，八月采根，五月采叶。

原文中出现两处"一经"，一处在桐君、扁鹊之后，一处在黄帝之后，似均为指另一版本之意。那么意味着桐君版《本草经》或《桐君采药录》也有不同版本。

《证类本草》相关内容如下：

贯众　味苦，微寒，有毒。主腹中邪热气，诸毒，杀三虫，去寸白，破癥瘕，除头风，止金疮。

花疗恶疮，令人泄。一名贯节，一名贯渠，一名百头，一名虎卷，一名扁符，一名伯萍，一名乐藻。此谓草鸱头。生玄山山谷及冤句少室山。二月、八月采根，阴干。（藋菌为之使。）

陶隐居云：近道亦有。叶如大蕨，其根形色毛芒，全似老鸱头。故呼为草鸱头。

臣禹锡等谨按：《尔雅》云：泺，贯众。注：叶圆锐，茎毛黑，布地，冬不死，一名贯渠，《广雅》云贯节。蜀本云：一名乐藻。又《图经》云：苗似狗脊，状如雉尾，根直多枝，皮黑肉赤，曲者名草鸱头，疗头风用之。今所在山谷阴处有之。《药性论》云：贯众，使。主腹热，赤小豆为使。杀寸白虫。

《证类本草》未引《吴氏本草》文字，正文所定的药性与桐君观点符合。

3. 参考辑本

[正文] 贯众，苦。一甘，有毒。

[广辑] 味苦微寒，一甘、有毒。生山谷。治腹中邪气诸毒，杀三蛊。生玄山，亦生宛句。叶青黄，两两相对。茎黑，毛聚生。冬夏不世。四月华白，七月实黑，聚相连卷旁行。生三月，八月采根，五月采叶。

（六）泽兰

1. 马氏辑本　原文如下：

泽兰，酸，无毒。

2. 内容研究　本条主要来自《太平御览》卷990，相关内容如下：

《本草经》曰：泽兰，一名虎兰，一名龙枣。味微温，无毒。生池泽。治乳妇衄血。生汝南，又生大泽旁。

《吴氏本草》曰：泽兰，一名水香。神农、黄帝、岐伯、桐君酸，无毒。李氏温。生下地水旁，叶如兰。二月生苗，赤节，四叶相值，支（枝）节间。三月三日采。

《证类本草》相关内容如下：

泽兰　味苦、甘，微温，无毒。主乳妇内衄，中风余疾，大腹水肿，身面四肢浮肿，骨节中水，金疮，痈肿疮脓，产后金疮内塞。一名虎兰，一名龙枣，一名虎蒲。生汝南诸大泽旁。三月三日采，阴干。（防己为之使。）

陶隐居云：今处处有，多生下湿地。叶微香，可煎油。或生泽旁，故名泽兰，亦名都梁香，可作浴汤。人家多种之而叶小异。今山中又有一种甚相似，茎方，叶小强，不甚香。既云泽兰又生泽旁，故山中者为非，而药家乃采用之。唐本注云：泽兰，茎方，节紫色，叶似兰草而不香，今京下用之者是。陶云都梁香，乃兰草尔。俗名兰香，煮以洗浴，亦生泽畔，人家种之，花白紫萼，茎圆，殊非泽兰也。陶注兰草，复云名都梁香，并不深识也。

臣禹锡等谨按：《吴氏》云：泽兰一名水香。神农、黄帝、岐伯、桐君酸，无毒。李氏温。生下地水旁，叶如兰，二月生香，赤节，四叶相值枝节间。《药性论》云：泽兰，使，味苦、辛。主产后腹痛，频产血气衰冷，成劳瘦羸，又治通身面目大肿。主妇人血沥，腰痛。《日华子》：泽兰，通九窍，利关脉，养血气，破宿血，消癥瘕，产前产后百病，通小肠，长肉生肌，消扑损瘀血，治鼻洪吐血，头风目痛，妇人劳瘦，丈夫面黄。四月、五月采，作缠把子。

《证类本草》此条药性未采纳桐君等认为味酸的说法。

3. 参考辑本

[正文]泽兰，酸，无毒。

[广辑]泽兰，一名虎兰，一名龙来。一名水香。微温。生池泽。治乳妇衄血。生汝南，又生大泽旁。生下地水旁，叶如兰。二月生菌，赤节，四叶相值，支（枝）节间。三月三日采。

（七）木防己

1. 马氏辑本　原文如下：

木防己，苦，无毒。

2. 内容研究　本条主要来自《太平御览》卷991，相关内容如下：

　　《本草经》曰：防己，一名石解。味辛平，无毒。治风寒、温疟、热气，通腠理，利九窍。生汉中。

　　《吴氏本草经》曰：木防己，一名解离，一名解燕。神农辛，黄帝、岐伯、桐君苦，无毒，李氏大寒。如葛茎蔓延，如芄白根外黄，似桔梗内黑，文（纹）如车辐解。二月、八月、十月采叶根。

《证类本草》相关内容如下：

　　防己　味辛、苦，平、温，无毒。主风寒，温疟，热气，诸痫，除邪，利大小便，疗水肿风肿，去膀胱热，伤寒，寒热邪气，中风手脚挛急，止泄，散痈肿恶结，诸瘑疥癣，虫疮，通腠理，利九窍。一名解离。纹如车辐理解者良。生汉中川谷。二月、八月采根，阴干。（殷蘖为之使，杀雄黄毒，恶细辛，畏草薢。）

　　陶隐居云：今出宜都、建平，大而青白色，虚软者好，黯黑冰强者不佳。服食亦须之。是疗风水家要药尔。唐本注云：防己，本出汉中者，作车辐解，黄实而香，其青白虚软者，名木防己，都不任用。陶谓之佳者，盖未见汉中者尔。

　　臣禹锡等谨按：《药性论》云：汉防己，君，味苦，有小毒。能治湿风，口面㖞斜，手足疼，散留痰，主肺气嗽喘。又云：木防己，使，畏女菀、卤咸，味苦、辛。能治男子肢节中风，毒风不语，主散结气，痈肿，温疟，风水肿，治膀胱。萧炳云：木防己出华州。

《证类本草》本条未引《吴氏本草》，但桐君"苦、无毒"的观点得到体现。

3. 参考辑本

　　[正文] 防己，苦，无毒。

　　[广辑] 治风寒、温疟、热气，通腠理，利九窍。生汉中。如葛茎蔓延，如芄白根外黄，似桔梗内黑，文（纹）如车辐解。二月、八月、十月采叶根。

（八）狼牙

1. 马氏辑本　原文如下：

狼牙，咸。

2. 内容研究

本条主要来自《太平御览》卷 993，相关内容如下：

《本草经》曰：狼牙，一名牙子。味寒。生川谷。治邪气，去白虫、疥、痔。生淮南。

《吴氏本草经》曰：狼牙，一名支兰，一名狼齿，一名犬牙，一名抱牙。神农、黄帝苦，有毒。桐君咸。岐伯、雷公、扁鹊苦，无毒。或生冤句。叶青，根黄赤。六月、七月华，八月实黑。正月、八月采根。

《证类本草》相关内容如下：

牙子　味苦、酸，寒，有毒。主邪气热气，疥瘙恶疡，疮痔，去白虫。一名狼牙，一名狼齿，一名狼子，一名犬牙。生淮南川谷及冤句。八月采根，曝干。中湿腐烂生衣者，杀人。（芜荑为之使，恶地榆、枣肌。）

陶隐居云：近道处处有之，其根牙亦似兽之牙齿也。

臣禹锡等谨按：蜀本《图经》云：苗似蛇莓而厚大，深绿色。根萌芽若兽之牙。今所在有之。二月、三月采牙，日干。《药性论》云：狼牙，使，味苦，能治浮风瘙痒，杀寸白虫，煎汁洗恶疮。《日华子》云：杀腹脏一切虫，止赤白痢，煎服。

《证类本草》本条未引《吴氏本草》，性味未采纳桐君味咸之说。

3. 参考辑本

[正文] 狼牙，咸。

[广辑] 味寒、咸。或生冤句。叶青，根黄赤。六月、七月华，八月实黑。正月、八月采根。

（九）甘遂

1. 马氏辑本　原文如下：

甘遂，苦，有毒。

2. 内容研究　本条主要来自《太平御览》卷993，相关内容如下：

《本草经》曰：甘遂，味苦寒。生川谷。治大腹、疝瘕、胀满、面目浮肿，除留饮宿食。出中山。

《吴氏本草经》曰：甘遂，一名主田，一名日泽，一名重泽，一名鬼丑，一名陵藁，一名甘藁，一名苦泽。神农、桐君苦，有毒。岐伯、雷公有毒。须二月、八月采。

《证类本草》相关内容如下：

甘遂　味苦、甘，寒、大寒，有毒。主大腹疝瘕腹满，面目浮肿，留饮宿食，破癥坚积聚，利水谷道，下五水，散膀胱留热，皮中痞，热气肿满。一名甘藁，一名陵藁，一名凌泽，一名重泽，一名主田。生中山川谷。二月采根，阴干。（瓜蒂为之使，恶远志，反甘草。）

陶隐居云：中山在代郡。先第一本出泰山，江东比来用京口者，大不相似。赤皮者胜，白皮者都下亦有，名草甘遂，殊恶，盖谓赝伪之草，非言草石之草也。唐本注云：所谓草甘遂者，乃蚤休也，疗体全别。真甘遂苗似泽漆草，甘遂苗一茎，茎六七叶，如蓖麻、鬼白叶。生食一升亦不能利，大疗痈疽蛇毒。且真甘遂皆以皮赤肉白，作连珠，实重者良。亦无皮白者，皮白者乃是蚤休，俗名重台也。

臣禹锡等谨按：《药性论》云：京甘遂，味苦，能泻十二种水疾，能治心腹坚满，下水，去痰水，主皮肌浮肿。《日华子》云：京西者上，汴、沧、吴者次，形似和皮甘草，节节切之。

《证类本草》本条未引《吴氏本草》，但包括桐君观点的有关内容已吸收到《证类本草》的主要论述中。

3. 参考辑本

[正文] 甘遂，苦，有毒。

[广辑] 治大腹、疝瘕、胀满、面目浮肿，除留饮宿食。生川谷。出中山。须二月、八月采。

（十）黄芩

1. **马氏辑本** 原文如下：

> 黄芩，苦，无毒。

2. **内容研究** 本条主要来自《太平御览》卷992，相关内容如下：

《本草经》曰：黄芩，一名腐肠。味苦平。生川谷。治诸热。

《吴氏本草》曰：黄芩，一名黄文，一名妒妇，一名虹胜，一名经芩，一名印头，一名内虚。神农、桐君、黄帝、雷公、扁鹊苦，无毒。李氏小温。二月生赤黄叶，两两、四四相值。茎空中，或方员，高三四尺。四月花，紫、红、赤。五月实黑、根黄。二月至九月采。

《证类本草》相关内容如下：

黄芩 味苦，平、大寒，无毒。主诸热黄疸，肠澼泄痢，逐水下血闭，恶疮疽蚀火疡，疗痰热，胃中热，小腹绞痛，消谷，利小肠，女子血闭，淋露下血，小儿腹痛。一名腐肠，一名空肠，一名内虚，一名黄文，一名经芩，一名妒妇。其子主肠澼脓血。生秭归川谷及冤句。三月三日采根，阴干。（得厚朴、黄连止腹痛。得五味子、牡蒙、牡蛎令人有子。得黄芪、白蔹、赤小豆疗鼠瘘。山茱萸、龙骨为之使，恶葱实，畏丹砂、牡丹、藜芦。）

陶隐居云：秭归属建平郡。今第一出彭城，郁州亦有之。圆者名子芩为胜，破者名宿芩，其腹中皆烂，故名腐肠。唯取深色坚实者为好。俗方多用，道家不须。唐本注云：叶细长，两叶相对，作丛生，亦有独茎者。今出宜州、鄜州、泾州者佳。宛州者大实亦好，名豚尾芩也。

臣禹锡等谨按：《药性论》云：黄芩，臣，味苦、甘。能治热毒，骨蒸，寒热往来，肠胃不利，破拥气，治五淋，令人宣畅，去关节烦闷，解热渴，治热，腹中疗痛，心腹坚胀。《日华子》云：下气，主天行热疾，疗疮，排脓，治乳痈、发背。《图经》曰：黄芩，生秭归山谷及冤句，今川蜀、河东、陕西近郡皆有之。苗长尺余，茎秆粗如箸，叶从地四面作丛生，类紫草，高一尺许，亦有独茎者，叶细长，青色，两两相对。六月开紫花，根黄如知母粗细，长四五寸，二月、八月采根，曝干用之。《吴普本草》云：黄芩又名印头，一名内虚。二月生赤黄叶，两两、四四相值，其茎空中，或方圆，高三四尺。花紫红赤，五月实黑，根黄。二月、九月采。与今所有小异。

《证类本草》本条中，正文部分基本吸收了药性、别名等内容。所引的《图经（本草）》中引用了《吴氏本草》有关形态的描述，并做了比较。

3. 参考辑本

[正文] 黄芩，苦，无毒。

[广辑] 治诸热。生山谷。二月生赤黄叶，两两、四四相值。茎空中，或方员，高三四尺。四月花，紫、红、赤。五月实黑、根黄。二月至九月采。

（十一）恒山

1. 马氏辑本 原文如下：

恒（常）山，辛，有毒。二月，八月采。

2. 内容研究 本条主要来自《太平御览》卷992，相关内容如下：

《本草经》曰：一名玄草，味苦寒。生川谷。主治伤寒，发温疟鬼毒、胸中结、吐逆。生益州。

《吴氏本草》曰：恒山，一名七叶。神农、岐伯苦。李氏大寒。桐君辛，有毒。二月、八月采。

《证类本草》相关内容如下：

常山 味苦、辛，寒、微寒，有毒。主伤寒寒热，热发，温疟鬼毒，胸中痰结，吐逆，疗鬼蛊往来，水胀，洒洒恶寒，鼠瘘。一名互草。生益州川谷及汉中。八月采根，阴干。（畏玉札。）

陶隐居云：出宜都、建平。细实黄者，呼为鸡骨常山，用最胜。

唐本注云：常山，叶似茗狭长。茎圆，两叶相当。三月生白花，青萼。五月结实，青圆，三子为房。生山谷间。高者不过三四尺。

臣禹锡等谨按：蜀本《图经》云：树高三四尺，根似荆根，黄色而破，今出金州、房州、梁州，五月、六月采叶，名蜀漆也。《药性论》云：常山忌葱，味苦，有小毒。治诸疟，吐痰涎，去寒热。用小麦、竹叶三味合煮，小儿甚良。主疟、洒洒寒热不可进多，令人大吐，治项下瘰疬。萧炳云：得甘草，吐疟。《日华子》云：忌菘菜。《图经》文具蜀漆条下。

《证类本草》本条及"蜀漆"条均未引用《吴氏本草》。但其正文将药性定为苦、辛，综合吸收了桐君及诸家的观点。

3. 参考辑本

[正文]恒山，辛，有毒。二月、八月采。

[广辑]生川谷。主治伤寒，发温疟鬼毒、胸中结、吐逆。生益州。

（十二）牡丹

1. 马氏辑本　原文如下：

牡丹，苦，无毒。

2. 内容研究　本条主要来自《太平御览》卷992，相关内容如下：

《本草经》曰：牡丹，一名鹿韭，一名鼠姑。味辛寒。生山谷。治寒热癥伤，中风惊邪，安五脏。出巴郡。

《吴氏本草》曰：牡丹，神农、岐伯辛，李氏小寒，雷公、桐君苦，无毒。黄帝苦，有毒。叶如蓬，相值，黄色。根如指，黑，中有毒核。二月、八月采，日干。可食之，轻身益寿。

《证类本草》相关内容如下：

牡丹　味辛、苦，寒、微寒，无毒。主寒热，中风瘛（音契）疭（音纵），痉、惊痫邪气，除癥坚，瘀血留舍肠胃，安五脏，疗痈疮，除时气，头痛，客热，五劳，劳气，头、腰痛，风噤。癫疾。一名鹿韭，一名鼠姑。生巴郡山谷及汉中。二月、八月采根，阴干。（畏菟丝子。）

陶隐居云：今东间亦有。色赤者为好，用之去心。按：鼠妇亦名鼠姑，而此又同，殆非其类，恐字误。唐本注云：牡丹，生汉中。剑南所出者苗似羊桃，夏生白花，秋实圆绿，冬实赤色，凌冬不凋。根似芍药，肉白皮丹。出江、剑南，土人谓之牡丹，亦名百两金，京下谓之吴牡丹者，是真也。今俗用者异于此，别有臊气也。

臣禹锡等谨按：《药性论》：牡丹，能治冷气，散诸痛，治女子经脉不通，血沥腰疼。萧炳云：今出合州者佳。白者补，赤者利。出和州、宣州者并良。《日华子》云：除邪气，悦色，通关腠血脉，排脓，通月经，消扑损瘀血，续筋骨，除风痹，落胎下胞，产后一切女人冷热血气。此便是牡丹花根。巴、蜀、渝、合州者上，海盐者次。服忌蒜。

《证类本草》此条未引《吴氏本草》，后面还引用了《图经》中关于形态的说明，其中也未提到《吴氏本草》。药性方面，主要采用了雷公和桐君的观点。

3. 参考辑本

[正文] 牡丹，苦，无毒。

[广辑] 生山谷。治寒热瘕伤，中风惊邪，安五脏。出巴郡。叶如蓬，相值，黄色。根如指，黑，中有毒核。二月、八月采，日干。可食之，轻身益寿。

（十三）占斯

1. 马氏辑本　原文如下：

占斯，生上洛。是木皮，状如厚朴。色似桂白。其理一纵一横。今市人皆削，乃假厚朴而无正纵理。不知此复是何物，莫测真假，何者为是也。

2. 内容研究　本条主要出自《证类本草》载陶弘景《桐君录》，原文如下：

占斯　味苦，温，无毒。主邪气湿痹，寒热疸疮，除水坚积血瘕，月闭无子，小儿躄不能行，诸恶疮痈肿，止腹痛，令女人有子。一名炭皮。生太山山谷。采无时。

陶隐居云：解狼毒毒。李云是樟树上寄生，树大衔枝在肌肉，今人皆以胡桃皮当之，非是真也。案《桐君录》云：生上洛，是木皮，状如厚朴，色似桂白，其理一纵一横。今市人皆削，乃似厚朴，而无正纵横理，不知此复是何物，莫测真假，何者为是也。

臣禹锡等谨按：《药性论》云：占斯，臣。味辛，平，无毒。能治血癥，通利月水，主脾热。茱萸为之使。主洗手足水烂疮。

根据引文看，马氏辑文中"今市人……"以下应为陶弘景语。另《太平御览》卷991有"占斯"条，引有《本草经》，无《吴氏本草》。云：

《本草经》曰：占斯，一名虞及，味苦。

3. 参考辑本

[正文] 占斯，生上洛。是木皮，状如厚朴。色似桂白。其理一纵一横。

[广辑] 一名虞及，味苦。

（十四）雷丸

1. 马氏辑本　原文如下：

雷丸，甘，有毒。

2. 内容研究　本条主要来自《太平御览》卷990，相关内容如下：

《本草经》曰：雷公丸，一名雷矢，味苦寒，生山谷。

《吴氏本草》曰：雷丸，一名雷实。神农苦。黄帝、岐伯、桐君甘，有毒。扁鹊甘，无毒。李氏大寒。或生汉中。八月采。

《证类本草》相关内容如下：

雷丸　味苦、咸，寒、微寒，有小毒。主杀三虫，逐毒气，胃中热。利丈夫，不利女子。作摩膏，除小儿百病，逐邪气恶风汗出，除皮中热结积蛊毒，白虫、寸白自出不止。久服令人阴痿。一名雷矢，一名雷实。赤者杀人。生石城山谷及汉中土中。八月采根，曝干。（荔实、厚朴为之使，恶葛根。）

陶隐居云：今出建平、宜都间。累累相连如丸。《本经》云：利丈夫。《别录》云：久服阴痿，于事相反。唐本注云：雷丸，竹之苓也。无有苗蔓，皆零无相连者。今出房州、金州。今注：此物性寒。

《本经》云：利丈夫，不利女子。《别录》云：久服令阴痿者，于事相反。按此则疏利男子元气，不疏利女子脏气，其义显矣。

臣禹锡等谨按：范子云：雷矢出汉中，色白者善。《吴氏》云：雷丸，神农苦。黄帝、岐伯、桐君甘，有毒。扁鹊甘，无毒。季（李）氏大寒。《药性论》云：雷丸，君，恶蓄根，味苦，有小毒。能逐风。芫花为使。主癫痫狂走，杀蛔虫。《日华子》云：入药炮用。

《证类本草》药性中采用了神农之说，毒性则采用了桐君等人说法。

3. 参考辑本

[正文] 雷丸，甘，有毒。

[广辑] 生山谷，或生汉中。八月采。

（十五）巴豆

1. 马氏辑本　原文如下：

巴豆，辛，有毒。

2. 内容研究　本条主要来自《太平御览》卷993，相关内容如下：

《本草经》曰：巴豆，一名巴菽。味辛温。生川谷。主治温疟、伤寒热，破癥瘕结坚，通六腑，去恶肉，除鬼毒邪注，杀虫。生巴蜀郡。

《吴氏本草》曰：巴豆，一名菽。神农、岐伯、桐君辛，有毒；黄帝甘，有毒；李氏主温热寒。叶如大豆。八月采。

《证类本草》相关内容如下：

巴豆　味辛，温，生温熟寒，有大毒。主伤寒温疟寒热，破癥瘕结聚坚积，留饮痰癖，大腹水胀，荡练五脏六腑，开通闭塞，利水谷道，去恶肉，除鬼毒蛊疰邪物，杀虫鱼，疗女子月闭，烂胎，金疮脓血，不利丈夫阴，杀斑蝥毒。可练饵之，益血脉，令人色好，变化与鬼神通。一名巴椒。生巴郡川谷。八月采，阴干。用之去心、皮。（芫花为之使，恶蘘草，畏大黄、黄连、藜芦。）

陶隐居云：出巴郡。似大豆，最能泻人，新者佳，用之皆去心、皮乃秤。又熬令黄黑，别捣如膏，乃和丸散尔。道方亦有练饵法，服之乃言神仙。人吞一枚便欲死，而鼠食之，三年重三十斤，物性乃有相耐如此尔。唐本注云：树高丈余。叶似樱桃叶，头微赤，十二月叶渐凋，至四月落尽，五月叶渐生，七月花，八月结实，九月成，十月采。其子三枚共蒂，各有壳裹。出眉州、嘉州者良。今按：陈藏器《本草》云：巴豆，主癥癖痃气，痞满，腹内积聚，冷气血块，宿食不消，痰饮吐水。取青黑大者，每日空腹服一枚，去壳，勿令白膜破，乃作两片，并四边不得有缺损，吞之，以饮压令下。少间腹内热如火，痢出恶物。虽痢不虚，若久服亦不痢。白膜破者弃之。生南方。树大如围，极高，不啻一丈也。

臣禹锡等谨按：《药性论》云：巴豆，使。中其毒，用黄连汁、大豆汁解之。忌芦笋、酱、豉、冷水，得火良。杀斑蝥、蛇虺毒。能主破心腹积聚结气，治十种水肿，痿痹，大腹，能落胎。《日华子》云：通宣一切病，泄壅滞，除风补劳，健脾开胃，消痰破血，排脓消肿毒，杀腹脏虫，治恶疮息肉及疥癞疔肿。凡合丸散，炒不如去心膜煮五度，换水各煮一沸。

《证类本草》上述引文及后面引所《图经》中都未引《吴氏本草》，但正文基本吸收了《太平御览》所引的《本草经》《吴氏本草》内容。《吴氏本草》中李氏的"主温热寒"，很可能就是《证类本草》中的"生温熟寒"。

3. 参考辑本

[正文] 巴豆，辛，有毒。

[广辑] 主治温疟、伤寒热，破癥瘕结坚，通六腑，去恶肉，除鬼毒邪注，杀虫。生川谷。生巴蜀郡。叶如大豆。八月采。

（十六）莽草

1. 马氏辑本　原文如下：

莽草，苦，有毒。

2. 内容研究　本条主要来自《太平御览》卷993，相关内容如下：

《本草经》曰：莽草，味辛温。生山谷。治风头、痈乳、疝瘕、结气、疥瘙、疽疮。生还谷。

《吴氏本草经》曰：莽，一名春草。神农辛。雷公、桐君苦。有毒。生上谷山中，或宛句。五月采。治风。

《证类本草》相关内容如下：

莽草 味辛，苦，温，有毒。主风头痈肿，乳痈疝瘕，除结气疥瘙。杀虫鱼。疗喉痹不通，乳难，头风痒。可用沐，勿令入眼。一名䓞，一名春草。生上谷山谷及宛句。五月采叶，阴干。

陶隐居云：今东间处处皆有，叶青新烈者良。人用捣以和米，纳水中，鱼吞即死浮出，人取食之无妨。莽草字亦作䓴（音罔）字，今俗呼为䓴草也。

臣禹锡等谨按：《尔雅》云：䓞，春草。释曰：药草也，今俗呼为䓴草。郭云：一名芒草者，所见本异也。《药性论》云：䓴草，臣。能治风疝，疝气肿坠凝血，治瘰疬，除湿风，不入汤服。主头疮白秃，杀虫，与白蔹、赤小豆为末，鸡子白调如糊，𤵸毒肿，干即更易上。《日华子》云：治皮肤麻痹，并浓煎汤淋，风虫牙痛，喉痹。亦浓煎汁含后净漱口。

《证类本草》本条未引《吴氏本草》，但正文的药性中兼采了雷公和桐君的观点。

3. 参考辑本

[正文] 莽草，苦，有毒。

[广辑] 治风头、痛乳、疝瘕、结气、疥瘙、疽疮。生山谷。生还谷。生上谷山中，或宛句。五月采。治风。

（十七）黄环

1. 马氏辑本 原文如下：

黄环，辛。

2. 内容研究 本条主要来自《太平御览》卷993，相关内容如下：

《本草经》曰：黄环，一名陵泉，一名大就。味苦。生山谷。主治虫毒、鬼魅、邪气、咳逆、寒热。生蜀郡。

《吴氏本草经》曰：蜀黄环，一名生蒭，一名根韭。神农、黄帝、岐伯、桐君、扁鹊辛。一经味苦，有毒。二月生，初出正赤，高二尺，叶黄员（圆）端，大茎，叶有汁，黄白。五月实员（圆）。三月采根，根黄，从理如车辐，解治蛊毒。

此处桐君之后，也有"一经"字样，不知是否为另一版本，也可能是无名氏。

《证类本草》相关内容如下：

黄环　味苦，平，有毒。主蛊毒鬼疰鬼魅，邪气在脏中，除咳逆寒热。一名凌泉，一名大就。生蜀郡山谷。三月采根，阴干。（鸢尾为之使，恶茯苓、防己。）

陶隐居云：似防己，亦作车辐理解。《蜀都赋》云青珠黄环者，或云是大戟花，定非也。用甚稀，市人鲜有识者。

唐本注云：此物，襄阳、巴西人谓之就葛。作藤生，根亦葛类，所云似防己，作车辐解者近之。人取葛根，误得食之，吐痢不止，用土浆解乃瘥，此真黄环也。余处亦稀，唯襄阳大有。《本经》用根。今云大戟花非也。其子作角生，似皂荚。花、实与葛同时矣。今园庭种之，大者茎径六七寸，所在有之。谓其子名野狼跋子。今太常科剑南来者，乃鸡屎葛根，非也。

臣禹锡等谨按：《药性论》云：黄环，使，恶干姜，大寒，有小毒。治上气急，寒热及百邪。

此条未引《吴氏本草》，药性也未采用桐君等人所说的辛味。但陶弘景所说"亦作车辐理解"显然出自《吴氏本草》。

3. 参考辑本

[正文] 黄环，辛。

[广辑] 味辛，一经味苦，有毒。主治虫毒、鬼魅、邪气、咳逆、寒热。生山谷。生蜀郡。二月生，初出正赤，高二尺，叶黄员（圆）端，大茎，叶有汁，黄白。五月实员（圆）。三月采根，根黄，从理如车辐，解治蛊毒。

（十八）班猫

1. 马氏辑本　原文如下：

班猫（斑蝥），有毒。

2. 内容研究　本条主要来自《太平御览》卷951，相关内容如下：

《本草经》曰：班猫，一名龙尾，味寒，生谷中。

《吴氏本草经》曰：班猫，一名班蚝，一名龙蚝，一名班苗，一名胜发，一名盘蛰，一名晏青。神农辛，岐伯咸，桐君有毒，扁鹊甘，有大毒。生河内川谷，或生水石。

《证类本草》相关内容如下：

斑蝥　味辛，寒，有毒。主寒热，鬼疰，蛊毒，鼠瘘，疥癣，恶疮，疽蚀，死肌，破石癃，血积，伤人肌，堕胎。一名龙尾。生河东川谷。八月取，阴干。（马刀为之使，畏巴豆、丹参、空青，恶肤青。）

陶隐居云：豆花时取之，甲上黄黑斑色如巴豆大者是也。

臣禹锡等谨按：蜀本《图经》云：七月、八月，大豆叶上甲虫，长五六分，黄斑纹乌腹者，今所在有之。《吴氏》云：斑猫，一名斑蚝（音刺），一名龙蚝，一名斑菌，一名腃发，一名盘蛰，一名晏青。神农辛。岐伯咸。桐君有毒。扁鹊甘，有大毒。生河内川谷或生水石。

《药性论》云：斑蝥，使，一名龙苗，有大毒。能治瘰疬，通利水道。

《日华子》云：恶豆花。疗淋疾，敷恶疮，瘘烂。入药除翼、足，熟炒用。生即吐泻人。

《证类本草》中的《吴氏本草》引文，"斑苗"作"斑菌"，在《太平御览》有的版本中也是如此，从读音看斑苗为是。又"胜发"作"腃发"，不知何者为是。正文采用了桐君、扁鹊认为有毒的观点。

3. 参考辑本

[正文] 班猫，有毒。

[广辑] 味寒。生谷中。生河内川谷，或生水石。

（十九）马刀

1. 马氏辑本　原文如下：

马刀，咸，有毒。

2. 内容研究　本条主要来自《太平御览》卷993，相关内容如下：

《本草经》曰：马刀，味辛，微寒。生池泽。治补中，漏下、赤白、留寒热，破石淋，杀禽兽贼鼠。生江海。

《吴氏本草经》曰：马刀，一名齐蛤。神农、岐伯、桐君咸，有毒。扁鹊小寒，大毒。生池泽江海。采无时也。

《证类本草》相关内容如下：

马刀　味辛，微寒，有毒。主漏下赤白，寒热，破石淋，杀禽兽贼鼠，除五脏间热，肌中鼠鼷（蒲剥切），止烦满，补中，去厥痹，利机关。用之当炼，得水烂人肠。又云得水良。一名马蛤。生江湖池泽及东海。取无时。

陶隐居云：李云生江汉中，长六七寸，江汉间人名为单（音善）姥（音母），亦食其肉，肉似蚌。今人多不识之，大都似今蝏（音亭）䗃（蒲辛切）而非。方用至少。凡此类皆不可多食，而不正入药，唯蛤蜊煮之醒酒。蚬壳陈久者止痢。车螯（音敖）、蚶（火甘切）蛎、蝛（乎咸切）螷（音进）之属，亦可为食，无损益，不见所主。雉入大水变为蜃（音肾），云是大蛤，乃是蚌尔，煮食诸蚳蜗与菜，皆不利人也。

臣禹锡等谨按：蜀本《图经》云：生江湖中，细长，小蚌也。长三四寸，阔五六分。

本条未引《吴氏本草》。正文药性中未采纳桐君等人味咸的说法。实际上此类海产品多味咸。

3. **参考辑本**

[正文] 马刀，咸，有毒。

[广辑] 生池泽。治补中，漏下、赤白、留寒热，破石淋，杀禽兽贼鼠。生江海。生池泽江海。采无时也。

（二十）茶花

1. **马氏辑本**　原文如下：

附药：

茗，西阳、武昌、晋陵皆出好茗。巴东别有真香茗，煎饮，令人不眠。

茶花，状如栀子，其色稍白。

2. 内容研究　此条见于《太平御览》卷867"茗"条，并且明确称引自《桐君录》。相关内容如下：

《桐君录》曰：西阳、武昌、晋陵皆出好茗。巴东别有真香茗，煎饮，令人不眠。

又曰：茶花状如栀子，其色稍白。

相关内容见于《证类本草》"苦菜"条。原文如下：

陶隐居云：疑此即是今茗。茗一名茶，又令人不眠，亦凌冬不凋，而嫌其只生益州。益州乃有苦菜，正是苦蘵尔。上卷上品白英下，已注之。《桐君录》云：苦菜三月生扶疏，六月花从叶出，茎直黄，八月实黑；实落根复生，冬不枯。今茗极似此，西阳、武昌及卢江晋熙茗皆好，东人正作青茗。茗皆有渤，饮之宜人。凡所饮物，有茗及木叶天门冬苗，并菝葜，皆益人，余物并冷利。又巴东间别有真茶，火焙作卷结，为饮亦令人不眠，恐或是此。俗中多煮檀叶及大皂李作茶饮，并冷。又南方有瓜芦木，亦似茗，苦涩。取其叶作屑，煮饮汁，即通夜不眠。煮盐人唯资此饮，而交广最所重，客来先设，乃加以香芼辈。

《证类本草》"茗"条无相关内容。笔者认为，"今茗极似此"后的文字应是陶弘景之语。《太平御览》引《桐君录》只此一处，疑也是从《本草经集注》中来的，误将陶氏紧接"苦菜"讨论"茗"的内容视作《桐君采药录》的话。故《桐君采药录》可不录有"茗"条。但"茶花"句未见其他出处，且是关于形态的，有可能是出自《桐君采药录》。故采用。

在《太平御览》"茗"条中还引有其他本草及医家的认识，包括陶弘景的观点，出自《新录》，疑指《名医别录》。相关内容如下：

《神农食经》曰：茶茗宜久服，令人有力悦志。

又曰：茗，苦茶，味甘苦，微寒，无毒，主瘘疮，利小便，少睡，去痰渴，消宿食。冬生益州川谷山陵道傍，凌冬不死。三月二日采干。

华佗《食论》曰：苦茶，久食益意思。

壶居士《食志》曰：苦茶，久食羽化。与韭同食，令人身重。

陶弘景《新录》曰：茗茶轻身换骨，丹丘子、黄山君服之。

3. 参考辑本

[正文]茶花，状如栀子，其色稍白。

五、附方研究

（一）治诸瘘方

1. 马氏辑本　原文如下：

治诸瘘方：赤小豆、白蔹（薟）、黄芩、黄耆、牡蛎，凡五物，分等，下筛。酒服，方寸匕。

2. 内容研究　本条出自《医心方》引《小品方》：

《小品方》云……又云：桐君说，赤小豆、白薟、黄芩、黄蓍、牡蛎，凡五物，分等，下筛。酒服，方寸匕。

3. 参考辑本

[正文]治诸瘘方：赤小豆、白蔹（薟）、黄芩、黄耆、牡蛎，凡五物，分等，下筛、酒服，方寸匕。

（二）奔豚方

1. 内容研究　马氏辑本无。本方两见于《小品方》：

其一：

治手足逆冷，胸满气促，从脐左右起，郁冒者，奔豚汤方。

又方，桐君说。

伏出鸡卵壳中白皮　梨木灰　麻黄（去节）　紫菀（各等分）

上四味，捣下筛，作丸、散，随宜酒服十丸，如梧子，散者方寸匕。治三十年喉中结气咳逆立瘥也。亦可水煮为汤，以意分之。

其二：

治上气如奔豚诸方

治手足逆冷，胸满气促，从脐左右起，郁冒者方，桐君说。

伏出鸡卵壳中白皮　梨木灰　麻黄（去节）　紫菀（各等分）

上四味，捣下筛，作丸、散，随宜酒服十九，如梧子，散者方寸匕。治三十年喉中结气咳逆立瘥也。亦可水煮为汤，以意分之。

又见于《外台秘要》卷12：

杂疗奔豚气及结气方六首

又方，桐君说。

孵出鸡卵壳中白皮　梨木灰　麻黄（去节）　紫菀（各等分）

上四味捣下筛作丸散。随宜酒服十九如梧子。散者方寸匕。疗三十年喉中结气咳逆立瘥也。亦可水煮为汤。以意分之。（《经心录》同，并出第一卷中。）

2. 参考辑本

治上气如奔豚诸方

治手足逆冷，胸满气促，从脐左右起，郁冒者方，桐君说。

伏出鸡卵壳中白皮　梨木灰　麻黄（去节）　紫菀（各等分）

上四味，捣下筛，作丸、散，随宜酒服十九，如梧子，散者方寸匕。治三十年喉中结气咳逆立瘥也。亦可水煮为汤，以意分之。

附录二　别一洞天桐君展厅资料补述

2021 年，桐庐县政府对桐君山景观进行新的改造，在桐君祠侧设有一个展厅，取名为"别一洞天"，展示桐君在药学方面的成就和对后世的影响。展厅中，除了根据传统文献介绍桐君对中药学术的贡献外，还展示了部分引述桐君著作的古代医药书籍，以见证历代医药学家对桐君学术的传承。

在展厅中，只能对选取的书籍进行简要介绍。实际上这些书籍引述桐君的情况各不相同，在此拟进行更深入的介绍，这也是体现桐君中医药文化影响的重要内容。

别一洞天展厅内容是以人物为纲，兼述其著作。此处仍依其顺序进行补述。

一、吴普

吴普，东汉魏时期医家，广陵（今江苏扬州）人。其生卒年代不详，名医华佗的弟子，跟随华佗学习五禽戏而高寿。

著作《吴普本草》，原书 6 卷，载药 441 种。该书引载神农、黄帝、岐伯、雷公、桐君、扁鹊、医和等医家的著作达 10 种之多。《吴普本草》约在北宋时亡佚，该书内容大部分被唐宋时期的医学著作和类书等引载。现存条目中有 41 条引用了《桐君采药录》的内容。

补述:《吴普本草》又名《吴氏本草》，其基本情况在本书前面已经有介绍。书中引录的 41 条体现桐君观点的内容，但未出现"桐君录"或"采药录"等书名。尚志钧先生指出，《桐君（采）药录》是记载药物形态的书，并未讲其记有药性，《吴普本草》所引药性中的"桐君"未必和

《桐君药录》是一回事。[①] 本书前面已经提出，这些药性内容可能出自以"桐君"名义整理的古《本草经》，不过，也不能排除曾被收入后出的《桐君采药录》的可能性。所以，此处按传统说法，姑且认为是引用自《桐君采药录》。

在内容方面，《吴普本草》中直接提到"桐君"的地方，都是关于药性的。主要通过《太平御览》各卷转引而保存。即：

斑猫（即斑蝥），见《太平御览》卷951。

石胆、黄符、白符、黑符、阳起石、白礬石，见《太平御览》卷987。

麦门冬、茯苓、卷柏、当归、细辛、薯蓣《太平御览》卷989。

乌头、乌喙（均见"乌头"条）、提母（即知母）、雷丸、虎掌、贯众、芍药、泽兰、狗脊，见《太平御览》卷990。

人参、丹参、玄参、木防己（"防己"条）、奄闾（即"與蔂子"）、委萎（即"女萎"或"萎蕤"），见《太平御览》卷991。

黄芩、恒山（即常山）、防风、牡丹，见《太平御览》卷992。

巴豆、莽草、狼牙、落石（即络石）、鬼箭、房葵、蜀黄环（即黄环）、甘遂、马刀，见《太平御览》卷993。

在引用的总数上，按尚志钧先生统计，在辑复本《吴普本草》中，引用神农药性118种，雷公药性83种，岐伯药性57种，黄帝药性53种，桐君药性42种，李氏药性52种，扁鹊药性50种，医和药性4条。[②] 相对来说采录桐君的资料处于中下游。

前面提到，《太平御览》所引《吴氏本草》佚文中，在引述各家观点时，总是以"神农"为首，后面次序中，桐君常常居于前列。由于《吴氏本草》对相同观点进行了归类，所以排序并不完全能反映其地位，但也可查看同一观点中的排序情况。分类统计见附表1。

---

① 尚志钧. 本草人生：尚志钧本草论文集 [M]. 北京：中国中医药出版社，2010：132-133.
② 尚志钧. 本草人生：尚志钧本草论文集 [M]. 北京：中国中医药出版社，2010：141-142.

附表 1 《吴氏本草》中桐君与神农观点比较

排序	相同观点	不同观点
总排序（序数/总数）	细辛 4/6，奄闾 3/5，知母 2/2，丹参 2/7，玄参 2/7，防风 4/7，当归 3/7，乌头 3/4，乌喙 3/5，泽兰 4/5，甘遂 2/4，黄芩 2/6，巴豆 3/5，黄环 4/5，马刀 3/4	麦门冬 4/7，卷柏 2/3，薯蓣 2/3，人参 2/6，络石 4/5，房葵 2/6，委萎 2/5，茯苓 1/3，石胆 3/4，黑符 1/1，青符、黄符 3/4，白符 4/5，白矾石 3/5，芍药 2/5，狗脊 2/7，阳起石 3/6，石钟乳 2/6，虎掌 4/4，贯众 3/5，木防己 4/5，狼牙 3/6，恒山 4/4，牡丹 5/6，雷丸 4/6，莽草 3/3，班猫 3/4
同类观点中排序（序数/总数）	细辛 4/4，奄闾 3/4，知母 2/2，丹参 2/5，玄参 2/7，防风 4/6，当归 3/4，乌头 3/4，乌喙 3/4，泽兰 4/4，甘遂 2/2，黄芩 2/5，巴豆 3/3，黄环 4/5，马刀 3/3	麦门冬 2/3，卷柏 1/2，薯蓣 1/2，人参 1/2，络石 2/2，房葵 1/2，委萎 1/3，茯苓 1/1，石胆 1/1，黑符 1/1，青符、黄符 1/1，白符 1/1，白矾石 1/1，芍药 1/1，狗脊 1/5，阳起石 1/3，石钟乳 1/3，虎掌 2/2，贯众 1/2，木防己 3/3，狼牙 1/1，恒山 1/1，恒山 2/2，雷丸 3/3，莽草 2/2，班猫 1/1

据统计可见，桐君观点与神农相同者有 15 条，不同者有 26 条。

相同的观点中，桐君排神农之后居第 2 位者有 5 条，占 1/3；居第 3 位者有 6 条，超过 1/3，其中在桐君之前的人物分别有雷公（奄闾、乌头、乌喙）黄帝（当归）、岐伯（巴豆、马刀）。

不同者观点中，桐君独持不同见解者有 11 种，与其他人共持相同见解，但排位在第 1 位有 9 条，其中有多条是排在黄帝、岐伯之前的。

就以上来看，除了神农排第 1 位是确定不变之外，《吴氏本草》对桐君、黄帝、岐伯等人并没有明确的排位顺序。总体上，当时对桐君的观点是比较重视的。在排序中，通常居于最后的往往是扁鹊、李氏等时代较晚的观点。

二、陶弘景

陶弘景（456—536），南北朝齐、梁时代道士、医药学家，字通明，号华阳隐居，又名贞白先生，丹阳秣陵（今江苏江宁县）人。他长于炼丹，又对本草颇有研究，总结南北朝以前药物学成果，编撰成《本草经集注》7卷。书中介绍了《桐君采药录》的内容。

补述：陶弘景是最早记载《桐君采药录》书名的人，由于其原文的前后连属关系，后人又认为《药对》也是桐君著作。陶弘景曾直接引录桐君著作，但名称不一。在其《本草经集注·序录》《药总诀》及《辅行诀用药法要》三书中，提到的书名是《桐君采药录》；其《本草经集注》由于今无完整存世，后人转引时也不一致。《证类本草》各条目引陶弘景语时，有时称为《桐君录》，有时称为《桐君药录》，或省称《药录》。马继兴认为《桐君采药录》是全称，其他是简称。总之，表明陶弘景确曾阅读过这本书。而陶弘景所引的具体文字，都是关于药物形态的。例如（按《重修政和经史证类备用本草》本）：

天门冬：《桐君药录》又云：叶有刺，蔓生，五月花白，十月实黑，根连数十枚。如此殊相乱，而不复更有门冬，恐门冬自一种，不即是浣草耶？又有百部根亦相类，而苗异耳。

占斯：陶隐居云：解野狼毒毒。李云是樟树上寄生，树大衔枝在肌肉，今人皆以胡桃皮当之，非是真也。案《桐君录》云：生上洛，是木皮，状如厚朴，色似桂白，其理一纵一横。今市人皆削乃似厚朴，而无正纵横理，不知此复是何物，莫测真假，何者为是也。

苦菜：《桐君录》云：苦菜，三月生扶疏，六月华从叶出，茎直黄，八月实黑、实落。根复生，冬不枯。今茗极似此，西阳、武昌及卢江晋熙茗皆好，东人只作青茗。茗皆有浡，饮之宜人。

续断：陶隐居云：按《桐君药录》云：续断生蔓延，叶细，茎如荏大，根本黄白有汁。七月、八月采根。今皆用茎叶，节节断，皮黄皱，状如鸡脚者，又呼为桑上寄生。恐皆非真。

芎䓖：陶隐居云：（藁本）俗中皆用芎䓖根须，其形气乃相类。而《桐君药录》说芎䓖苗似藁本。论说花、实皆不同。所生处异。今东山别有藁本，形、气甚相似，惟长大尔。

水萍：陶隐居云：此是水中大萍尔，非今浮萍子。《药录》云：

五月有花，白花。即非今沟渠所生者。楚王渡江所得，非斯实也。

从以上引录来看，陶弘景当时所见的《桐君采药录》是一本以药物收采为主专书。他所引的也都是关于形态、收采等方面的内容。其实陶弘景的著作中对大多数药性都讨论了形态、产地等，而只有这几味药提及了桐君观点，原因是其中有需要探讨的地方，所以引文后都跟着讨论"今"如何云云。那么，其他没有专门提及桐君的条文，其实也有可能引用了相关内容，只不过作为共识，没有异议，就没有标明出处了。

三、苏敬

苏敬（599—674），唐代陈州淮阳（今河南省淮阳县）人，曾任朝仪郎、右监门府长史骑都尉。宋时因避赵佶讳，改为苏恭或苏鉴，中国唐代药学家。他主持编撰世界上第一部由国家正式颁布的药典《唐本草》，一名《新修本草》，由苏敬等23人奉敕撰于显庆四年（659）。《新修本草》原书已佚，主要内容保存于后世诸家本草著作中。现存条文中有5条引用了《桐君采药录》的内容。

补述：《新修本草》中出现的桐君书名，通常为《桐君药录》。所说的5条引述条文，其实都是转引自陶弘景（不包括芎藭条）的。不过，书中对陶弘景的疑问有一定回应，反映着自桐君以来对药物资源学认识的发展。例如：

> 天门冬：〔谨案〕此有二种：苗有刺而涩者，无刺而滑者，俱是门冬。俗云颠刺、浣草者，形貌詺之。虽作数名，终是一物。二根浣垢俱净，门冬、浣草，互名之也。

此条讨论了陶弘景所说的天门冬与浣草相类的问题，认为本是同一物。

> 苦菜：〔谨案〕苦菜，《诗》云：谁谓荼苦；又云：堇荼如饴，皆苦菜异名也。陶谓之茗，茗乃木类，殊非菜流。茗，春采为苦。荼音迟遐反，非途音也。案《尔雅·释草》云：荼，苦菜。《释木》云：槚、苦荼。二物全别，不得为例。又《颜氏家训》案《易通卦验玄图》

曰：苦菜生于寒秋，经冬历春，得夏乃成。一名游冬。叶似苦苣而细，断之而有白汁，花黄似菊。此则与桐君略同，今所在有之。苦藭乃龙葵耳，俗亦名苦菜，非茶也。

此条将苦菜与茗作了明确区别，对陶弘景的观点提出不同见解。

续断：〔谨案〕此药，所在山谷皆有，今俗用者是。叶似苎而茎方，根如大蓟，黄白色。陶注者，非也。

此条也明确不赞同陶弘景的观点，而基本赞成桐君的说法。

水萍：〔谨案〕水萍者，有三种：大者名萍，中者曰荇，小者即水上浮萍，叶圆。水上小浮萍，主火疮。

此条主要是补充说明。另外占斯条没有加案。

四、王焘

王焘（约 670—755），陕西眉县人，在台阁（指尚书省）任职二十多年，博览弘文馆（即国家图书馆）群书，在 752 年著成《外台秘要》，载方六千八百多首，其中就有引用桐君的药方。

《外台秘要》卷 37 引《延年秘录论》说："神农、桐君，深达药性，所以相反畏恶，备于本草。"该书引桐君方已见前述，无特别补述。

五、唐慎微

唐慎微（约 1056—1136），字审元，四川名医。他外出治病，"不以贵贱，有所召必往，寒暑雨雪不避"，而且不取重酬。著有《经史证类备急本草》，简称《证类本草》，广辑经史百家药物资料，囊括了上自《神农本草经》下至《嘉祐补注神农本草》的前人医药文献精华。书中有 23 条引用了《桐君采药录》的内容。

补述：此处所说 23 条引用，是包括转引自陶弘景者，以及转引《太平御览》中《吴氏本草》有关药性的内容。该书的一大特点是征引本草著作详尽，许多散佚本草赖之得以保存。从而也可以更好地看到有关问题的不断深化发展。以天门冬为例，该书先后引用了唐代陈藏器《本草拾遗》、宋代掌禹锡《嘉祐本草》、宋代苏敬《图经本草》的论述，对该药的植物形态的讨论进一步深入：

今按陈藏器《本草》云：天门冬，陶云百部根亦相类，苗异尔。按天门冬根有十余茎，百部多者五六十茎，长尖，内虚，味苦。天门冬根圆短实润，味甘不同，苗蔓亦别。如陶所说，乃是同类。今人或以门冬当百部者，说不明也。

臣禹锡等谨按：《尔雅》云：蔷蘼，虋冬。注云：门冬，一名满冬。……

《图经》曰：天门冬，生奉高山谷，今处处有之。春生藤蔓，大如钗股，高至丈余，叶如茴香，极尖细而疏滑，有逆刺，亦有涩而无刺者。其叶如丝杉而细散，皆名天门冬。夏生白花，亦有黄色者。秋结黑子，在其根枝旁。入伏后无花，暗结子。其根白或黄紫色，大如手指，长二三寸，大者为胜，颇与百部根相类，然圆实而长，一二十枚同撮。二月、三月、七月、八月采根……

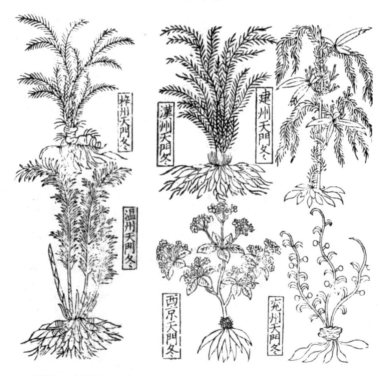

附图1 《重修政和经史证类备急本草》卷6中的天门冬图书影
/引自人民卫生出版社1957年影印本

这几条文献中，进一步讨论了天门冬的来源问题，指出有与百部混用的情况。而《图经本草》对天门冬形态的描述与桐君所述较为类似，桐君云“根连数十枚”，《图经本草》云“一二十枚同撮”。特别是《图经本草》有药图，并被《证类本草》收录，可以更清楚地看到这一特征。

六、朱橚

朱橚（1361—1425），明太祖朱元璋第五子，组织编著有《救荒本草》《普济方》等医学作品。《普济方》收方61739首，集15世纪前方书之大成，是我国古代现存最大的一部方剂专著。书中指出桐君深达药性，对后世有重要影响。

补述:《普济方》以录方齐备著称。书中提到“神农、桐君，深达药性，所以相反畏恶，备于本草”，原出自《外台秘要》卷37引《延年秘录》，原文是讨论应对乳石发动的副作用的。《普济方》此句见于其《乳石门·乳石发动（附论）》篇中，内容类似，但前后文有所不同。

另外《普济方》卷171也收载有桐君治奔豚汤，但未注明出自桐君。

七、刘文泰

刘文泰，明代江西上饶人。明·弘治间（1488—1505）任承德郎太医院判。奉命主持撰修《本草品汇精要》，成书于弘治十八年（1505）。全书共42卷，朱墨分书，收药1815种。明代宫廷画院王世昌等8名画师丹青彩绘药图1372幅。全书分36册，是明代唯一的官修本草。书中在介绍占斯、芎藭等药物时引用了《桐君药录》的内容。

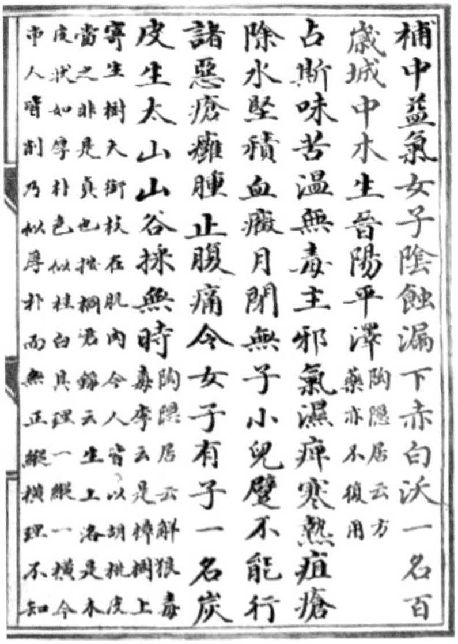
補中益氣女子陰蝕漏下赤白沃一名百
歲城中木生晉陽平澤陶隱居云方藥亦不復用
占斯味苦溫無毒主邪氣濕痺寒熱疽瘡
除水堅積血癥月閉無子小兒躄不能行
諸惡瘡癰腫止腹痛令女子有子一名炭
皮生太山山谷採無時陶隱居云解狼毒毒李云是樟桐上
寄生樹大銜枝在肌肉今人皆以胡桃皮
當之非是真也按桐君錄云生上洛是木
皮狀如厚朴色似桂白其理一縱一横今
市人皆削乃似厚朴而無正縱横理不知

附图2 《本草品汇精要》记载了桐君对中药占斯的生长地点、形态特征等的认识书影/引自九州出版社2002年彩色影印本补述:《本草品汇精要》成书仓促,内容并不精审,所引《桐君药录》均自陶弘景处来,无特别讨论。仅可说明本草学术的传承不缀。

八、许浚

朝鲜医家许浚(1546—1615),编著有大型著作《东医宝鉴》,成书于公元 1610 年(相当明万历三十八年),全书二十五卷。分内景、外形、杂病、汤液、针灸等篇,汇集中朝方书五百卷,编次而成,其中就包括了桐君的《采药对》与《采药别录》。

补述:《东医宝鉴》记录的桐君著作书名与他书不同。该书《内景篇》卷 1 的"历代医方"中,录有《采药对》和《采药别录》,注称:"以上桐君所著。黄帝臣也。"此二书名出自何处,未知其详。

据《高丽史》卷 10《宣宗世家》记载,1091 年,高丽使节李资义等自宋朝归国,奏称宋哲宗闻高丽书籍多好本,命馆伴书所求书目录授之,其中包括《古今录验方》五十卷、《张仲景方》十五卷、《深师方》、《黄帝针经》九卷、《九墟经》九卷、《小品方》十二卷、《陶隐居效验方》六卷、《桐君药录》二卷、《黄帝太素》三十卷、《名医别录》三卷等。后来高丽献来了《黄帝针经》,但其他书有否进献未见记载。

清代陈梦雷等编《古今图书集成》时,在《医术名流列传》的"桐君"条目中也说,据《历代医方考》,桐君著有《采药对》《采药别录》。这里说的《历代医方考》,应该就是指是《东医宝鉴》的"历代医方"部分。

九、李时珍

李时珍(1518—1593),明代医药学家。字东璧,晚号濒湖,蕲州(今湖北蕲春)人。经过二十七年的努力,参考了八百多种书籍,三易其稿,完成了《本草纲目》这部巨著。书中介绍了《桐君采药录》,并在 46 种药物中引用了其中内容。

补述:李时珍在《本草纲目》的"序例"中介绍了历代本草情况,其中明确地记载了《桐君采药录》书名。并说:

时珍曰：桐君，黄帝时臣也。书凡二卷，纪其花叶形色，今已不传。

同时也介绍了《吴氏本草》说：

时珍曰：其书分记神农、黄帝、岐伯、桐君、雷公、扁鹊、华佗、李氏，所说性味甚详，今亦失传。

《本草纲目》中有关桐君的内容都是转引自《证类本草》等书，其中有的进行了辨别讨论。如"防葵"条云：

时珍曰：防葵乃神农上品药。黄帝、岐伯、桐君、雷公、扁鹊、吴普皆言其无毒。独《别录》言中火者服之，令人恍惚见鬼。陈延之《小品方》云：防葵多服，令人迷惑恍惚如狂。按《难经》云：重阳者狂，脱阳者见鬼，是岂上品养性所宜乎？是岂寒而无毒者乎？不然，则《本经》及苏恭所列者，是防葵功用；而《别录》所列者，乃似防葵之狼毒功用，非防葵也。狼毒之乱防葵，其来亦远矣，不可不辨。

又如"续断"条：

时珍曰：续断之说不一。桐君言是蔓生，叶似荏。李当之、范汪并言是虎蓟。《日华子》言是大蓟，一名山牛蒡。苏恭、苏颂皆言叶似苎麻，根似大戟，而《名医别录》复出大、小蓟条，颇难依据。但自汉以来，皆以大蓟为续断，相承久矣。究其实，则二苏所云，似与桐君相符，当以为正。

肯定了桐君的记载正确。

十、缪希雍

缪希雍（1556—1627），明代医家。字仲醇，号慕台。主要著作有《先醒斋医学广笔记》《神农本草经疏》。《神农本草经疏》阐释四百九十三种中药药理，其中 3 种引用了《桐君采药录》的内容。

补述：在明代以前，本草著作对于神农、桐君等对药性的不同认识，多只并录而较少讨论。缪希雍论本草的特点是注意阐发药效之理，药物性味是其说理的依据。其书中有时并采诸家之说来论述药物特点。其中提及桐君的如：

> 泽兰感土泽之气，故味苦甘而入血；兼得乎春气，故微温而无
> 毒；桐君兼酸，故入足厥阴、太阴经。苦能泄热，甘能和血，酸能入
> 肝，温通荣血，故又主痈。

按《神农本草经》中，泽兰味苦甘、微温。但缪希雍为阐明此药入
肝，引用了桐君关于该药味酸的说法。

> 常山禀天地阴寒之气以生，故其味苦寒。《别录》、桐君益之以
> 辛，宜其有毒也。苦泄辛散，故善逐饮。

《神农本草经》载常山味苦、寒、微寒，有毒。而《吴氏本草》载桐
君的观点认为"辛，有毒"，缪氏据此以解释药性，认为有苦泄辛散之功。

> 雷丸禀竹之余气，兼得地中阴水之气以生。《本经》：味苦气寒。
> 《别录》加咸，有小毒。黄帝、岐伯、桐君、扁鹊云：甘。详其所主，
> 应是苦咸为胜。

此条中，虽引录了桐君观点，但缪氏并不赞同，未予采用。

十一、张璐

张璐（1617—1699），字路玉，晚号石顽老人，江南长洲人（今江苏
苏州）。作品有《张氏医通》《本经逢原》等。《本经逢原》以《神农本草
经》为基础，参考《本草纲目》的分类方法，将常用的 700 余种药物列为
32 部，分成四卷。其中引录有桐君的内容。

补述：张璐的《本经逢原》对药物应用有其心得。此书并不重在考
证，故引录桐君的内容不多，唯独在"卷柏"条特意引用：

> 辛平，无毒。桐君、雷公云：甘寒，无毒。盐水煮半日，再以井
> 水煮半日。生用破血，炙用止血。

> 《本经》主五脏邪气，女子阴中寒热痛，癥瘕血闭绝子，久服轻
> 身和颜色。

> 发明：卷柏，足厥阴经血分药也。详《本经》诸治，一皆女子经
> 癸之病，总厥阴与冲脉之患也。《千金》大泽兰丸、紫石英、天门冬等

九皆用之。《经疏》言妊妇禁用，以其能寒子脏中血气也。

可见张璐认为桐君、雷公的药性观点更合理，并认为该药"寒子脏中血气"。

十二、吴其濬

吴其濬（1789—1846），字瀹斋，河南省固始县人，清嘉庆二十二年（1817）年状元。著有《植物名实图考》《植物名实图考长编》合共60卷，是吴氏一生中研究药物学与植物学的杰作。书中提到桐君的著作。

补述：《植物名实图考》是作者在《植物名实图考长编》的基础上，经进一步修改补充而成，成书38卷，分为谷类、蔬类、山草类、隰草类、石草类、水草类、蔓草类、芳草类、毒草类、群芳类、果类、木类计12类。书中对所载植物的名称、产地、形态、性味、功用等，都做了比较详细的论述，并附植物精细插图。尤其侧重论述了植物药用价值及同物异名或同名异物的考订。

本书引用的桐君佚文，主要是据前人所引而来。但有些内容有其见闻。以"续断"条为例，《植物名实图考长编》引用了陶弘景转引的《桐君药录》内容，以及后来本草的讨论。而在《植物名实图考》中对此药有准确的描述：

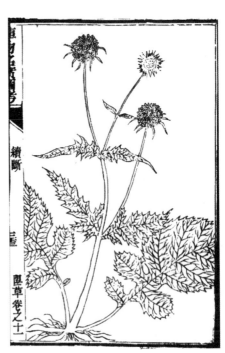

附图3　吴其璿《植物名实图考》续断图影／引自文物出版社1993年影印本

　　续断，《本经》上品。详《唐本草》注及宋《图经》。今所用皆川中产。范汪以为即大蓟根，恐误。但大蓟亦无马蓟之名，或别一种。诸说既异，图列两种，又无蔓生似苎、两叶相当者。此药习用，并非珍品，不识前人何以未能的识。川中所产，往往与《本草》刺庾。今滇中生一种续断，极似芥菜，亦多刺，与大蓟微类，梢端夏出一苞，黑刺如球，大如千日红花苞，开花白，宛如葱花，茎劲，经冬不折。土医习用。滇蜀密迩，疑川中贩者即此种。

据此可知清代主要使用的是川续断。

不过，此书中有的提到桐君的地方，未必均是实指。例如"木兰"条：

> 木兰，《本经》上品。李时珍以为即白香山所谓木莲，生巴峡山谷间，俗呼黄心树者。疏证甚核。余寻药至庐山，一寺门有大树合抱，叶似玉兰而大于掌。僧云此厚朴树也。掐其皮香而辛，考陶隐居木兰注谓：皮厚，状如厚朴，而气味为胜。宋《图经》谓：韶州取外皮为木兰，肉为桂心。李华赋序亦云：似桂而香。则庐山僧以为厚朴，与韶州以为桂，皆以臭味形似名之，而转失其嘉名。张山人石樵侨居于黔，语余曰：彼处多木兰，树极大，开花如玉兰而小。土人断之以接玉兰，则易茂。木质似柏而微疏。俗呼泡柏木。川中柏木船皆信庐山所见者即木兰。而李时珍之解亦未的。辄忆天随子诗曰：几度木兰船上望，不知原是此花身。盖实录，非绮词也。然是木也，功列桐君之书，形载骚人之词，刳舟送远，假名泛彼；而撷华者又复以李代桃，用其身而易其谥，遂使注书者泛引而失真，求材者炫名而遗实。宜乎！李华有感而赋，谓自昔：沦芳于朝市，坠实于林丘，徒郁咽而无声，可胜言而计筹也。

这里所说的木兰"功列桐君之书"，实出自李华《木兰赋》，而桐君佚文中并无木兰。

以上所列 12 位古代著名医药学家及其著作，反映了桐君作为药祖所奠定的药物学知识对后世的影响。历代医药学家在前人的基础上，不断传承和发展，形成了我国独特而灿烂的医药知识体系。

《浙派中医丛书》总书目

原著系列

格致余论 　　　　　　　　　规定药品考正·经验随录方
局方发挥 　　　　　　　　　增订伪药条辨
本草衍义补遗 　　　　　　　三因极一病证方论
丹溪先生金匮钩玄 　　　　　察病指南
推求师意 　　　　　　　　　读素问钞
金匮方论衍义 　　　　　　　诊家枢要
温热经纬 　　　　　　　　　本草纲目拾遗
随息居重订霍乱论 　　　　　针灸资生经
王氏医案·王氏医案续编·王氏医案三编 　针灸聚英
随息居饮食谱 　　　　　　　针灸大成
时病论 　　　　　　　　　　灸法秘传
医家四要 　　　　　　　　　宁坤秘笈
伤寒来苏全集 　　　　　　　宋氏女科撮要
侣山堂类辩 　　　　　　　　产后编
伤寒论集注 　　　　　　　　树蕙编
本草乘雅半偈 　　　　　　　医级
本草崇原 　　　　　　　　　医林新论·恭寿堂诊集
医学真传 　　　　　　　　　医林口谱六治秘书
医无闾子医贯 　　　　　　　医灯续焰
邯郸遗稿 　　　　　　　　　医学纲目
通俗伤寒论

专题系列

丹溪学派 　　　　　　　　　针灸学派
温病学派 　　　　　　　　　乌镇医派
钱塘医派 　　　　　　　　　宁波宋氏妇科
温补学派 　　　　　　　　　姚梦兰中医内科
绍派伤寒 　　　　　　　　　曲溪湾潘氏中医外科
永嘉医派 　　　　　　　　　乐清瞿氏中医眼科
医经学派 　　　　　　　　　富阳张氏骨科
本草学派 　　　　　　　　　浙江何氏妇科
伤寒学派

品牌系列

杨继洲针灸 　　　　　　　　王孟英
胡庆余堂 　　　　　　　　　楼英中医药文化
方回春堂 　　　　　　　　　朱丹溪中医药文化
浙八味 　　　　　　　　　　桐君传统中药文化